유튜브 선생님에게 배우는

유·선·배 현직 치과의사의 치과보험청구사 3급 합격노트

저자 직강 무료 동영상 강의 제공

빠른 합격을 위한 맞춤 학습 전략을 무료로 경험해 보세요.

| 혼자 하기 어려운 공부, 도움이 필요할 때 | 체계적인 커리큘럼으로 공부하고 싶을 때 | 온라인 강의를 무료로 듣고 싶을 때 |

 정동욱 선생님의 쉽고 친절한 강의, 지금 바로 확인하세요!

 치과의사의공부일지

**2025 시대에듀 유선배
현직 치과의사의 치과보험청구사 3급 합격노트**

Always **with you**

사람의 인연은 길에서 우연하게 만나거나 함께 살아가는 것만을 의미하지는 않습니다.
책을 펴내는 출판사와 그 책을 읽는 독자의 만남도 소중한 인연입니다.
시대에듀는 항상 독자의 마음을 헤아리기 위해 노력하고 있습니다. 늘 독자와 함께하겠습니다.

저 자 **정 동 욱**

- 부산대학교 치과대학 졸업
- 前) 질병관리청 국민건강영양조사 구강검사원
- 現) 동네 치과의사

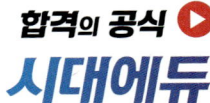

자격증·공무원·금융/보험·면허증·언어/외국어·검정고시/독학사·기업체/취업
이 시대의 모든 합격! 시대에듀에서 합격하세요!
www.youtube.com ➡ '치과의사의공부일지' 검색 ➡ 구독

PREFACE 머리말

이 책은 치과보험청구사 3급 자격시험을 준비하는 수험생들에게 실질적인 도움이 되고자 집필된 교재입니다. 특히 이론 학습과 문제 풀이를 유기적으로 연결하여, 핵심 개념을 보다 쉽게 이해하고 빠르게 적용할 수 있도록 구성되어 있습니다.

이 책의 가장 큰 특징은 유튜브 동영상 강의와 함께 학습하면 훨씬 쉽게 공부할 수 있다는 점입니다. 텍스트만으로는 다소 복잡하게 느껴질 수 있는 개념도, 동영상 강의를 통해 친절하고 명확하게 설명함으로써 이해도를 높이고, 학습 시간을 단축할 수 있습니다. 동영상 강의는 특히 처음 자격시험을 준비하는 분들에게 큰 도움이 될 것입니다.

책의 전체 구성은 16개의 이론 파트와 3회의 모의고사로 이루어져 있습니다. 이론 파트에서는 실제 시험에서 자주 출제되는 핵심 주제를 중심으로 내용을 정리하였으며, 각 파트마다 OX 문제와 5지선다 문제를 수록하여 학습자가 이론을 곧바로 적용하고 점검할 수 있도록 하였습니다. 또한, 3회의 모의고사를 통해 실전과 유사한 환경에서 문제를 풀어보며 시험 감각을 익히고 자신의 실력을 점검할 수 있습니다.

이 책이 치과보험청구라는 다소 생소할 수 있는 분야를 이해하고, 실무와 자격시험 모두에 자신감을 가질 수 있는 계기가 되었으면 합니다. 단순히 시험을 위한 공부가 아니라, 실제 업무에도 도움이 되는 내용을 담기 위해 노력했습니다.

끝으로, 이 책이 출간될 수 있도록 힘써주신 시대에듀 출판사와 윤승일 부장님 그리고 언제나 든든한 힘이 되어준 사랑하는 아내에게 깊은 감사를 전합니다.

저자 **정동욱**

시험안내

치과보험청구사란

치과보험청구사 자격시험제도는 환자 진료 후 보험진료에 대한 정확한 진료비 청구와 법정 본인 부담금 징수, 심사 결과통보에 대한 분석과 심사조정 및 지급불능 발생 시 그 원인에 대한 대책 및 사후관리를 통한 재발방지를 교육한다. 보험진료에 대한 진단과 자문을 통하여 자율시정통보와 현지조사(실사)에 대처하는 등 각 치과 의료기관의 건강보험 관련 업무의 효율성을 높이고 안정적인 치과 경영과 정당한 진료비 청구를 목표로 한다.

※ 출처 : 대한치과건강보험협회, www.kdima.or.kr

기본정보

구분	내용
응시자격	학력, 경력 제한 없음
합격기준	100점 만점 기준 70점 이상 득점자
결과발표	일반시험은 시험 이후 1주일 이내(치위생(학)과 단체시험은 개별 안내)
유효기간	합격자 발표일로부터 2년

2025년 시험 일정

회차	78회	79회	80회	81회	82회	83회
일정	2월 16일	4월 20일	6월 22일	8월 24일	10월 19일	12월 21일
지역	서울, 부산, 광주, 대전, 제주	서울, 부산, 대전, 제주	서울, 부산, 광주, 대전, 제주	서울, 부산, 대전	서울, 부산, 대전, 제주	서울, 부산, 광주, 대전, 제주

※ 필기시험접수는 시험일로부터 평균 40일 이전부터 접수를 받습니다.
※ 시험 합격자 발표는 시험일로부터 10일 이내에 발표됩니다. (2, 3급 필기만 해당)
※ 시험 고사장은 시험 1주일 전에 공지되니 참고하시기 바랍니다.
※ 상기 시험일정은 시행처의 사정에 따라 변경될 수 있으니 www.kdima.or.kr에서 확인하시기 바랍니다.

시험과목 및 시험방법

구 분	시험과목	문 항	출제방식	배 점	시험시간	시험방법
이 론	치과건강보험 실무이론	50	객관식	각 문항별 2점	13:00~14:00 (60분)	OMR 필기고사

자격 취득 절차

구 분	내 용
회원 가입 및 로그인	• 대한치과건강보험협회 회원 가입 • 이미 회원 가입이 된 회원은 로그인 후 시험 접수 가능
응시원서 접수	• 시험 40일 전 시험접수 공고 확인 • 사진 첨부하여 응시원서 접수
응시수수료 납부	• 응시료 : 일반 50,000원, 재응시 및 학생 25,000원, 공중보건의 및 군의관 35,000원 • 입금기한 : 해당 시험 원서 접수 마감 다음 날
시험응시	공고된 일정 및 장소에서 시험응시
시험결과 조회	공고된 발표일에 홈페이지를 통해 합격 여부 확인

3급 합격 현황

회 차	시행일	응시자	합격자	합격률
78	2025년 02월 16일	469	341	72.71%
77	2024년 12월 15일	1133	899	79.35%
76	2024년 10월 20일	641	425	66.30%
75	2024년 08월 18일	496	344	69.35%
74	2024년 06월 23일	1786	1288	72.12%
73	2024년 04월 21일	472	336	71.19%
72	2024년 02월 18일	502	402	80.08%
71	2023년 12월 17일	1085	858	79.08%
70	2023년 10월 22일	719	510	70.93%
69	2023년 08월 20일	613	467	76.18%

시험안내

출제 범위

❶ 치과건강보험 청구의 기본 : 진료비의 구성, 환자본인부담금의 구성, 치과에서 비급여 가능한 치료내용, 진찰료 산정기준

❷ 진료항목별 산정기준

구 분	내 용
기본치아질환처치	• 마취료, 주사료　• 투약 및 조제료　• 방사선 촬영료 • 보존치료(일반치아질환처치) : 정량광형광기를 이용한 치아우식증 검사, 보통처치, 치아진정처치, 치수복조, 지각과민처치(가,나), 치아파절편제거, 교합조정술, 러버댐장착, 충전(광중합형 복합레진 충전), 즉일충전처치, 충전물연마, 치면열구전색술
보철치료	치관수복물 또는 보철물의 제거, 금속재포스트 제거, 보철물재부착, 급여틀니
근관치료	전기치수반응검사, 치수절단, 응급근관처치, 발수와 근관와동형성, 근관장측정검사, 근관세척, 근관충전, 당일발수근충, 근관내기존충전물제거
구강외과치료/ 그 외 구강외과 수술	발치술, 발치와재소파술, 치조골성형수술, 구강내소염수술, 치은판절제술, 협순소대성형술, 설소대성형술, 구강내열상봉합술, 치아재식술, 탈구치아정복술, 치근단절제술, 상고정장치술, 수술후 처치
치주치료	치면세마, 치주낭측정검사, 치석제거, 치근활택술, 치주소파술, 치은절제술, 치은박리소파술, 치관확장술, 잠간고정술, 치주치료후처치
치과임플란트	-

항목별 출제 문항 수

번호	출제분야	문항 수	번호	출제분야	문항 수
1	진료비의 구성	3	9	투약 및 조제료(처방료)	2
2	환자 본인부담금 구성	4	10	방사선 촬영 및 진단	3
3	급여와 비급여 항목	2	11	보존, 보철치료	6
4	진찰료 산정기준	2	12	보철 중 급여틀니, 유지관리	1
5	상병명	4	13	근관치료	4
6	진료행위의 정의	3	14	구강외과치료/그 외 구강외과 수술	6
7	진료행위료 비교 (유사 행위 간 상대가치점수의 비교)	2	15	치주치료	5
8	마취료, 피하 또는 근육 내 주사	2	16	치과임플란트	1
계					50

응시자 유의사항

❶ 시험문제 관련
- 시험출제문제(기출문제)와 답안 및 오답사항은 비공개
- 시험문제는 치과건강보험청구 관련 개정 고시가 있을 시 개정된 사항을 기준으로 시험문제 출제

❷ 시험 당일 유의사항
- 시험 당일 본인 확인이 가능한 신분증과 수험표와 필기도구 지참
- 수험표 상의 응시지역, 수험번호, 성명, 생년월일 확인 및 수험표 및 신분증 필히 지참
- 본인 확인이 가능한 주민등록증 또는 운전면허증, 여권 중에서 선택하여 실물 신분증을 지참
  ※ 모바일 신분증 및 신분증을 사진으로 촬영한 사진촬영분 불가
- 필기도구는 컴퓨터용 수성사인펜 지참(1급은 검은색 볼펜)
  ※ 컴퓨터용 수성사인펜 외에 어두운색 펜으로 예비 마킹한 경우 답으로 인식할 수 있으니 주의
- 휴대폰 사용 불가
- 수험표는 실제출력본을 지참, 사진촬영분은 무효
- 신분증과 수험표를 지참하지 않았을 시 응시 불가
- 시험 시작 30분 전까지 지정고사장에 입실, 규정 시간 내에 입실하지 않는 응시자는 시험 응시 불가
- 시험 중 모자(후드티셔츠 후드 포함) 착용 불가
- 정당한 이유 없이 감독관의 지시를 따르지 않거나 부정행위가 발각된 응시자는 무효처리

❸ 다음과 같은 행위를 한 응시자가 시험결과는 무효처리되며, 앞으로 시행될 시험에도 응시할 수 없음
- 시험 중 커닝을 요구하거나 받아들인 경우
- 타인의 대리로 시험에 임한 경우
- 감독관의 지시에 불응한 경우
- 휴대전화를 사용한 경우
- 녹음기/카메라/사전 등을 사용한 경우
- 시험문제를 유출하는 행위(시험문제를 기재하여 유출하려는 모든 행위)
- 그 밖에 감독관의 판단에 따른 부정행위

자격 유효기간 연장 방법

❶ 자격 유효기간은 해당 자격 급수의 유효기간(2년) 내에 협회 인정 보수교육 또는 지회모임 10시간을 이수하면 추가로 2년씩 자동 연장
  ※ 유효기간 내에 이수한 보수교육만 보수교육을 실제 참석한 시간만큼 인정(실제 강의를 수강한 시간)
  ※ 유효기간 외에 이수하는 보수교육은 인정 불가
❷ 보수교육은 치과보험청구 필수 50, 어드밴스드, 대한치과건강보험협회 학술대회를 참여한 시간만큼 인정
❸ 자격 유효기간이 연장되면 연장된 자격증서 재발급 신청 가능
❹ 자격증서 재발급은 신청 다음 달 초에 발송
❺ 유효기간이 만료된 자격은 자격증서 재발급 불가능

이 책의 목차

PART 1 | 대표문제 및 핵심이론

CHAPTER 1 진료비의 구성 · 4

CHAPTER 2 환자 본인부담금 구성 · 11

CHAPTER 3 급여와 비급여 항목 · 18

CHAPTER 4 진찰료 산정기준 · 27

CHAPTER 5 상병명 · 36

CHAPTER 6 진료행위의 정의 · 45

CHAPTER 7 진료행위료 비교 · 54

CHAPTER 8 마취료 · 59

CHAPTER 9 투약 및 조제료, 처방전 · 64

CHAPTER 10 방사선 촬영 · 70

CHAPTER 11 보존, 보철치료 · 78

CHAPTER 12 보철 중 급여 틀니, 유지관리 · 93

CHAPTER 13 근관치료 · 103

CHAPTER 14 구강외과치료/그 외 구강외과 수술 · · · · · · · · · · · · · · · 114

CHAPTER 15 치주치료 · 126

CHAPTER 16 치과임플란트 · 138

PART 2 | 실전모의고사

CHAPTER 1 제1회 실전모의고사 · 148

CHAPTER 2 제2회 실전모의고사 · 157

CHAPTER 3 제3회 실전모의고사 · 166

CHAPTER 4 제1회 해설 및 정답 · 175

CHAPTER 5 제2회 해설 및 정답 · 182

CHAPTER 6 제3회 해설 및 정답 · 190

부록 | 통계청 제8차 한국표준질병사인 분류   198

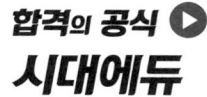 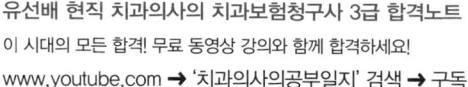 

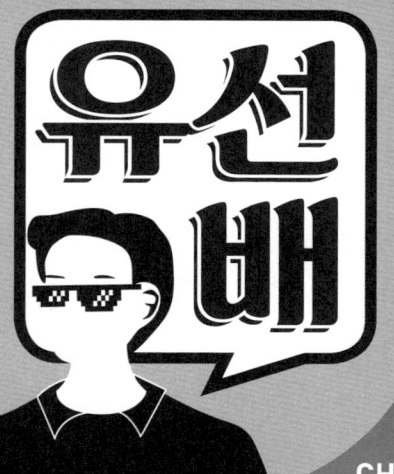

PART 1
대표문제 및 핵심이론

CHAPTER 01 진료비의 구성
CHAPTER 02 환자 본인부담금 구성
CHAPTER 03 급여와 비급여 항목
CHAPTER 04 진찰료 산정기준
CHAPTER 05 상병명
CHAPTER 06 진료행위의 정의
CHAPTER 07 진료행위료 비교
CHAPTER 08 마취료
CHAPTER 09 투약 및 조제료, 처방전
CHAPTER 10 방사선 촬영
CHAPTER 11 보존, 보철치료
CHAPTER 12 보철 중 급여 틀니, 유지관리
CHAPTER 13 근관치료
CHAPTER 14 구강외과치료/
그 외 구강외과 수술
CHAPTER 15 치주치료
CHAPTER 16 치과임플란트

CHAPTER 01 진료비의 구성

PART 1 대표문제 및 핵심이론

출제 Tip
- 3문제 정도 출제됩니다.
- 요양기관 종별 가산율이 중요합니다.
- 연령에 따른 가산율이 중요합니다.

대표문제

다음은 연령에 따라 적용되는 가산율에 대한 설명이다. 옳지 않은 것은?

① 6세 미만 소아를 파노라마 촬영할 때는 15%를 가산한다.
② 6세 미만 소아를 CBCT 촬영할 때는 20%를 가산한다.
③ 70세 이상 환자를 파노라마 촬영할 때는 15%를 가산한다.
④ 8세 미만 환자의 치면열구전색술은 30%를 가산한다.
⑤ 70세 이상 환자를 마취할 때는 30%를 가산한다.

해설
③ 방사선 촬영 가산은 6세 미만인 경우에 해당한다. 70세 이상 노인은 방사선 촬영 가산이 없다.
① 6세 미만 소아 단순영상진단(치근단, 교익, 파노라마 촬영)에는 15%를 가산한다.
② 6세 미만 소아 특수영상진단(CBCT)에는 20%를 가산한다.
④ 8세 미만 환자의 경우 치면열구전색술 시행 시 30% 가산 적용된다.
⑤ 70세 이상 환자를 마취할 때는 30%를 가산한다.

|정답| ③

족집게 과외

1. 진료비의 구성[1]

❶ 기본 진찰료
㉠ 진찰료는 의사의 시진, 촉진, 문진 등의 행위를 보상하는 비용이다.
㉡ 진찰료는 요양기관의 종별에 따라 구분된다. 따라서 치과의원인지 치과병원인지 구분해야 한다.
㉢ 진찰료는 초·재진 여부에 따라 구분된다.

---

[1] 출처 : 건강보험심사평가원 기본진료료

❷ 행위료

- ㉠ 행위료는 각각의 치료행위(발치, 근관치료 등)를 보상하는 비용이다.
- ㉡ 행위료는 개별 행위마다 점수를 정하고 있는 단일 상대가치점수 체계이나, 요양기관 종별에 따라 유형별(의과, 치과, 한방 병·의원 등) 점수당 단가 및 종별 가산율을 달리 적용하고 있어 동일한 행위라도 최종 수가는 달라진다.

❸ 약제료

약제료는 진료를 볼 때 사용한 약제(마취제 등)를 보상하는 비용이다.

❹ 재료대

재료대는 진료를 볼 때 사용한 재료(봉합사, 충전재료 등)를 보상하는 비용이다.

❺ 요양기관 종별 가산율

	국민건강보험	의료급여
치과의원	0%	0%
치과병원	5%	2%

- ㉠ 요양기관 종별에 따라 제공되는 의료 서비스가 차이가 있기 때문에 의원급과 병원급에 따라 달리 적용한다.
- ㉡ 약제료, 재료대, 방사선 진단료에는 요양기관 종별 가산율이 적용되지 않는다.
- ㉢ 2024년 1월 1일부터 치과의원에서는 종별 가산율을 적용하지 아니하며, 치과병원에서는 국민건강보험 환자의 경우 5%를, 의료급여 환자의 경우 2%의 종별 가산율을 적용한다. 이전에 비해 종별 가산율이 축소된 만큼 상대가치 점수가 15% 인상되었다.

> ■ 건강보험 행위 급여·비급여 목록표 및 급여 상대가치점수 일부를 다음과 같이 개정한다(치과부분만 발췌).(보건복지부 고시 제2023 – 187호, 2024.1.1. 시행)
> 가. 다음 각 항의 요양기관은 15%
>   (2) 상급종합병원에 설치된 치과대학 부속 치과병원
> 나. 다음 각 항의 요양기관은 10%
>   (2) 상급종합병원에 설치된 경우를 제외한 치과대학 부속 치과병원
> 다. 다음 각 항의 요양기관은 5%
>   (2) 위 "가–(2)" 또는 "나–(2)"에 해당되지 아니하는 치과병원
> 라. 다음 각 항의 요양기관은 종별 가산율을 적용하지 아니한다.
>   (1) 의원, 치과의원, 한의원, 보건의료원
>
> 2. 위 "1"의 규정에도 불구하고 아래 항목에 대해서는 요양기관 종별 가산율을 적용하지 아니한다.(치과 부분만 발췌)
>   가. 각 장의 산정지침 또는 분류항목의 "주"에서 별도로 산정할 수 있도록 규정한 약제비, 치료재료대 등
>   자. 제3장 제1절 방사선일반영상진단료·제2절 방사선특수영상진단료·제3절 핵의학영상진단 및 골밀도검사료

❻ 연령에 따라 적용되는 가산율[2]

㉠ 기본진료료 소아가산

구 분	항 목	기준연령	가 산
기본진료료	초진진찰료	1세 미만	26.45점
		1세 이상 6세 미만	10.89점
	재진진찰료	1세 미만	16.67점
		1세 이상 6세 미만	6.86점

㉡ 마취료 소아가산

항 목	기준연령	가산율
마취료	1세 미만	50%
	1세 이상 6세 미만	30%

㉢ 방사선 촬영료 소아가산

구 분	항 목	기준연령	가산율
방사선 촬영료	단순영상진단(치근단, 교익, 파노라마 촬영)	6세 미만	15%
	특수영상진단(CBCT)	6세 미만	20%

㉣ 8세 미만 치아질환 처치 및 치면열구전색술 가산

항목	기준연령	가산율
보통처치, 치아진정처치, 치아파절편제거, 근관와동형성, 즉일충전처치, 치수절단, 발수, 근관세척, 근관확대, 근관충전, 충전, 와동형성, 응급근관처치, 치면열구전색술	8세 미만	30%

㉤ 70세 이상 노인 가산 (65세 아님)

분류		가산 내용
70세 이상	30% 가산	마취료

> **THE 알아보기** ✓
>
> **연령에 따른 가산율 문제 풀 때 Tip**
> - 연령에 따른 가산 중 마취료 가산은 30% 가산만 있다. 선지에서 마취에 관해 이야기하면서 10%, 20% 등 30%가 아닌 다른 숫자가 나오면 틀린 선지이다.
> - 방사선 촬영 가산은 만 6세 미만인 경우에만 해당한다. 70세 이상 노인은 방사선 촬영 가산이 없다. 노인의 경우 마취료 가산밖에 없다.
> - 만 6세 미만 방사선 촬영 가산은 단순영상진단(치근단, 파노라마)은 15% 가산, 특수영상진단(CBCT)은 20% 가산을 한다. 선지에서 방사선 촬영에 관해 이야기하면서 10%, 30% 등 15%와 20%가 아닌 다른 숫자가 나오면 틀린 선지이다.
> - 8세 미만 30% 가산하는 내용은 굳이 암기할 필요 없다. 웬만한 것은 30% 가산한다고 생각하면 마음 편하다.

---

[2] 출처 : 건강보험심사평가원 연령에 따른 가산

이론 확인 OX 문제

01 건강보험 환자가 치과의원에서 진료를 받는 경우 0%의 요양기관 종별 가산율이 적용된다.　　O X

02 건강보험 환자가 치과병원에서 진료를 받는 경우 5%의 요양기관 종별 가산율이 적용된다.　　O X

03 의료급여 환자가 치과병원에서 진료를 받는 경우 0%의 요양기관 종별 가산율이 적용된다.　　O X

04 건강보험 환자의 경우 요양기관 종별 가산율을 비교하면 치과병원이 치과의원보다 높은 가산율이 적용된다.　　O X

05 생후 10개월인 경우와 4세인 경우 진찰료에 가산되는 환산점수가 다르다.　　O X

06 5세 환자의 경우 마취 시에 30% 가산 적용한다.　　O X

07 6세 미만 환자가 치근단 방사선 사진을 촬영했을 때 20%를 가산 적용한다.　　O X

08 70세 이상 환자의 경우 방사선 촬영 시에 30%를 가산 적용한다.　　O X

09 8세 미만 환자의 경우 치면열구전색술 시행 시 30%를 가산 적용한다.　　O X

10 68세 환자의 경우 마취료의 30%를 가산 적용한다.　　O X

이론 확인 OX 문제 해설

01 (O) 건강보험 환자가 치과의원에서 진료를 받는 경우 0%의 요양기관 종별 가산율이 적용된다.

02 (O) 건강보험 환자가 치과병원에서 진료를 받는 경우 5%의 요양기관 종별 가산율이 적용된다.

03 (X) 의료급여 환자가 치과병원에서 진료를 받는 경우 2%의 요양기관 종별 가산율이 적용된다.

04 (O) 치과의원보다 치과병원이 비용, 인력, 장비 등을 고려했을 때 수가를 높여 받아야 한다.

05 (O) 1세인 경우와 4세인 경우 진찰료에 가산되는 환산점수가 다르다.

구 분	항 목	기준연령	가산
기본진료료	초진진찰료	1세 미만	26.45점
		1세 이상 6세 미만	10.89점
	재진진찰료	1세 미만	16.67점
		1세 이상 6세 미만	6.86점

06 (O) 6세 미만 환자의 경우 마취 시에 30% 가산 적용된다.

07 (X) 6세 미만 환자가 방사선 단순영상진단(치근단, 파노라마) 촬영 시에 15% 가산 적용된다. 20% 가산은 CBCT등 방사선 특수영상진단일 때 해당된다.

08 (X) 70세 이상 환자의 방사선 촬영 시에는 가산 적용하지 않는다. 마취의 경우 70세 이상 환자이면 30% 가산 적용한다.

09 (O) 8세 미만 환자의 경우 치면열구전색술 시행 시 30% 가산 적용된다.

10 (X) 70세 이상 환자의 경우 마취 시에 30% 가산 적용한다.

이론 완성하기 문제

정답 01 ④ 02 ① 03 ⑤

01 진료비의 구성에 대한 설명 중 옳지 않은 것은?

① 기본진찰료는 요양기관의 종별에 따라 구분된다.
② 행위료는 개별 행위마다 점수를 정하고 있는 단일 상대가치점수 체계이나, 요양기관 종별에 따라 유형별(의과, 치과, 한방 병·의원 등) 점수당 단가 및 종별 가산율을 달리 적용하고 있어 동일한 행위라도 최종 수가는 달라진다.
③ #11 근관치료 시 사용한 Lidocaine 1앰플은 약제료에 포함된다.
④ 30세 건강보험 환자가 치과병원에서 파노라마 촬영을 했다. 이때 방사선 진단료에 5% 요양기관 종별 가산율이 적용된다.
⑤ 요양기관 종별에 따라 제공되는 의료 서비스가 차이가 있기 때문에 의원급과 병원급에 따라 달리 적용한다.

해설

④ 약제료, 재료대, 방사선 진단료는 요양기관 종별 가산율이 적용되지 않는다. 따라서 30세 건강보험 환자가 치과병원에서 파노라마 촬영을 했을 때 방사선 진단료에는 요양기관 종별 가산율이 적용되지 않는다.
① 기본진찰료는 요양기관의 종별에 따라 구분된다. 따라서 치과의원인지 치과병원인지 구분해야 한다.
③ 약제료는 진료를 볼 때 사용한 약제(마취제 등)를 보상하는 비용이다.
⑤ 치과의원보다 치과병원이 비용, 인력, 장비 등을 고려했을 때 수가를 높여 받아야 한다.

02 국민건강보험 환자가 치과의원에서 진료를 받는 경우 적용되는 요양기관 종별 가산율은?

① 0% ② 2%
③ 5% ④ 10%
⑤ 20%

해설

국민건강보험 환자가 치과의원에서 진료를 받는 경우 적용되는 요양기관 종별 가산율은 0%이다.

	국민건강보험	의료급여
치과의원	0%	0%
치과병원	5%	2%

03 5세 소아 환자가 내원하여 #85 근관치료를 위해 하치조신경전달마취를 시행했다. 이때 연령에 따라 가산되는 가산율은?

① 5% ② 10%
③ 15% ④ 20%
⑤ 30%

해설

6세 미만의 환자가 마취를 받을 때 마취료의 30%를 가산하여 적용한다.

항목	기준연령	가산율
마취료	1세 미만	50%
	1세 이상 6세 미만	30%

이론 완성하기 문제

정답 04 ④ 05 ①

04 다음은 연령에 따라 적용되는 가산율에 대한 설명이다. 옳지 않은 것은?

① 10개월 된 환자를 초진했다. 이때 초진료에 26.45점을 더하여 진찰료가 산정된다.
② 5세 환자를 파노라마 촬영할 때 15%를 가산한다.
③ 7세 환자 #46에 광중합형복합레진충전을 할 때 30%를 가산한다.
④ 80세 환자의 #25 발치를 위해 침윤마취를 할 때 15%를 가산한다.
⑤ 65세 환자의 #14-#17 부위 치주소파술을 위해 침윤마취를 할 때 연령에 따라 적용되는 가산율은 없다.

해설

④ 70세 이상 환자의 경우 마취 시에 30%를 가산하여 적용한다.

분류	가산 내용	
70세 이상	30% 가산	마취료

① 1세 미만 초진 환자의 경우 초진 소정점수에 26.45점을 더하여 진찰료가 산정된다.

구분	항목	기준연령	가산
기본 진료료	초진 진찰료	1세 미만	26.45점
		1세 이상 6세 미만	10.89점
	재진 진찰료	1세 미만	16.67점
		1세 이상 6세 미만	6.86점

② 6세 미만 환자의 파노라마 촬영 시에는 소정점수에 15%를 가산한다.

구분	항목	기준연령	가산율
방사선 촬영료	단순영상진단(치근단, 교익, 파노라마 촬영)	6세 미만	15%
	특수영상진단(CBCT)	6세 미만	20%

③ 8세 미만 환자의 영구치에 광중합형복합레진충전을 할 때는 30%를 가산한다.
⑤ 70세 이상 환자의 경우 마취 시에 30%를 가산하여 적용한다. 65세인 경우 마취 시에 연령에 따라 적용되는 가산율은 없다.

05 8세 환자가 #36 Caries Treatment를 위해 치근단 방사선 촬영을 했다. 이때 방사선진단료가 연령에 따라 가산되는 가산율은?

① 0% ② 2%
③ 5% ④ 15%
⑤ 20%

해설

6세 미만의 환자가 방사선 촬영을 받을 때 가산이 적용된다. 8세인 경우 방사선진단료가 연령에 따라 가산되는 가산율은 없다.

CHAPTER 02 환자 본인부담금 구성

PART 1 대표문제 및 핵심이론

✓ 출제 Tip

- 4문제 정도 출제됩니다.
- 계산 문제가 다수 출제됩니다.
- 의료기관 종별, 의료급여, 연령에 따라 구분하고 본인부담금을 계산할 수 있어야 합니다.

대표문제

치과의원에 방문한 70세 환자분의 진료비 총액이 12000원이 나왔다. 이때 본인부담금은 얼마인가?

① 1200원
② 1500원
③ 2400원
④ 3600원
⑤ 4800원

해설

만 65세 이상 환자가 치과의원에서 진료비 총액이 15000원 이하인 경우 본인부담금은 1500원이다.

| 정답 | ②

족집게 과외

1. 국민건강보험 환자의 본인부담금(건강보험심사평가원 의료급여 본인부담기준 안내 참고)

❶ 치과의원

나이, 임신 여부에 따른 분류		
1세 미만	5%	
1세 이상 ~ 6세 미만	21%	
6세 이상 ~ 65세 미만	30%	
65세 이상	진료비 총액의 15000원 이하	1500원 (정액제)
	진료비 총액의 15000원 초과 20000원 이하	10%
	진료비 총액의 20000원 초과 25000원 이하	20%
	진료비 총액의 25000원 초과	30%
임신부	10%	

❷ 치과병원(동지역)

나이, 임신 여부에 따른 분류	
1세 미만	10%
1세 이상 ~ 6세 미만	28%
6세 이상 ~ 65세 미만	40%
65세 이상	40%
임신부	20%

2. 의료급여 환자의 본인부담금

분류			치과의원	치과병원 (시, 도)	
				1종	2종
본인부담금	원외처방 X	의약품 O (원내직접조제)	1500원	2000원	총액의 15% (임신부는 5%)
		의약품 X	1000원	1500원	
	원외처방 O	의약품 상관 X	1000원	1500원	

3. 65세 이상 의료급여 환자의 등록 틀니, 등록 치과임플란트(보험 틀니, 보험 임플란트)

대상	의료급여 종별	
	1종 수급권자	2종 수급권자
등록 틀니 환자(65세 이상)	5%	15%
등록 치과임플란트 환자(65세 이상)	10%	20%

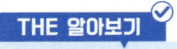
THE 알아보기

본인부담금 문제 풀 때 TIP
- 본인부담금 문제는 어떤 환자인지 분류를 하는 것이 중요하다. 우선 건강보험환자인지 의료급여 환자인지 판단한다.
- 건강보험환자라면 먼저 치과의원인지 치과병원인지 분류한다. 그다음 환자가 임신부인지 아닌지 판단한다. 마지막으로 임신부가 아니라면 연령이 어떻게 되는지 파악한다(1세 미만, 1세 이상 – 6세 미만, 6세 이상 – 65세 미만, 65세 이상인지). 의원 병원 파악 → 임신부 파악 → 연령 파악
- 의료급여 환자라면 먼저 치과의원인지 치과병원인지 분류한다. 치과의원이라면 1종, 2종 구분은 할 필요 없다. 원외처방 여부를 따진 후 의약품 유무를 판단한다. 치과병원이라면 1종인지 2종인지 구분을 해야 한다. 1종이라면 치과의원에서 했던 것처럼 원외처방 여부를 따진 후 의약품 유무를 판단한다(치과의원보다 500원씩 더 비싸다고 생각하면 편하다. 2종이라면 총액의 15%를 본인부담한다. 단 임신부는 총액의 5%를 본인부담).
- 원외처방 O = 약 처방을 받음 = 처방전을 받음
- 65세 이상 의료급여 환자의 등록 틀니와 등록 임플란트의 경우 1종의 본인부담률만 외우고 2종은 1종보다 10% 가산한다고 생각하면 된다.

4. 의료급여 1종 수급권자 중 본인부담금 면제대상자

❶ 당연 적용 대상자(1종 수급권자 중 아래에 해당하는 사유가 발생 시 일괄 적용)
  ㉠ 18세 미만자
  ㉡ 행려환자
  ㉢ 등록 결핵질환자
  ㉣ 등록 중증질환자(암환자 포함)
  ㉤ 등록 희귀질환자(장기이식환자 포함)
  ㉥ 등록 중증난치성질환자(장기이식환자 포함)
  ㉦ 선택의료급여기관 이용자

❷ 신청에 의한 적용 대상자(1종 수급권자 중 외래진료 본인일부부담 면제신청서를 제출한 자)
  ㉠ 20세 이하의 중·고등학교에 재학 중인 자
  ㉡ 임산부(임신임을 신고한 날부터 출산예정일 후 6개월까지)
  ㉢ 가정간호를 받고 있는 자

5. 의료급여 1종 수급권자 중 선택 병의원 지정 대상자 진료비(보건복지부 사이트 참고)

❶ 의료급여 상한일수를 초과한 수급자는 여러 의료급여기관 이용에 따른 병용금기 및 중복투약으로 건강상 위해 발생 가능성이 높으므로, 선택의료급여기관제도를 보건복지부에서 추진했다.

❷ 1종 수급권자는 선택의료급여기관 이용 시 외래 본인부담금을 면제하는 혜택을 준다. 즉 지정한 선택 병의원에서 진료를 진행한 경우에는 본인부담금이 면제된다.

❸ 원칙적으로는 선택 병의원은 일반적으로 1곳을 지정한다. 복합질환으로 6개월 이상 지속적 진료가 필요하다고 인정되는 경우 추가로 1곳을 선택 병의원으로 지정할 수 있다. 이때 6개월 이상 진료기간이 기재된 진단서가 첨부되어야 한다(추가 지정 시 지정한 2곳에서만 본인부담금 면제).

❹ 선택의료급여기관 외의 다른 의료급여기관에서 진료가 필요한 경우 선택의료급여기관에서 의료급여의뢰서를 발급받아 이용하면 의료급여 1종 환자의 본인부담금만큼 부담한다.

❺ 선택의료급여기관에서 의료급여의뢰서를 지참하지 않고 선택의료급여기관 외의 다른 의료급여기관에서 진료를 행한 경우에는 진료비 총액의 100%를 본인이 부담해야 한다.

이론 확인 OX 문제

01 치과의원에 내원한 40세 건강보험 환자의 경우 총 진료비의 30%가 본인부담금이다. ☐O ☐X

02 치과의원에 내원한 70세 건강보험 환자의 경우 진료비 총액이 9000원이 나왔다. 이때 본인부담금은 900원이다. ☐O ☐X

03 치과병원(동지역)에 내원한 69세 건강보험 환자의 경우 진료비 총액이 24000원이 나왔다. 이때 본인부담금은 2400원이다. ☐O ☐X

04 치과의원에 내원한 33세 임신부의 경우 진료비 총액의 30%가 본인부담금이다(단, 이 환자는 의료급여 대상자가 아니다). ☐O ☐X

05 치과병원(동지역)에 내원한 11개월 된 건강보험 환자의 경우 진료비 총액의 10%가 본인부담금이다. ☐O ☐X

06 의료급여 1종 환자가 치과병원에서 치료를 받고 처방전을 받은 경우 1500원이 본인부담금이다. ☐O ☐X

07 의료급여 2종 환자가 치과병원에서 치료를 받았다. 이 환자가 임신부일 경우 총액의 10%가 본인부담금이다. ☐O ☐X

08 67세인 의료급여 2종 환자가 상악에 RPD를 하려고 한다. 이 환자가 급여 틀니 대상자라고 한다면 본인부담률은 20%이다. ☐O ☐X

09 의료급여 1종 수급권자 중 만 65세 이상인 경우 본인부담금 당연 적용 대상자이다. ☐O ☐X

10 의료급여 1종 수급권자 중 선택 병의원 지정 대상자가 선택의료급여기관에서 의료급여의뢰서를 지참하지 않고 선택의료급여기관 외의 다른 의료급여기관에서 진료를 행한 경우에는 진료비 총액의 100%를 본인이 부담해야 한다. ☐O ☐X

이론 확인 OX 문제 해설

01 (O) 치과의원에 내원한 40세 건강보험 환자의 경우 총 진료비의 30%가 본인부담금이다.

02 (X) 치과의원에 내원한 만 65세 이상 건강보험 환자의 경우 진료비 총액이 15000원 이하라면 1500원이 본인부담금이다.

03 (X) 치과병원에 내원한 만 65세 이상 건강보험 환자의 경우 진료비 총액의 40%가 본인부담금이다. 총 진료비가 24000원이라면 본인부담금은 9600원이다.

04 (X) 치과의원에 내원한 의료급여대상자가 아닌 임신부의 경우 진료비 총액의 10%가 본인부담금이다.

05 (O) 치과병원(동지역)에 내원한 11개월 된 건강보험 환자의 경우 진료비 총액의 10%가 본인부담금이다.

06 (O) 의료급여 1종 환자가 치과병원에서 처방전을 받은 경우(원외처방 O) 1500원이 본인부담금이다.

07 (X) 의료급여 2종 환자가 임신부이고 치과병원에서 치료를 받았다면 총액의 5%를 본인부담금으로 낸다.

08 (X) 65세 이상 의료급여 2종 수급권자가 급여 틀니를 할 때 본인부담률은 15%이다.

09 (X) 의료급여 1종 수급권자 중 본인부담금 면제 당연 적용 대상자는 다음과 같다.
- 18세 미만자
- 행려환자
- 등록 결핵질환자
- 등록 중증질환자(암환자 포함)
- 등록 희귀질환자(장기이식환자 포함)
- 등록 중증난치성질환자(장기이식환자 포함)
- 선택의료급여기관 이용자

10 (O) 의료급여 1종 수급권자 중 선택 병의원 지정 대상자가 선택의료급여기관에서 의료급여의뢰서를 지참하지 않고 선택의료급여기관 외의 다른 의료급여기관에서 진료를 행한 경우에는 진료비 총액의 100%를 본인이 부담해야 한다.

이론 완성하기 문제

정답 01 ② 02 ④ 03 ① 04 ②

01 의료급여 1종 환자가 치과의원에서 진료를 받고 처방전을 받았을 때 본인부담금은 얼마인가?

① 0원
② 1000원
③ 1500원
④ 2000원
⑤ 총액의 15%

해설
의료급여 환자가 치과의원에서 진료를 받고 처방전을 받았으므로(원외처방 O) 1000원이 본인부담금이다.

02 4세 건강보험 환자가 치과의원에서 총 진료비가 20000원이 나왔다. 이때 본인부담금은 얼마인가?

① 1000원
② 2000원
③ 2100원
④ 4200원
⑤ 6000원

해설
1세 이상 6세 미만 건강보험 환자가 치과의원에서 진료를 받았을 경우 본인부담금은 진료비 총액의 21%이다. 따라서 4200원이 본인부담금이다.

03 15세 의료급여 1종 환자가 치과의원에서 총 진료비가 20000원이 나왔다. 또한 이 환자는 처방전을 갖고 약국을 가야한다. 이때 본인부담금은 얼마인가?

① 0원
② 1000원
③ 1500원
④ 2000원
⑤ 3000원

해설
1종 수급권자 중 18세 미만인 자는 본인부담금 당연 면제대상자이다. 따라서 15세 의료급여 1종 환자가 치과의원에 방문했을 때 본인부담금은 0원이다.

04 65세 이상의 의료급여 1종 대상자가 급여 틀니를 하려고 한다. 이때 본인부담률은 얼마인가?

① 1%
② 5%
③ 10%
④ 15%
⑤ 20%

해설
65세 이상 의료급여 1종 대상자의 경우 급여 틀니 본인부담률은 5%이다.

정답 05 ④

05 다음은 의료급여 1종 수급권자 중 본인부담금 면제대상자에 대한 설명이다. 옳지 않은 것은?

① 의료급여 1종 수급권자 중 행려환자의 경우 본인부담금 당연 면제대상자이다.
② 의료급여 1종 수급권자 중 선택의료급여기관 이용자는 본인부담금 당연 면제대상자이다.
③ 의료급여 1종 수급권자 중 암으로 등록된 중증질환자의 경우 본인부담금 당연 면제대상자이다.
④ 의료급여 1종 수급권자 중 출산 예정일 후 6개월이 지나지 않은 임산부라면 본인부담금 당연 면제대상자이다.
⑤ 의료급여 1종 수급권자 중 등록 결핵질환자의 경우 본인부담금 당연 면제대상자이다.

해설

의료급여 1종 수급권자 중 임산부(임신임을 신고한 날부터 출산예정일 후 6개월까지)는 본인부담금 당연 면제대상자가 아니라 신청에 의해 적용된다. 당연 적용 대상자와 신청에 의한 적용 대상자는 다음과 같다.
① 당연 적용 대상자(1종 수급권자 중 아래에 해당하는 사유가 발생 시 일괄 적용)
 ㉠ 18세 미만자
 ㉡ 행려환자
 ㉢ 등록 결핵질환자
 ㉣ 등록 중증질환자(암환자 포함)
 ㉤ 등록 희귀질환자(장기이식환자 포함)
 ㉥ 등록 중증난치성질환자(장기이식환자 포함)
 ㉦ 선택의료급여기관 이용자
② 신청에 의한 적용 대상자(1종 수급권자 중 외래진료 본인일부부담 면제신청서를 제출한 자)
 ㉠ 20세 이하의 중·고등학교에 재학 중인 자
 ㉡ 임산부(임신임을 신고한 날부터 출산예정일 후 6개월까지)
 ㉢ 가정간호를 받고 있는 자

CHAPTER 02 | 환자 본인부담금 구성

CHAPTER 03 급여와 비급여 항목

PART 1 대표문제 및 핵심이론

✓ 출제 Tip

- 2문제 정도 출제됩니다.
- 어떤 치료 또는 재료가 비급여 대상인지 암기하면 됩니다.
- 시험에서는 각각 용어의 정의가 중요하지 않습니다. 어떤 치료 또는 재료가 비급여 대상인지만 파악할 수 있으면 됩니다.

대표문제

다음 중 비급여 항목이 아닌 것은?

① 전기치수반응검사
② 치태조절교육
③ 구취측정
④ 광중합형 글래스아이오노머 시멘트 충전
⑤ 코골이장치

해설
전기치수반응검사는 급여 항목이다.

| 정답 | ①

족집게 과외

▎비급여 항목 ▎

1. 치태조절교육

치아우식증이나 치주질환 예방을 위해 구강 위생 관리 방법을 교육하고 상담하는 프로그램이다. 이러한 치태조절교육은 건강보험 급여 대상이 아니며, 비급여 항목으로 분류된다. 교육은 치과의사나 치과위생사가 실시한다. 교육 내용과 관련된 사항은 진료기록부에 기록하고 관리 되어야 한다. 특히 교육은 30분 이상 진행되어야 하며, 1회만 산정 가능하다. 추가적인 반복 교육이나 추후 관리는 최초 교육비용에 포함된다.

2. 구강검사

❶ 구취측정

'구취측정'은 구강 내 악취의 원인을 파악하고 적절한 치료 계획을 수립하기 위해 구취의 정도와 원인을 평가하는 검사이다.

❷ 교합음도검사
상하악간 치아접촉 상태에 따라 발생되는 교합음을 전자기기를 이용해 그 음을 유도, 증폭 및 기록하여 상하악간의 치아 접촉 상태를 구강 외부에서 객관적으로 관찰, 구별함으로써 상하악 교합관계의 안정성을 평가하는 검사이다.

❸ 타액검사(분비율, 점조도, pH, 완충기능검사)
구강내과병원이나 대학병원에서 주로 하는 검사로 구강 건강 상태를 평가하기 위해 침(타액)을 분석하는 검사이다. 구강 건조증 평가(타액 분비량 측정), 구강 질환 위험도 평가(pH, 점조도, 완충능, 타액 내 우식 유발균 존재 확인)를 목적으로 한다.

❹ 인상채득 및 모형제작(1악당 산정)
'인상채득 및 모형제작'은 치과에서 환자의 구강 구조를 정확하게 파악하기 위해 치아와 주변 조직의 형태를 본떠 모형으로 만드는 과정이다. 이러한 과정은 보철물 제작, 교정 치료, 임플란트 시술 등에서 필수적으로 수행된다.

❺ 하악 과두 위치와 운동검사 및 분석
하악 관절의 위치와 움직임을 평가하여 턱관절 장애를 진단하고 치료 계획을 수립하는 데 중요한 검사이다. 교합 장애나 악관절 기능 장애의 원인을 파악하는 데 도움이 되는 검사이다.

3. 규격화 치근단 사진 공제술
일련의 사진에서 기존에 촬영된 사진과의 매우 미세한 차이를 확인하고 정량적으로 분석하기 위해 두 장의 사진에서 동일한 부분을 제외하고 차이가 있는 부분만 사진상에서 나타나도록 하여 치료 전·후에 발생되는 미세한 변화를 관찰하고자 하는 검사이다.

4. 치아질환처치

❶ 보철물 장착을 위한 전 단계로 실시하는 Post&Core
치질의 파괴가 심할 때 하는 술식이다. 주로 신경치료(근관치료) 후 치아의 구조가 약해졌을 때 사용한다. Post는 치아 내부 근관에 삽입하는 작은 기둥으로 금속(Metal Post) 또는 섬유 강화 복합레진(Fiber Post)으로 제작된다. Core는 Post 위에 올려서 치아의 상실된 부분을 보강하는 역할이다. 크라운을 씌울 수 있도록 적절한 치아 형태를 만들어 준다.

❷ 접착 아말감 수복
'접착 아말감 수복'은 기존의 아말감 충전과 달리, 특수한 접착 시스템을 이용해 치아와 아말감을 단단히 부착하는 방식의 수복치료이다. 기존 아말감 충전은 언더컷을 이용한 기계적 유지력을 통해 고정을 얻는 반면 접착 아말감 수복은 접착제를 이용한 화학적 결합을 통해 고정을 얻는다.

❸ 핀 유지형 수복
'핀 유지형 수복'은 치아의 자연적인 유지력만으로는 충전재를 안정적으로 고정하기 어려울 때, 인공적으로 핀을 삽입하여 충전재의 고정을 보강하는 방법이다. 치아의 손상 범위가 넓어 기존 충전 방법만으로는 유지가 어려울 때 사용한다.

❹ 인레이 및 온레이 등 간접충전
'인레이'와 '온레이' 모두 간접 수복 치료법의 하나이다. 직접 충전의 경우보다 내구성이 높고 정확한 맞춤 제작을 할 수 있다는 장점이 있다. 인레이는 교두를 포함하지 않고 온레이는 교두까지 포함한다.

❺ 광중합형 복합레진 충전(12세 이하 영구치 우식증 치료는 제외)
광중합형 복합레진으로 충치 치료를 하는 것이다. 12세 이하 영구치에 광중합형 복합레진 충전을 하는 경우는 보험 급여가 된다.

❻ 광중합형 글래스아이오노머 시멘트 충전
자가중합형 글래스아이오노머의 경우에는 급여 항목이지만 광중합형 글래스아이오노머의 경우에는 비급여 항목이다.

5. 구강외과 수술

❶ 자가치아이식술
'자가치아이식술'은 자신의 치아 중 하나를 발치하여, 결손된 부위(치아가 빠진 자리)에 이식하는 술식이다. 주로 사랑니를 뽑아 대구치에 이식한다.

❷ 생체조직처리 자가골이식술[골형단백질(BMP)을 추출하여 시행하는 경우]
환자 자신의 뼈(자가골)를 채취하여, 특수한 생체 처리과정을 거친 후 이식하는 방법이다. 주로 치조골(잇몸뼈)이 부족한 경우, 치아 임플란트 식립을 위해 시행된다.

❸ 신속한 교정치료를 위한 피질골절단술
교정치료 속도를 빠르게 하기 위해 치아를 둘러싼 피질골을 부분적으로 절단하는 수술이다. 심한 부정교합을 신속하게 개선할 필요가 있는 경우나 일반적인 교정치료로 치아 이동이 어려운 경우에 시행된다.

❹ 치관노출술
매복된 치아를 교정적으로 맹출을 유도하는 시술의 경우, 교정치료 전에 버튼부착을 위해 외과적으로 매복된 치아의 치관을 노출시키는 수술이다. 치은연하 마진을 가진 크라운 제작을 위한 치관확장술과 영구치 맹출을 유도하기 위한 치은판절제술과는 다른 술식이다.

6. 치주과 수술

❶ 외과적 치아정출술(2024.01.01.에 추가됨)
치아가 잇몸 아래에서 부러진 경우(치경부 파절), 충치가 치은연하까지 진행된 경우 치료를 위해 충치 부위를 잇몸 위로 끌어올려야 하는 경우 등에 시행한다. 건전한 치질 확보를 위해 외과적으로 치아를 탈구시켜 필요한 위치까지 정출시키는 술식이다.

❷ 치은착색제거술
'잇몸미백술'이라고도 불린다. 잇몸에 착색된 멜라닌 색소를 제거하여 심미적으로 밝은 잇몸 색을 갖도록 하는 술식이다.

❸ **심미적 치관형성술**
잇몸이 과하게 덮여 치아가 짧아 보이는 경우, 잇몸 라인이 비대칭이거나 고르지 않은 경우 등에서 잇몸 라인을 정리하여 심미적으로 아름답게 만들고 싶을 때 하는 술식이다.

❹ **잇몸웃음교정술**
'잇몸웃음교정술'은 웃을 때 잇몸이 과하게 노출되는 문제(Gummy Smile)를 개선하는 술식이다.

7. 예방진료

❶ 구취제거, 치아착색물 제거, 치아교정 및 보철을 위한 치석제거 및 구강보건증진 차원에서 정기적으로 실시하는 치석제거(치석제거만으로 치료가 종료되는 전악 치석제거로서 보건복지부장관이 정하여 고시하는 경우는 제외)

❷ **불소도포**

❸ **치면열구전색술**(치아홈메우기; Sealant, 만 18세 이하의 치아우식증에 이환되지 않은 순수 건전치아인 제1대구치 또는 제2대구치에 대한 치면열구전색은 제외)

❹ **본인의 희망에 의한 건강검진**(공단이 가입자 등에게 실시하는 건강검진 제외)

8. 기 타

❶ **구강보호장치**
치아, 잇몸, 턱을 보호하기 위해 착용하는 맞춤형 또는 기성형 장치이다.

❷ **구취처치**
입에서 나는 악취를 개선하고 예방하는 치료법이다. 구취는 구강 내 문제, 소화기관 질환, 생활 습관 등 다양한 원인으로 발생할 수 있다. 적절한 원인을 찾고 맞춤형 치료를 진행하면 효과적으로 구취를 해결할 수 있다.

❸ **이갈이장치**
수면 중 이갈이나 이악물기로 인한 치아손상과 턱관절 부담을 줄이기 위해 착용하는 구강 보호장치이다.

❹ **인공치은**
치과 보철물이나 임플란트 보철에서 자연스러운 잇몸(치은) 형태와 색을 재현하기 위해 사용하는 재료 또는 보철 구조를 의미한다. 주로 심미적인 목적과 기능적인 이유로 사용된다.

❺ **대구치 직립이동**
결손된 부위로 치아가 쓰러져서 보철을 하기 어려운 증례에 적용한다. 일반적으로 제1대구치 상실로 인한 제2대구치의 근심경사인 경우에 적용 가능하다.

❻ **코골이 장치**

❼ **교합장치의 제작, 조정, 첨상**
치아의 맞물림(교합) 문제를 조정하거나 턱관절 장애를 치료하기 위해 만드는 장치이다. 교합장치의 제작, 조정, 첨상은 비급여 항목이다.

❽ **치간이개 심미적 폐쇄술**
치간이개(Diastema)란 치아 사이의 공간이 벌어진 상태를 말한다. 치간이개 심미적 폐쇄술은 교정을 이용하거나 복합레진 등을 이용해 치아 사이의 틈을 심미적으로 폐쇄하여 심미성을 증대시키는 술식이다.

> **THE 알아보기**
>
> **비급여 항목으로 자주 나오는 선지**
> - 인상채득 및 모형제작(1악당 산정)
> - 인레이 및 온레이 등 간접충전
> - 광중합형 복합레진 충전(12세 이하 영구치 우식증 치료는 제외) : 12세 이하 영구치에 광중합형 복합레진 충전을 하는 경우는 보험급여가 된다.
> - 광중합형 글래스아이오노머 시멘트 충전 : 자가중합형 글래스아이오노머의 경우에는 급여 항목이지만 광중합형 글래스아이오노머의 경우에는 비급여 항목이다.
> - 자가치아이식술 : 치아재식술과는 다른 술식이다. 치아재식술은 급여 항목이다.
> - 외과적 치아정출술
> - 구취제거, 치아착색물 제거, 치아교정 및 보철을 위한 치석제거 및 구강보건증진 차원에서 정기적으로 실시하는 치석제거
> - 치면열구전색술(치아홈메우기; Sealant, 만 18세 이하의 치아우식증에 이환되지 않은 순수 건전치아인 제1대구치 또는 제2대구치에 대한 치면열구전색은 제외)
> - 대구치 직립이동

이론 확인 OX 문제

01 구취측정은 비급여 항목이다. ⬜ O ⬜ X

02 치아우식활성검사는 비급여 항목이다. ⬜ O ⬜ X

03 광중합형 글래스아이노머 시멘트 사용은 급여 항목이다. ⬜ O ⬜ X

04 11세 소아의 #46 광중합형 복합레진 충전은 비급여 항목이다. ⬜ O ⬜ X

05 보철물장착 전단계로 실시하는 Post&Core는 비급여 항목이다. ⬜ O ⬜ X

06 치관노출술은 비급여 항목이다. ⬜ O ⬜ X

07 교합안정장치의 첨상은 비급여 항목이다. ⬜ O ⬜ X

08 제1대구치 상실로 인해 제2대구치가 근심경사된 경우 직립이동을 실시했다. 이 술식은 비급여 항목이다. ⬜ O ⬜ X

09 외과적 치아정출술은 급여 항목이다. ⬜ O ⬜ X

10 치간이개 심미적 폐쇄술은 비급여 항목이다. ⬜ O ⬜ X

이론 확인 OX 문제 해설

01 (O) 구취측정은 비급여 항목이다.

02 (O) 치아우식활성검사는 비급여 항목이다.

03 (X) 광중합형 글래스아이노머 시멘트 사용은 비급여 항목이다.

04 (X) 12세 이하 영구치에 광중합형 복합레진의 충전은 보험급여가 된다.

05 (O) 보철물 장착 전단계로 실시하는 Post&Core는 비급여 항목이다.

06 (O) 치관노출술은 비급여 항목이다.

07 (O) 교합장치의 제작, 조정, 첨상은 비급여 항목이다.

08 (O) 대구치직립이동은 비급여 항목이다.

09 (X) 외과적 치아정출술은 비급여 항목이다.

10 (O) 치간이개 심미적 폐쇄술은 비급여 항목이다.

이론 완성하기 문제

정답 01 ② 02 ① 03 ⑤

01 다음 중 비급여로 산정할 수 없는 것은?

① 타액 분비가 잘되지 않는 것 같아 시행한 타액분비율 검사
② 만 10세 환자의 #36 1급 와동 광중합형 복합레진 충전
③ #36 치아 자리가 비어있어 #38 치아를 발치하여 #36에 이식한 경우
④ 치아착색물 제거를 위한 치석제거
⑤ 구강보건 증진차원에서의 정기적 치석제거

해설
② 12세 이하 치수병변이 없는 치아우식증에 이환된 영구치의 경우 광중합형 복합레진 충전은 급여 항목이다.
① 타액검사(분비율, 점조도, pH, 완충기능검사)는 비급여로 산정한다.
③ 자가치아이식술에 대한 내용이다. 자가치아이식술은 비급여로 산정한다.
④, ⑤ 구취제거, 치아착색물 제거, 치아교정 및 보철을 위한 치석제거 및 구강보건증진 차원에서 정기적으로 실시하는 치석제거(치석제거만으로 치료가 종료되는 전악 치석제거로서 보건복지부장관이 정하여 고시하는 경우는 제외)는 비급여로 산정한다.

02 다음 중 비급여로 산정할 수 없는 것은?

① 지치주위염으로 인해 치은판절제술을 한 경우
② 잇몸웃음교정술
③ #47이 결손되어 #48을 발치한 후 #47 위치에 옮겨 심은 경우
④ 본인의 희망에 의한 건강검진
⑤ #26 우식으로 인한 Inlay

해설
① 치은판절제술의 경우 급여 항목으로 오래된 치아우식와동 상방으로 증식된 치은식육제거, 치아맹출을 위한 개창술, 지치주위염 치아의 치관 상방을 덮고 있는 치은판 제거 등에 사용된다.
② 잇몸웃음교정술은 비급여로 산정한다.
③ 자가치아이식술은 비급여로 산정한다.
④ 본인의 희망에 의한 건강검진은 비급여로 산정한다.
⑤ Inlay, Onlay와 같은 간접충전은 비급여로 산정한다.

03 다음 중 비급여로 산정할 수 있는 것은?

① 완전매복치 발치
② 당일발수근충
③ 잠간고정술
④ 치조골성형수술
⑤ 대구치직립이동

해설
대구치직립이동은 비급여 항목이다.

이론 완성하기 문제

정답 04 ③ 05 ②

04 다음 중 옳지 않은 것은?

① 일반적인 교정치료로 치아 이동이 어려운 경우에 시행되는 신속한 교정치료를 위한 피질골절단술은 비급여 항목이다.
② 치관노출술은 비급여 항목이다.
③ 치태조절교육은 비급여 항목이며, 30분 이상 진행되어야 한다. 치태조절교육을 할 때마다 산정 가능하다.
④ 잇몸에 착색된 멜라닌 색소를 제거하는 술식은 비급여 항목이다.
⑤ 구취제거를 목적으로 하는 치석제거는 비급여 항목이다.

해설

치태조절교육이란 치아우식증이나 치주질환 예방을 위해 구강 위생 관리 방법을 교육하고 상담하는 프로그램이다. 이러한 치태조절교육은 건강보험 급여 대상이 아니며, 비급여 항목으로 분류된다. 교육은 치과의사나 치과위생사가 실시한다. 교육 내용과 관련된 사항은 진료기록부에 기록하고 관리 되어야 한다. 특히 교육은 30분 이상 진행되어야 하며, 1회만 산정 가능하다. 추가적인 반복 교육이나 추후 관리는 최초 교육비용에 포함된다.

05 다음 중 비급여로 산정할 수 없는 것은?

① 외모 개선이 목적인 교정치료
② 치아재식술
③ 외과적 치아정출술
④ 치간이개 심미적 폐쇄술
⑤ 불소도포

해설

치아재식술은 급여 항목이다. 치아재식술이란 치아의 완전탈구 등으로 빠진 치아를 원래 있던 자리에 다시 심는 술식이다. 치아재식술과 자가치아이식술을 구분해야 한다. 치아재식술은 급여 항목, 자가치아이식술은 비급여 항목이다.

CHAPTER 04 진찰료 산정기준

PART 1 대표문제 및 핵심이론

✅ 출제 Tip

- 2문제 정도 출제됩니다.
- 초진과 재진의 구분이 중요합니다.
- 진찰료가 가산되는 경우, 진찰료만 산정해야 하는 경우를 잘 알고 있어야 합니다.

대표문제

다음 중 진찰료만 산정해야 하는 경우가 아닌 것은?

① 측두하악장애 행동요법을 시행한 경우
② 구강진단 및 치료계획을 수립한 경우
③ 교합검사 시 조기접촉점이 보여 교합조정을 시행한 경우
④ 구내염으로 인해 알보칠을 도포한 경우
⑤ 지치주위염에 의한 구강 연조직 질환 Dressing을 시행한 경우

해설
③ 조기접촉점 발견에 의해 교합조정을 한 경우 교합조정술을 청구할 수 있다.
① 측두하악장애행동요법을 실시한 경우 진찰료만 산정한다.
② 구강진단 및 치료계획을 수립한 경우 진찰료만 산정한다.
④ 구내염으로 인해 알보칠을 도포한 경우 진찰료만 산정한다.
⑤ 지치주위염으로 인해 구강연조직질환 처치를 받은 경우 진찰료만 산정한다.

| 정답 | ③

족집게 과외

1. 초진과 재진[3]

❶ 진찰료는 외래에서 환자를 진찰한 경우에 처방전의 발행과는 관계없이 산정한다.

❷ 초진환자를 진찰하였을 경우에는 초진진찰료, 재진환자를 진찰하였을 경우에는 재진진찰료를 산정한다.

❸ 진찰료는 기본진찰료와 외래관리료의 소정점수를 합하여 산정한다(기본진찰료는 병원관리 및 진찰권발급 등에 소요되는 비용이며, 외래관리료는 외래 환자의 처방 등에 소요되는 비용을 의미한다).

❹ 초진 환자란 해당 상병으로 동일 의료기관의 동일 진료과목 의사에게 진료 받은 경험이 없는 환자를 말한다.

---

3) 2025건강보험심사평가원 건강보험요양급여비용 P.67

❺ 재진 환자란 해당 상병으로 동일 의료기관의 동일 진료과목 의사에게 계속해서 진료 받고 있는 환자를 말한다.

❻ 해당 상병의 치료가 종결되지 아니하여 계속 내원하는 경우에는 내원 간격에 상관없이 재진환자로 본다. 또한, 완치 여부가 불분명하여 치료의 종결 여부가 명확하지 아니한 경우 90일 이내에 내원 시 재진환자로 본다(만성 치주질환, 턱관절질환 등의 치료는 완치 여부가 불분명하다).

❼ 해당 상병의 치료가 종결된 후 동일 상병이 재발하여 진료를 받기 위해서 내원한 경우에는 초진환자로 본다. 다만 치료종결 후 30일 이내에 내원한 경우에는 재진환자로 본다.

❽ 환자가 내원하기 힘든 상황일 때 환자 가족이 내원해 진료 담당 의사와 상담한 후 약제를 수령하거나 처방전을 발급 받는 경우는 재진진찰료 소정점수의 50%를 산정한다.

> ■ 치과에서 초·재진진찰료 산정기준(보건복지부 고시 제2018 − 269호, 2019.1.1 시행)
> 하나의 상병에 대한 진료가 끝난 후 동일 상병이 재발하여 30일 이내에 진찰을 하는 경우에는 재진진찰료를 산정할 수 있도록 「건강보험 행위 급여·비급여 목록표 및 급여 상대가치점수」 제1편 제2부 제1장 기본진료료 [산정지침] 1. 진찰료 가.(5)에 규정하고 있으므로 하나의 상병에 대하여 진료가 끝난 후 30일 이내 타 상병으로 진찰을 받은 경우에도 재진진찰료를 산정함. 따라서 치과치료에서 초진 시 3개의 충치를 발견한 후 치료를 위하여 각각의 치아를 발치하는 경우에는 30일 이후에 내원하였더라도 일련의 치료기간에 해당되므로 재진진찰료를 산정함.
>
> ■ 만성 치주질환 치료 시 초·재진 산정기준(보건복지부 고시 제2018 − 269호, 2019.1.1. 시행)
> 만성 치주질환 치료 시 치료종결 후 재치료의 경우 새로운 상병인지 진행상태의 상병인지가 불분명하므로 「건강보험 행위 급여·비급여 목록표 및 급여 상대가치 점수」 제1편 제2부 제1장 기본진료료 [산정지침] 1. 진찰료 가.(4)에 따라 치주질환 치료종결 후 90일 이내에 동일 부위 치료 시 진찰료는 재진으로 산정함.

2. 구강검진 후 당일 진료 시 진찰료 산정방법

	검진 당일 진료	검진 후 다른 날 진료
건강보험공단 구강검진	50% 산정	100% 산정
학생구강검진 (교육청)	100% 산정	100% 산정

❶ 공단구강검진은 보건복지부 예산으로 운영된다. 공단구강검진 당일에 급여진료 동시 진행할 경우 진찰료의 50%를 산정한다.

❷ 학생구강검진은 각 지방자치단체 교육청 예산으로 운영된다. 학생구강검진 당일에 급여진료 동시 진행할 경우 진찰료 100%를 산정한다.

> ■ 건강검진 실시 당일 진료 시 진찰료 산정방법(보건복지부 고시 제2017 − 249호, 2018.1.1. 시행)
> 1. 「국민건강보험법」 제52조에 의거 가입자 및 피부양자에게 실시하는 건강검진 당일 동일 요양기관에서 건강검진과는 별도로 질환에 대한 진찰이 이루어져 진찰 이외에 의사의 처방(약제 처방전 발급, 「건강보험 행위 급여·비급여 목록표 및 급여 상대가치점수」에 의하여 산정가능한 진료행위)이 발생한 경우 해당 진찰료는 다음과 같이 산정함.
> − 다음 −
> 「건강보험 행위 급여·비급여 목록표 및 급여 상대가치점수」 제1편 제2부 제1장 기본진료료[산정지침]
> 1. 진찰료 '가'에 의거 초진(또는 재진)진찰료의 50%를 산정하며, 산정코드는 다음과 같이 기재함. 진찰료 산정 사유에 대하여는 진료기록부에 기록하고, 「요양급여비용 청구방법, 심사청구서·명세서 서식 및 작성요령」에 의하여 작성·청구토록 함.

가. 일반건강검진 시 질환에 대한 진찰이 이루어진 경우 : 산정코드 세 번째 자리에 3으로 기재
나. 암검진 시 질환에 대한 진찰이 이루어진 경우 : 산정코드 세 번째 자리에 5로 기재
다. 영유아 건강검진 시 질환에 대한 진찰이 이루어진 경우 : 산정코드 세 번째 자리에 2로 기재
2. 상기 '1'항에도 불구하고 건강보험 행위 급여·비급여 목록표 및 급여 상대가치점수 제1편 제2부 제1장 기본진료료[산정지침]에 의거 2개 이상의 진료과목이 설치되어 있고 해당 과의 전문의가 상근하는 요양기관에서 건강검진 당일 검진실시 의사와 전문 과목 및 전문 분야가 다른 진료담당 의사가 건강검진과는 별도로 질환에 대하여 진료한 경우에 한하여 초진(또는 재진) 진찰료를 산정할 수 있음.
3. 또한, 건강검진을 실시한 요양기관에서 동일 의사에게 검진 결과에 대해 다른 날 설명하는 것은 검진결과 상담에 해당되어 진찰료를 별도 산정할 수 없으나, 검진결과 이상소견에 대해 단계적 정밀검사 또는 별도의 진료가 이루어진 경우에는 재진진찰료를 산정함.

3. 진찰료 가산

❶ 야간진료 가산[4]

ㄱ. 평일 18시(토요일은 13시)~익일 09시 또는 관공서의 공휴일에 관한 규정에 의한 공휴일에는 진찰료 중 기본진찰료 소정점수의 30%를 가산한다.
ㄴ. 'ㄱ' 규정에도 불구하고, 의원급 및 병원급(종합병원 이상의 제외) 요양기관에서 6세 미만의 소아에 대하여 20시~익일 07시에는 진찰료 중 기본진찰료 소정점수의 200%를 가산한다.
ㄷ. 가산은 1회만 적용된다. 즉 공휴일 야간일 때 공휴일 가산 또는 야간 가산 하나만 적용한다.

> ■ 진찰료 야간가산의 급여기준(보건복지부 고시 제2018-269호, 2019.1.1 시행)
> 1. 「건강보험 행위 급여·비급여 목록표 및 급여 상대가치점수」 제1편 제2부 제1장 기본진료료 가1 외래환자 진찰료 '주'에 명시되어 있는 진찰료 야간가산을 적용·운영함에 있어서 진료 담당 의사가 진료한 시각을 기준으로 할 경우 수진자가 09시~18시(토요일 13시) 중에 요양기관에 내원하였음에도 요양기관의 사정(진료 담당 의사의 부재 또는 진료환자 적체 등)으로 진료 개시 시간이 늦어진 경우에도 야간가산율을 적용하게 되는 문제가 있고 환자가 도착한 시간을 기준으로 할 경우에는 단순히 진료를 빨리 받을 목적으로 09시 이전에 내원하여 접수를 마치고 기다리는 경우에도 진찰료 야간가산율을 적용하는 문제가 있으므로 어떤 경우를 택하더라도 수진자들의 불만이 제기될 소지가 있다고 사료됨.
> 2. 반면, 「건강보험 행위 급여·비급여 목록표 및 급여상대가치점수」 제1편 제2부 제6장 마취료 및 제9장 처치 및 수술료 등의 [산정지침]에서 마취, 처치 및 수술의 경우에는 동 행위를 시작한 시각(18시~09시)을 기준으로 산정토록 정하고 있으나, 이 경우에 환자는 이미 요양기관에 내원한 상태에서 사전에 필요한 모든 조치를 취하고 동 행위를 시작한 것이므로 시작된 시각을 기준으로 야간가산료를 인정함이 타당하다 할 것임.
> 3. 따라서 외래환자 진찰료 야간가산율 적용시간은 국민편익을 제고하기 위하여 환자가 야간가산 기준 시간인 평일 18시(토요일은 13시)에서 다음 날 09시 사이에 내원한 경우는 요양기관의 진료 담당 의사가 진료를 개시한 시각을 기준으로 적용하고 동 시각 이외의 시각에 내원한 경우에는 환자가 요양기관에 도착한 시각을 기준으로 함.

❷ 토요일 전일 가산제

의원급 요양기관이 토요일에 진료 시 진찰료 중 기본진찰료 소정점수의 30%를 가산한다. 즉 치과의원은 '야간진료 가산 ㄱ' 규정에도 불구하고 13시 이전에 내원 시 진찰료 중 기본진찰료에 30% 가산된다.

---

[4] 2025 건강보험심사평가원 건강보험요양급여비용 p. 88

❸ 의원급 의료기관 수술 행위 가산제

평일 18시~익일 09시, 토요일, 일요일 및 공휴일에 의원급 의료기관에서 구강악안면 수술, 치주질환 수술 항목 시행 시 수술비(해당 수술에 동반되는 마취 포함) 30% 가산 적용한다.

❹ 장애인 가산

㉠ 치과에서 장애인으로 등록되어 있는 뇌병변 장애인, 지적장애인, 정신장애인, 자폐성장애인에 대하여 초진 또는 재진진찰료 소정점수에 9.03점을 가산한다.

㉡ 장애인 처치 및 수술료 해당 항목에 대해서 소정점수 300% 가산한다(2024.03.27부터 기존 17개 항목에 대해 100% 가산 적용했던 부분을 88개로 대폭 확대. 대부분의 술식은 가산한다고 생각하면 편하다. - 보건복지부 고시 제2024-51호).

㉢ 진찰료의 경우 6세 미만 소아 가산과 장애인 가산을 중복해서 가산 받을 수 없다.

㉣ 처치 및 수술료의 경우 8세 미만 소아 가산과 장애인 가산을 중복해서 가산 받을 수 없다.

4. 진찰료만 산정해야 하는 경우

❶ 구강검사 및 치료계획만 세운 경우

❷ 개폐구검사

❸ 치아 동요도 검사

❹ 치수온도검사(냉검사, 온검사)

❺ 측두하악장애행동요법

❻ 치은염, 지치주위염 등 동통 감소를 위한 간단한 구강연조직질환 처치

❼ 구강건조증처치, 연조직질환처치, 구강 내 캔디다증 처치, 구내염치료(알보칠 등의 약물 도포)

❽ 구강안면 저수준 레이저치료

❾ 처방전만 발행하는 경우

❿ 요양급여비용명세서, 소견서, 촉탁서 발행

⓫ 본원에서 치면열구전색술(치아홈메우기, 실란트)을 한 부위가 탈락 또는 파절되어 2년 이내에 재시행한 경우

⓬ 본원에서 지각과민처치(차-4나)를 시행한 치아에 6개월 이내에 재시행한 경우(단, 지각과민처치(차-4가)는 여러 번 산정할 수 있다.)

■ 다음 항목은 가1 진찰료 또는 가2 입원료의 소정점수에 포함됨(보건복지부 고시 제2000 - 73호, 2001.1.1 시행)

- 다음 -

- 요양급여비용명세서
- 소견서, 촉탁서
- 구강진단 및 치료계획
- 특수구내진단
- 생리적하악위 검사
- 개폐구검사
- 구강안면동통 주관적검사
- 구강악안면동통 기왕력검사
- 구강안면동통 간이병력검사
- 구강악안면동통 상담 및 치료계획
- 구강안면동통 정기검사
- 악관절응급처치 check
- Aseptic Technique(주사 전 준비, 주입 및 드레씽 전 준비와 관련된 멸균관리)
- 활력증후측정, 사지혈압측정
- 알보칠 도포
- 구강건조증처치
- 연조직질환처치
- 구강내캔디다증처치, 구내염치료(약물도포)

■ 다음 항목은 가1 진찰료 또는 가2 입원료의 소정점수에 포함됨(보건복지부 고시 제2002 - 13호, 2002.04.01 시행)

- 다음 -

치아 동요 검사

■ 다음 항목은 가1 진찰료 또는 가2 입원료의 소정점수에 포함됨(보건복지부 고시 제2002 - 98호, 2003.01.01 시행)

- 다음 -

- 치수온도검사
- 측두하악장애행동요법

■ 다음 항목은 가1 진찰료 또는 가2 입원료의 소정점수에 포함됨(보건복지부 고시 제2006 - 32호)

- 다음 -

구강안면 저수준 레이저 치료

THE 알아보기

진찰료 산정기준에서 자주 출제되는 선지
- 해당 상병의 치료가 종결되지 않고 계속 내원하는 경우에는 내원 간격에 상관없이 재진환자로 본다.
- 완치여부가 불분명한 질환인 만성 치주질환, 턱관절질환은 90일 이내 동일 상병의 치료를 위해 내원한 경우 재진환자로 본다.
- 야간진료 가산 : 평일 18시(토요일은 13시)~익일 09시 또는 관공서의 공휴일에 관한 규정에 의한 공휴일에는 진찰료 중 기본진찰료 소정점수의 30%를 가산한다.
- 토요일 전일 가산제 : 의원급 요양기관이 토요일에 진료 시 진찰료 중 기본진찰료 소정점수의 30%를 가산한다. 즉 치과의원은 '야간진료 가산' 규정에도 불구하고 13시 이전에 내원 시 진찰료 중 기본진찰료에 30% 가산된다.
- 의원급 의료기관 수술 행위 가산제 : 평일 18시~익일 09시, 토요일, 일요일 및 공휴일에 의원급 의료기관에서 구강악안면수술, 치주질환 수술 항목(발치, 구강내소염수술, 치주소파술 등) 시행 시 수술비(해당 수술에 동반되는 마취 포함) 30% 가산 적용한다.

이론 확인 OX 문제

01 #13 근관치료 중 환자의 사정으로 인해 30일 이후에 내원하여 계속 근관치료를 받는 경우 재진으로 산정한다. ☐ O ☐ X

02 공단구강검진을 받은 후 당일 치료를 받았다면 진찰료는 100% 다 받을 수 있다. ☐ O ☐ X

03 만성 치주염으로 치료를 받던 환자가 동일 상병이 재발했다고 120일 만에 내원했다. 이때 진찰료는 재진료를 산정한다. ☐ O ☐ X

04 9월 3일에 치주소파술을 받았던 환자가 11월 1일에 동일 부위에 치주치료를 받기 위해 내원했다. 이때 진찰료는 재진료를 산정한다. ☐ O ☐ X

05 치과병원에서 공휴일 야간에 치과 진료를 했다. 이때 공휴일 가산과 야간 진료 가산이 중첩해서 들어간다. ☐ O ☐ X

06 치과의원에 토요일 09시에 내원한 환자가 있다. 이 환자의 진찰료 산정 시 외래관리료에 30% 가산하여 산정한다. ☐ O ☐ X

07 치과에서 장애인으로 등록되어 있는 뇌병변 장애인, 지적장애인, 정신장애인, 자폐성장애인에 대하여 초진 또는 재진진찰료 소정점수에 9.03점을 가산한다. ☐ O ☐ X

08 턱에서 딱딱 소리가 난다는 주소로 내원한 환자에게 측두하악장애 행동요법을 시행했다. 이때 진찰료만 산정해야 한다. ☐ O ☐ X

09 9세 환자가 본원에서 #36 실란트 시술을 받았다. 3년 후에 이전에 받았던 실란트가 떨어졌다고 내원했다. 실란트를 재시행할 때 진찰료만 산정해야 한다. ☐ O ☐ X

10 입안에 구내염이 생겨 알보칠을 도포했다. 이때 진찰료만 산정해야 한다. ☐ O ☐ X

이론 확인 OX 문제 해설

01 (O) 해당 상병의 치료가 종결되지 않아 계속 내원하는 경우 내원간격에 상관없이 재진이다.

02 (X) 공단구강검진을 받은 후 당일 치료를 받는 경우 진찰료는 50% 산정한다.

03 (X) 턱관절질환이나 치주질환같이 완치여부가 불분명한 경우 90일 이내에 동일 부위 상병명으로 내원 시에 재진으로 산정한다.

04 (O) 치주치료같이 치료종결이 불분명한 경우 90일 이내 내원 시 재진 환자로 판단한다.

05 (X) 공휴일 가산과 야간 진료 가산은 중첩해서 들어가지 않는다.

06 (X) 치과의원의 경우 토요일 전일 가산제가 적용된다. 이는 진료비 중 기본진찰료에 30% 가산되는 것이지 외래 관리료에 30% 가산되는 것이 아니다.

07 (O) 치과에서 장애인으로 등록되어 있는 뇌병변 장애인, 지적장애인, 정신장애인, 자폐성장애인에 대하여 초진 또는 재진진찰료 소정점수에 9.03점을 가산한다.

08 (O) 측두하악장애 행동요법을 시행한 경우 진찰료만 산정해야 한다.

09 (X) 본원에서 치면열구전색술(치아홈메우기, 실란트)를 한 치아가 탈락 또는 파절되어 2년 이내에 재시행한 경우 진찰료만 산정한다.

10 (O) 구내염으로 인해 알보칠을 도포했다면 진찰료만 산정해야 한다.

이론 완성하기 문제

정답 01 ⑤ 02 ① 03 ③

01 #48 발치하고 다음 날에 환자가 계단에서 넘어져 입원했다. #48을 발치한 의원에 본인이 방문하기 힘들어 환자의 어머니께서 대신 내원하여 처방전을 발급한 경우 진찰료는 어떻게 산정되는가?

① 진찰료를 산정하지 않음
② 초진진찰료 100%
③ 재진진찰료 100%
④ 초진진찰료 50%
⑤ 재진진찰료 50%

해설
환자가 내원하기 힘든 상황일 때 환자 가족이 내원해 진료 담당 의사와 상담한 후 약제를 수령하거나 처방전을 발급 받는 경우는 재진진찰료 소정점수의 50%를 산정한다.

02 다음 중 진찰료만 산정해야 하는 경우가 아닌 것은?

① 딱딱한 음식을 먹다가 #25 협측 교두 부분이 살짝 깨져 부드럽게 연마한 경우
② #26이 흔들린다고 내원하여 치아동요도검사를 한 경우
③ #11 치수반응을 살피기 위해 냉검사를 한 경우
④ 개구 시에 통증을 느낀다고 하여 개폐구검사를 한 경우
⑤ 요양급여명세서를 발행한 경우

해설
① 치아의 깨진 부분을 부드럽게 연마하는 것은 보통처치이다.
② 치아동요도검사를 한 경우 진찰료만 산정한다.
③ 치수온도검사를 한 경우 진찰료만 산정한다.
④ 개폐구검사를 한 경우 진찰료만 산정한다.
⑤ 요양급여명세서를 발행한 경우 진찰료만 산정한다.

03 다음 중 옳지 않은 것은?

① 진찰료는 기본진찰료와 외래관리료의 소정점수를 합하여 산정한다.
② 초진 환자란 해당 상병으로 동일 의료기관의 동일 진료과목 의사에게 진료 받은 경험이 없는 환자를 말한다.
③ 해당 상병의 치료가 종결된 후 동일 상병이 재발하여 진료를 받기 위해서 내원한 경우에는 초진환자로 본다. 다만 치료종결 후 90일 이내에 내원한 경우에는 재진환자로 본다.
④ 공단구강검진 당일에 급여진료 동시 진행할 경우 진찰료의 50%를 산정한다.
⑤ 진찰료는 외래에서 환자를 진찰한 경우에 처방전의 발행과는 관계없이 산정한다.

해설
③ 해당 상병의 치료가 종결된 후 동일 상병이 재발하여 진료를 받기 위해서 내원한 경우에는 초진환자로 본다. 다만 치료종결 후 30일 이내에 내원한 경우에는 재진환자로 본다.
④ 공단구강검진 당일에 급여진료 동시 진행할 경우 진찰료의 50%를 산정한다. 단, 학생구강검진 당일에 급여진료 동시 진행할 경우 진찰료 100%를 산정한다.

정답 04 ② 05 ④

04 다음 중 옳지 않은 것은?

① 치과의원에서 평일 19시에 치은박리소파술(간단)을 실시했다. 이때 치은박리소파술(간단) 소정점수에 30%를 가산하여 청구한다.
② 치과의원에 5세 환자가 평일 20시 30분에 내원했다. 이때 진찰료 중 기본진찰료 소정점수에 300%를 가산한다.
③ 치과의원에서 장애인으로 등록되어 있는 자폐성장애인에게 #46 발치를 실시했다. 이때 소정점수의 300%를 별도 산정한다.
④ 치과의원에 장애인으로 등록되어 있는 5세 지적장애인이 내원했다. 이때 진찰료는 6세 미만 소아가산과 장애인 가산 중복해서 가산 받을 수 없다.
⑤ 의원급 요양기관이 토요일에 10시에 환자 진료 시 진찰료 중 기본진찰료 소정점수의 30%를 가산한다.

해설

② ㉠ 평일 18시(토요일은 13시)~익일 09시 또는 관공서의 공휴일에 관한 규정에 의한 공휴일에는 진찰료 중 기본진찰료 소정점수의 30%를 가산한다.
㉡ '㉠' 규정에도 불구하고, 의원급 및 병원급(종합병원 이상은 제외) 요양기관에서 6세 미만의 소아에 대하여 20시~익일 07시에는 진찰료 중 기본진찰료 소정점수의 200%를 가산한다.
① 의원급 의료기관 수술 행위 가산제 : 평일 18시~익일 09시, 토요일, 일요일 및 공휴일에 의원급 의료기관에서 구강악안면 수술, 치주질환 수술 항목(발치, 구강내소염수술, 치주소파술 등) 시행 시 수술비(해당 수술에 동반되는 마취 포함) 30% 가산 적용한다. 치은박리소파술(간단)은 치주질환 수술 항목에 포함되므로 치과의원에서 평일 19시에 실시한 경우 소정점수에 30%를 가산한다.
③ 치과의원에서 장애인으로 등록되어 있는 자폐성장애인에게 발치를 할 경우 소정점수 300% 가산한다.
④ 진찰료의 경우 6세 미만 소아 가산과 장애인 가산을 중복해서 가산 받을 수 없다.
⑤ 토요일 전일 가산제 : 의원급 요양기관이 토요일에 진료 시 진찰료 중 기본진찰료 소정점수의 30%를 가산한다. 즉 치과의원은 '야간진료 가산' 규정에도 불구하고 13시 이전에 내원 시 진찰료 중 기본진찰료에 30% 가산된다.

05 다음 중 진찰료만 산정해야 하는 경우가 아닌 것은?

① 본원에서 치면열구전색술(치아홈메우기, 실란트)를 한 치아가 탈락 또는 파절되어 2년 이내에 재시행한 경우
② 구강안면 저수준 레이저치료를 시행한 경우
③ 본원에서 지각과민처치(차-4나)를 시행한 치아에 6개월 이내에 재시행한 경우
④ 치아파절편을 제거한 경우
⑤ 구강검사 및 치료계획만 세운 경우

해설

④ 치아파절편 제거는 2025년에 1치당 소정점수 12.49점으로 산정한다. 진찰료만 산정하지 않는다.
①·②·③·⑤ 진찰료만 산정한다.

CHAPTER 05 상병명

PART 1 대표문제 및 핵심이론

출제 Tip
- 4문제 정도 출제됩니다.
- 모든 상병명을 외울 수는 없습니다. 대표적인 상병명과 그 특징을 암기하는 것이 중요합니다.

대표문제

다음 중 상병명과 행위가 어울리지 않는 것은?

① K04.00 가역적 치수염 – 치수절단
② K04.01 비가역적 치수염 – 광중합형 복합레진 충전
③ K04.1 치수의 괴사 – 발수
④ K04.5 만성 근단치주염 – 재근관치료
⑤ Z29.8 기타 명시된 예방적 조치 – 치면열구전색술

해설
광중합형 복합레진 충전은 치수병변이 없는 치아우식증에만 급여 적용된다.

| 정답 | ②

족집게 과외

▮시험에 잘 나오는 대표적인 상병명▮

1. K00.1 과잉치

❶ 과잉치 확인을 위한 방사선 촬영은 표준촬영과 파노라마촬영 모두 적용 가능하다.

❷ 발치의 상병명으로 적용 가능하다.

❸ 발치는 난이도 및 매복된 정도에 따라 해당 발치로 청구 가능하다.

❹ K00.10은 전치 부위의 과잉치, K00.11은 소구치 부위의 과잉치, K00.12는 대구치 부위의 과잉치, K00.19는 상세불명의 과잉치로 분류된다.

2. K00.2 치아의 크기와 형태의 이상

❶ 보통 진단을 위한 방사선 촬영은 대부분의 경우 적용 가능하다.

❷ K00.20은 대치증, K00.21은 왜소치, K00.22는 유착, K00.23은 유합 및 쌍생으로 분류된다.

3. K00.22 유착

난발치의 상병명으로 적용 가능하다.

4. K00.6 치아맹출의 장애

❶ 치아의 발육상태를 확인하기 위한 방사선촬영으로 적용 가능하다.

❷ K00.63은 잔존 유치, K00.68은 선천치, 신생치, 치아의 조기맹출, 유치의 조기탈락, K00.69는 치아맹출의 상세불명 장애로 분류된다.

5. K01.1 매복치

❶ 주로 정중치와 사랑니 등의 매복 발치의 상병명으로 많이 적용된다.

❷ 발치할 때 매복된 정도에 따라서 단순, 복잡, 완전 등의 정도로 분류한다.

❸ 매복된 위치에 따라서 하위분류로 나뉜다.

6. K02.1 상아질의 우식

❶ 우식 진단을 위한 표준촬영 및 보존치료가 적용 가능하다.

❷ 심한 경우에 치수복조의 상병으로 적용 가능하다.

❸ 근관치료 상병명으로는 적용하지 않는 것이 좋다. 근관치료 시 적절한 상병 코드는 K04 쪽(치수 및 근단주위조직의 질환)이다.

7. K02.2 시멘트질의 우식

보존치료, 근관치료, 발치 모두 적용 가능하다.

8. K02.5 치수노출이 있는 우식

치수복조, 보존치료, 근관치료, 발치에 모두 적용 가능하다.

9. K03.1 치아의 마모

❶ 지각과민처치, 5급 와동으로 보존치료에 적용 가능하다.

❷ K03.10은 치아의 쐐기결손, K03.18은 치아의 기타 명시된 마모로 분류된다.

10. K03.2 치아의 침식

지각과민처치, 5급 와동으로 보존치료에 적용 가능하다.

11. K03.5 치아의 강직증

난발치 상병명으로 많이 적용된다.

12. K03.80 민감상아질

지각과민처치에 적용 가능하다.

13. K04.0 치수염

❶ 근관치료 상병명으로 가장 많이 적용된다.

❷ 치수염 상병으로는 항생제 처방을 할 수 없다.

❸ K04.00은 가역성 치수염, K04.01은 비가역적 치수염, K04.09는 상세불명의 치수염으로 분류된다.

14. K04.1 치수의 괴사

마취 없이 발수한 경우 적용 가능하다.

15. K04.4 치수기원의 급성 근단치주염

❶ 근관치료, 발치에 적용 가능하다.

❷ 응급근관처치의 상병명으로 많이 적용된다.

16. K04.5 만성 근단치주염

이미 근관치료가 된 치아의 재근관치료 시에 많이 적용된다.

17. K04.6 동이 있는 근단주위농양

❶ 근관치료에 적용 가능하다.

❷ 이미 누공이 있기에 절개 및 배농이 적용 불가하다.

❸ 동이 어디로 연결되었는지에 따라 하위 분류로 나뉜다.

18. K04.7 동이 없는 근단주위농양

❶ 누공이 없이 근단부 치주조직이 농양으로 인해 부어있는 형태를 가진다.

❷ 배농이 안 되어 부어 있는 형태를 보이는 것으로 절개 및 배농이 적용 가능하다.

19. K04.80 근단 및 외측의 치근낭

❶ 근관치료, 치근낭적출술, 치근단 절제술에 적용 가능하다.

❷ 3치관 이상 치근낭일 경우 CT 적용 가능하다.

20. K05.2 급성치주염

❶ 급성 치주염일 때 치주소파술이나 치은박리소파술은 적용하지 않는다.

❷ K05.20 동이 없는 잇몸 기원의 치주농양, K05.21 동이 있는 잇몸 기원의 치주농양, K05.22 급성 치관주위염, K05.28 기타 명시된 급성 치주염, K05.29 상세불명의 급성 치주염으로 분류된다.

21. K05.22 급성치관주위염

❶ 급성 지치주위염일 때 이 상병명을 적용한다.

22. K05.3 만성 치주염

❶ 대부분의 치주치료에 적용 가능하다.

❷ 절개 및 배농에 적용할 수 없다.

❸ K05.30 만성 단순치주염, K05.31 만성 복합치주염, K05.32 만성 치관주위염, K05.38 기타 명시된 만성 치주염, K05.39 상세불명의 만성 치주염으로 분류된다.

23. K06.0 치은퇴축

❶ 지각과민처치에 적용 가능하다.

❷ K06.00 국소적 치은퇴축, K06.01 전반적 치은퇴축, K06.09 상세불명의 치은퇴축으로 분류한다.

24. K06.1 치은비대

❶ 지치(사랑니)의 경우 치은판 절제술을 많이 적용한다.

❷ 약물성 증식은 치은절제술에 적용 가능하다.

❸ K06.10 치은섬유종증, K06.18 기타 명시된 치은비대로 분류된다.

25. K07.6 턱관절 장애

❶ 파노라마, 파노라마 특수촬영, 측두하악관절규격촬영에 적용 가능하다.

❷ 측두하악장애 분석 검사, 하악운동궤적검사, 관절음도 검사, 동기능적 교합검사에 적용 가능하다.

❸ K07.60 턱관절내장증, K07.61 턱관절잡음, K07.62 턱관절의 재발성 탈구 및 아탈구, K07.63 달리 분류되지 않는 턱관절의 통증, K07.64 달리 분류되지 않는 턱관절의 경직, K07.65 턱관절의 퇴행성 관절병, K07.66 저작근장애, K07.68 기타 명시된 턱관절장애, K07.69 상세불명의 턱관절장애

26. K08.1 사고, 추출 또는 국한성 치주병에 의한 치아상실

급여 틀니, 치과임플란트에 적용되는 상병명이다.

27. K08.81 불규칙 치조돌기

치조골성형수술에 적용되는 상병명이다.

28. K10.3 턱의 치조염

❶ 고름이 나오는 화농성 치조염인 경우와 농이 나오지 않는 Dry Socket인 경우가 있다.

❷ 발치와재소파술에 적용되는 상병명이다.

29. S03.2 치아의 탈구

❶ 탈구치아정복술, 치아재식술, 고정술에 적용 가능하다.

❷ 치아탈구로 인한 근관치료 시에도 적용 가능하다.

❸ S03.20은 치아의 아탈구, S03.21은 치아의 함입 또는 탈출, S03.22는 치아의 완전탈구이다.

30. T85.6 치과 보철물장치의 파절 및 상실

보철물재부착에 적용되는 상병명이다.

31. Z29.8 기타 명시된 예방적 조치

치면열구전색술(치아홈메우기, 실란트)에 적용되는 상병명이다.

32. Z46.3 치과보철 장치의 부착 및 조정

틀니 유지관리에 적용되는 상병명이다.

> **THE 알아보기** ✓
>
> **상병명 출제 Tip**
> - 치수염 상병으로는 항생제 처방 불가! K04.00은 가역성 치수염, K04.01은 비가역적 치수염, K04.09는 상세불명의 치수염 상병명으로는 항생제를 처방할 수 없다.
> - 동이 있는 근단주위농양과 동이 없는 근단주위농양에서 동이 있으면 이미 농이 빠져나갈 수 있는 곳이 있으므로 절개 및 배농이 불가능하다. 동이 없으면 농이 빠져나가지 못하고 쌓여 있으므로 절개 및 배농이 가능하다.
> - 만성 치주염 상병명으로 절개 및 배농이 불가능하다.
> - 급여 틀니, 치과 임플란트에 적용되는 상병명 : K08.1 사고, 추출 또는 국한성 치주병에 의한 치아상실
> - 발치와재소파술 시에 적용되는 상병명 : K10.3 턱의 치조염
> - 보철물재부착 시에 적용되는 상병명 : T85.6 치과 보철물장치의 파절 및 상실
> - 치면열구전색술 시에 적용되는 상병명 : Z29.8 기타 명시된 예방적 조치
> - 틀니 유지관리 시에 적용되는 상병명 : Z46.3 치과보철 장치의 부착 및 조정

이론 확인 OX 문제

01 치아의 강직으로는 난발치 적용이 가능하지만 치아의 유착으로는 그렇지 않다. O X

02 K03.1 치아의 마모 상병으로 지각과민처치 적용이 가능하다. O X

03 K04.6 동이 있는 근단주위농양 상병으로 발수 적용이 가능하다. O X

04 K04.5 만성 근단치주염 상병으로 치수절단 적용이 가능하다. O X

05 K04.5 만성 근단치주염 상병으로 재근관치료 적용이 가능하다. O X

06 K04.01 비가역성 치수염 상병으로 항생제를 처방할 수 있다. O X

07 K04.6 동이 있는 근단주위농양으로 절개 및 배농 적용이 가능하다. O X

08 급여 틀니를 할 때 K08.1 사고, 추출 또는 국한성 치주병에 의한 치아상실 상병명을 적용한다. O X

09 치면열구전색술에 적용되는 상병명은 Z29.2 기타 예방적 화학용법이다. O X

10 틀니 유지관리에 적용되는 상병명은 Z46.3 치과보철 장치의 부착 및 조정이다. O X

이론 확인 OX 문제 해설

01 (X) 치아의 강직과 치아의 유착 모두 난발치 적용이 가능하다.

02 (O) K03.1 치아의 마모증 상병으로 지각과민처치, 5급와동 보존치료 적용이 가능하다.

03 (O) K04.6 동이 있는 근단주위농양 상병으로 근관치료 적용이 가능하다.

04 (X) K04.5 만성 근단치주염 상병으로는 치수절단 적용이 불가능하다. 치수절단은 치관부 신경만 제거하는 술식이다. 만성 근단치주염은 치근단 부분에 염증이 있다. 진료행위와 어울리지 않는 상병명이다.

05 (O) K04.5 만성 근단치주염 상병으로 재근관치료 적용이 가능하다.

06 (X) 치수염 상병으로 항생제를 처방할 수 없다.

07 (X) K04.6 동이 있는 근단주위농양으로 절개 및 배농 적용이 불가능하다. 이미 농이 빠져나갈 수 있는 누공이 형성되어 있기에 절개 및 배농이 필요하지 않다.

08 (O) 급여 틀니를 할 때 K08.1 사고, 추출 또는 국한성 치주병에 의한 치아상실 상병명을 적용한다.

09 (X) 치면열구전색에는 Z29.8 기타 명시된 예방적 조치 상병명을 적용한다.

10 (O) 틀니 유지관리에 적용되는 상병명은 Z46.3 치과보철 장치의 부착 및 조정이다.

이론 완성하기 문제

정답 01 ⑤ 02 ④ 03 ④ 04 ⑤

01 지각과민처치의 청구 시 적용 가능한 상병명으로 옳은 것은?

① Z29.8 기타 명시된 예방적 조치
② K05.20 동이 없는 잇몸기원의 치주농양
③ K02.5 치수 노출이 있는 우식
④ K04.5 만성 근단치주염
⑤ K06.00 국소적 치은퇴축

해설
국소적 치은퇴축, 민감상아질, 치아의 마모 등이 지각과민처치의 상병명으로 적절하다.

02 발치와재소파술 청구 시 적용 가능한 상병명은?

① K08.81 불규칙 치조돌기
② K05.22 급성 치관주위염
③ S03.20 치아의 아탈구
④ K10.3 턱의 치조염
⑤ K00.10 전치 부위의 과잉치

해설
발치와재소파술에 적합한 상병명은 K10.3 턱의 치조염이다.

03 다음 중 상병명과 행위가 어울리지 않는 것은?

① K04.80 근단 및 외측의 치아뿌리낭 – 치근낭적출술
② K02.5 치수 노출이 있는 치아우식 – 발치
③ K04.4 치수기원의 급성 근단치주염 – 응급근관처치
④ K04.63 피부로 연결된 동이 있는 근단주위농양 – 절개 및 배농
⑤ K06.1 치은비대 – 치은판절제술

해설
동이 있는 근단주위농양은 이미 누공이 있기에 절개 및 배농 적용이 불가하다.

04 보철물재부착에 적합한 상병명은?

① Z29.8 기타 명시된 예방적 조치
② Z46.3 치과보철 장치의 부착 및 조정
③ S03.22 치아의 완전탈구
④ K08.1 사고, 추출 또는 국한성 치주병에 의한 치아상실
⑤ T85.6 치과 보철물장치의 파절 및 상실

해설
보철물재부착에 적합한 상병명은 T85.6 치과 보철물장치의 파절 및 상실이다.

CHAPTER 06 진료행위의 정의

PART 1 대표문제 및 핵심이론

✓ 출제 Tip

- 3문제 정도 출제됩니다.
- 진료행위의 내용이 어떤 것인지 정의를 묻는 내용 + 진료행위를 산정하는 기준에 대해서 물어봅니다.
- 시험에 자주 나오는 것들을 위주로 암기하시면 됩니다. 뒤에 각론으로 넘어가면 다시 한번 나오기 때문에 지금은 '이런 것들이 있구나!' 하고 넘어가시면 됩니다.

대표문제

상악측절치가 외상으로 인해 완전탈구되었다. 이때 시행할 수 있는 진료 행위로 옳은 것은?

① 치아진정처치
② 잠간고정술
③ 자가치아이식술
④ 치아재식술
⑤ 치관확장술

해설

치아재식술은 치아가 완전 탈구된 경우 치아를 제자리에 다시 심어 넣는 술식이다. 자가치아이식술은 자신의 치아를 발치하여 다른 부위에 옮겨 심는 술식이다(보통 사랑니를 발치하여 다른 구치부 자리에 심는다).

| 정답 | ④

족집게 과외

1. 치아질환 처치 중 시험에 자주 묻는 용어 정리

❶ **치아진정처치(Dental Sedative Filling)** : 우식이 있는 부위를 제거한 후 영구충전을 할 수 없는 경우 임시 충전재(ZOE, IRM 등)를 사용하여 충전한 행위이다.

❷ **치수복조(Pulp Capping)** : 치아 우식증이 치수에 근접되어 있으나 염증은 파급되어 있지 않은 경우 치수에 보호제를 적용하여 치수를 회복시키고 생활력과 기능을 유지하는 술식이다. 노출된 치수에 대해서 보호제를 적용하는 직접치수복조와 상아질층을 얇게 남겨두고 보호제를 적용하는 간접치수복조로 나뉜다.

❸ **치수절단(Pulpotomy)** : 치근단 쪽까지 접근하기 힘들어 치관부의 치수만을 제거하는 술식이다. Opex Apex의 미성숙 영구치나 치근만곡이 너무 심한 치아에 적용한다.

❹ **응급근관처치(Emergency Pulp Treatment)** : 급성치수염, 급성근단치주염, 급성치근단농양 등 급성으로 동통이 심한 환자의 치아의 치수강을 개방하는 술식이다. 발수와 동시에 진행하는 경우, 별도 산정할 수 없고, 발수만 산정 가능하다.

2. 수술 후 처치, 치주조직의 처치 중 시험에 자주 묻는 용어 정리

❶ **상고정장치술(Plate Splint)** : 외상, 수술, 감염 등으로 인해 연조직이 손상된 경우 지혈 및 보호를 위해 하는 행위이다.

❷ **치간고정술(Interdental Wiring)** : 악골골절, 치아탈구의 경우 치아를 고정하여 치유를 도모하는 술식이다. 병원급에서 주로 하며 Arch Bar를 사용해 1악 전체를 고정한다.

❸ **잠간고정술(Temporary Splinting)** : 치주질환 또는 불완전한 치아의 탈구로 인해 치아가 흔들릴 경우 치주조직의 재부착을 도와주고 치아동요도를 감소시키기 위해 치아를 묶어 고정하는 술식이다. 1악 전체가 아니라 치아 일부를 고정하는 술식으로 3치 이하는 잠간고정술(가)로, 4치 이상은 잠간고정술(나)로 구분된다.

3. 구강악안면 수술 중 시험에 자주 묻는 용어 정리

❶ **치조골성형수술** : 발치 후에 남아 있는 치조골이 날카로운 경우 부드럽게 만들어주는 술식이다.

❷ **치아재식술** : 치아가 완전 탈구된 경우 치아를 제자리에 다시 심어 넣는 술식이다.

❸ **치은판절제술** : 오래된 치아우식와동 상방으로 증식된 치은식육 제거, 치아맹출을 위한 개창술, 부분 맹출 치아 또는 유치의 우식치료를 위한 치은판 제거, 급성 또는 만성 지치주위염 치아의 치관 상방을 덮고 있는 치은판 제거 시에 치은을 절제하는 술식이다.

4. 치주질환 수술 중 시험에 자주 묻는 용어 정리

❶ **치관확장술** : 우식병소, 치아파절선이 치은연하에 위치한 경우 잇몸에 덮여있는 치아 부분을 드러나게 하는 술식이다. 또는 크라운을 할 때 임상적 치관 길이가 짧아 보철물의 유지력이 약하다고 생각이 들 때 잇몸에 덮여있는 치아 부분을 드러나게 하여 치관부 높이를 높여 주는 치료이다.

5. 시험에 자주 나오는 진료행위 산정 기준

❶ **지각과민처치(차-4가)**
  ㉠ 약물도포, 이온도입법의 경우 산정한다.
  ㉡ Gluma, MS Coat, Superseal 이 약물도포를 활용한 지각과민처치에 해당한다.
  ㉢ 불소이온도포가 이온도입법을 활용한 지각과민처치에 해당한다.
  ㉣ 1일 6치까지 인정된다(1일 6회까지 인정된다).
  ㉤ 재료대는 별도 산정할 수 없다.
  ㉥ 지각과민처치(차-4나)와 달리 6개월 이내 동일 치아 산정 가능하다.

❷ **지각과민처치(차-4나)**
  ㉠ 레이저치료, 상아질접착제 도포의 경우 산정한다.
  ㉡ Clearfil SE Bond 등이 상아질접착제(Adhesive)에 해당한다.
  ㉢ SD-201B 등이 지각과민처치에 쓰는 레이저에 해당한다.
  ㉣ 1일 6치까지 인정된다(다만 제2치부터는 치아수마다 소정점수의 100%가 아니라 20%를 산정한다. 1일 6치를 지각과민처치(차-4나)를 한 경우 소정점수의 200%를 산정한다).

ⓜ 재료대는 별도 산정할 수 없다.
ⓗ 6개월 이내 동일 치아 산정은 불가하며, 진찰료만 산정한다.

❸ 러버댐장착
ⓖ 1악당 산정 가능하다.
ⓛ 같은 악에 2개 치아 동시 시행 시 별도 산정 불가하다.
ⓒ 상악 및 하악 동시 시행 시 2회로 산정 가능하다.
ⓔ 재료대는 별도 산정할 수 없다.

❹ 교합조정술
ⓖ 1일 4치까지 인정된다(1일 4회까지 인정된다).
ⓛ 동일 부위에 치석 제거와 교합조정술을 동시 시행한 경우 각각 100% 산정 가능하다.
ⓒ 보철물 장착 후 교합조정술은 별도 산정 불가하다.
ⓔ 동일 치아에 충전처치 또는 치수치료와 동시 실시한 교합조정술은 별도 산정 불가능하다.
ⓜ 잠간고정술과 교합조정술을 동시에 시행한 경우 잠간고정술 100% 산정, 교합조정술 50%를 산정한다(병원급이면 교합조정술 70%를 산정한다).

❺ 치면열구전색술
ⓖ 본원에서 치면열구전색술(치아홈메우기, 실란트)을 한 치아가 탈락 또는 파절되어 2년 이내에 재시행한 경우 진찰료만 산정 가능하다.
ⓛ 재료대와 러버댐 장착료는 별도 산정 불가능하다.
ⓒ 8세 미만 환자는 소정점수의 30%를 가산한다.
ⓔ 당일 동일 치아에 광중합형 복합레진과 치면열구전색술을 실시할 때, 광중합형 복합레진 충전 100% 산정, 치면열구전색술 50%를 산정한다.
ⓜ 상병명은 Z29.8 기타 명시된 예방적 조치로 적용한다.
ⓗ 본인부담률이 10%로 고정되어 있다.

❻ 발수와 근관와동형성
ⓖ 실제 근관 수에 따라 산정한다(1근관당 1회).
ⓛ 발수 완료된 날에 1회 산정한다. 그전에 발수 완료 전 치수 일부만 제거한 경우에는 보통처치로 산정한다.
ⓒ 근관와동형성은 단독으로 산정 불가능하다. 발수 당일 발수와 함께 1회 산정하거나 재근관치료일 경우 근관 내 기존 충전물 제거와 함께 1회 산정 가능하다.

❼ 근관장측정검사
ⓖ 1근관당 산정한다.
ⓛ 전체 치료 과정 중 최대 3회까지 산정 가능하다.
ⓒ 근관장측정검사 시 전자근관장측정기(Root-ZX)를 사용하는 경우 사전 장비 신고가 필요하다.

❽ 근관확대
ⓖ 근관확대는 여러 번 시행하더라도 치료기간 중 근관당 최대 2회 산정 가능하다.
ⓛ 근관확대 행위료는 최대 2회 산정할 수 있으나 관련 재료대(Hand File or Ni-Ti File)는 1회만 산정 가능하다.
ⓒ 관련 재료대에는 Hand File(또는 Reamer)과 Ni-Ti File이 있다. Hand File은 근관당 산정하며, Ni-Ti File은 치아당 산정한다.

⑨ 근관성형
근관성형 단독으로는 산정 불가하다. 전체 치료 과정 중 근관확대와 함께 2회 산정 가능하다.

⑩ 근관세척
- ㉠ 근관세척은 일반적으로 최대 5회까지 산정 가능하다. 하지만 계속 농이 나오는 경우 등 증상이 개선이 안 될 때는 내역 설명 후 추가로 산정 가능하다.
- ㉡ 발수한 당일 또는 근관충전한 당일에 근관 세척은 산정 불가능하다.

⑪ 발치
- ㉠ 발치 중간에 중단한 경우 보통처치로 산정한다.
- ㉡ 교정치료를 목적으로 시행한 발치는 비급여 대상이다. 다만, 교정치료 중이라도 매복치, 치관주위염, 치아우식증 등으로 인한 발치는 급여 대상이다.
- ㉢ 발치 당일에 지혈 목적의 창상봉합술은 별도 산정 불가능하다.
- ㉣ 발치와 치조골성형수술을 동시 시행한 경우 높은 수가 100%, 낮은 수가 50%를 산정한다.(병원급 이상이라면 높은 수가 100%, 낮은 수가 70%)

⑫ 치조골 성형수술
- ㉠ 1치당 1회 산정한다.
- ㉡ 치조골 성형수술 시 사용한 Burr는 Burr(가)로 산정 가능하다.
- ㉢ 사용한 봉합사는 재료구입신고를 했다면 산정 가능하다.
- ㉣ 발치와 치조골성형수술을 동시 시행한 경우 높은 수가 100%, 낮은 수가 50%를 산정한다.(병원급 이상이라면 높은 수가 100%, 낮은 수가 70%)

⑬ 구강내소염수술 동시 산정
- ㉠ 구강내소염수술과 치주치료를 같이 할 경우 각각 100% 산정한다.
- ㉡ 구강내소염수술과 근관치료를 같이 할 경우 각각 100% 산정한다.
- ㉢ 구강내소염수술과 발치를 같이 할 경우 발치만 100% 산정한다.

⑭ 발치와 치은판절제술 동시 시행한 경우 발치만 100% 산정한다.

⑮ 치석제거(가) 동일 부위 재시행 시 산정 기준

기 간	3개월 이내	3개월 초과 ~ 6개월 이내	6개월 초과
산 정	치주치료후처치(가)	치석 제거 50%	치석 제거 100%

⑯ 치근활택술 동일 부위 재시행 시 산정 기준

기 간	1개월 이내	1개월 초과 ~ 3개월 이내	3개월 초과
산 정	치주치료후처치(가)	치근활택술 50%	치근활택술 100%

⑰ 치주소파술 동일 부위 재시행 시 산정 기준

기 간	1개월 이내	1개월 초과 ~ 3개월 이내	3개월 초과
산 정	치주치료후처치(가)	치주소파술 50%	치주소파술 100%

⑱ 치은절제술 동일 부위 재시행 시 산정 기준

기 간	1개월 이내	1개월 초과 ~ 3개월 이내	3개월 초과
산 정	치주치료후처치(나)	치은절제술 50%	치은절제술 100%

⑲ 치은박리소파술 동일 부위 재시행 시 산정 기준

기 간	6개월 이내	6개월 초과
산 정	치은박리소파술 50%	치은박리소파술 100%

⑳ 치주치료후처치
  ㉠ 치주치료후처치(가) : 치석제거, 치근활택술, 치주소파술 후
  ㉡ 치주치료후처치(나) : (가) 이외의 치주수술 후

㉑ Bridge 제거
  ㉠ 지대치는 개수대로 산정하며, 연속된 인공치는 개수가 여러 개이더라도 1치로 산정한다.
  ㉡ 3====3 Bridge 제거 : 수복물 제거 복잡 3개
  ㉢ 3=1==3 Bridge 제거 : 수복물 제거 복잡 5개
  ㉣ 3=5=7 Bridge 제거 : 수복물 제거 복잡 5개

㉒ 보철물 재부착
  ㉠ Bridge의 경우 지대치에 한하여 산정한다. 인공치는 산정 불가능하다.
  ㉡ 임시치아 부착은 산정할 수 없다.

이론 확인 OX 문제

01 자가치아이식술이란 치아가 완전 탈구된 경우 치아를 제자리에 다시 심어 넣는 술식이다. O X

02 상고정장치술이란 외상, 수술, 감염 등으로 인해 연조직이 손상된 경우 지혈 및 보호를 위해 하는 행위이다. O X

03 SE bond로 지각과민처치를 하는 경우 당일 다수 치아에 시행한 경우 제1치는 소정점수의 100%를 산정하고, 제2치부터 초과되는 치아수마다 소정점수의 50%를 산정하되, 최대 6치까지 산정 가능하다. O X

04 교합조정술은 1일 6치까지 산정 가능하다. O X

05 5=7 Bridge 제거 시 수복물제거 복잡 3개로 산정한다. O X

06 근관치료 시 Hand File과 NiTi File 모두 치아당 산정한다. O X

07 치조골성형수술 시 사용한 Burr는 별도 산정할 수 없다. O X

08 구강내소염수술과 발치를 같이 할 경우 발치만 100% 산정한다. O X

09 치석제거(가) 시행 후 동일 부위에 3개월 이내에 치석제거를 재시행한 경우 치석제거(가) 50%로 산정한다. O X

10 치은박리소파술 시행 후 동일 부위에 6개월 이내에 치은박리소파술을 재시행한 경우 치은박리소파술 50%로 산정한다. O X

이론 확인 OX 문제 해설

01 (X) 치아재식술이 치아가 완전 탈구된 경우 치아를 제자리에 다시 심어 넣는 술식이다. 자가치아이식술은 자신의 치아 중 하나를 발치하여, 결손된 부위(치아가 빠진 자리)에 이식하는 술식이다. 주로 사랑니를 뽑아 대구치에 이식한다.

02 (O) 상고정장치술이란 외상, 수술, 감염 등으로 인해 연조직이 손상된 경우 지혈 및 보호를 위해 하는 행위이다.

03 (X) SE bond(상아질접착제)로 지각과민처치를 하는 경우 당일 다수 치아에 시행한 경우 제1치는 소정점수의 100%를 산정하고, 제2치부터 초과되는 치아수마다 소정점수의 20%를 산정하되, 최대 6치까지 산정 가능하다.

04 (X) 교합조정술은 1일 4치까지 산정 가능하다.

05 (O) Bridge 제거는 수복물제거 복잡이며 지대치는 개수대로 산정하며, 연속된 인공치는 개수가 여러 개이더라도 1치로 산정한다.

06 (X) Hand File은 근관당 산정하고, NiTi File은 치아당 산정한다.

07 (X) 치조골성형수술 시 사용한 Burr는 별도 산정할 수 있다.

08 (O) 구강내소염수술과 발치를 같이 할 경우 발치만 100% 산정한다.

09 (X) 치석제거(가) 시행 후 동일 부위에 3개월 이내에 치석제거를 재시행한 경우 치주치료후처치(가)로 산정한다.

10 (O) 치은박리소파술 시행 후 동일 부위에 6개월 이내에 치은박리소파술을 재시행한 경우 치은박리소파술 50%로 산정한다.

이론 완성하기 문제

정답 01 ⑤ 02 ④ 03 ①

01 우식이 있는 부위를 제거한 후 영구충전을 할 수 없는 경우 IRM을 사용하여 충전했다. 이 진료 행위를 의미하는 술식은?

① 지각과민처치
② 치은판절제술
③ 치아재식술
④ 치수복조
⑤ 치아진정처치

해설

치아진정처치(Dental Sedative Filling)
우식이 있는 부위를 제거한 후 영구충전을 할 수 없는 경우 임시 충전재(ZOE, IRM 등)를 사용하여 충전한 행위이다.

02 다음 중 치면열구전색술에 대한 설명으로 옳지 않은 것은?

① 본원에서 치면열구전색술(치아홈메우기, 실란트)을 한 치아가 탈락 또는 파절되어 2년 이내에 재시행한 경우 진찰료만 산정 가능하다.
② 재료대와 러버댐 장착료는 별도 산정 불가능하다.
③ 8세 미만 환자는 소정점수의 30%를 가산한다.
④ 당일 동일 치아에 광중합형 복합레진과 치면열구전색술을 실시할 때, 광중합형 복합레진 충전과 치면열구전색술 모두 100%를 산정한다.
⑤ 상병명은 Z29.8 기타 명시된 예방적 조치로 적용한다.

해설

당일 동일 치아에 광중합형 복합레진과 치면열구전색술을 실시할 때, 광중합형 복합레진 충전 100% 산정, 치면열구전색술 50%를 산정한다.

03 지각과민처치에 대한 설명으로 옳지 않은 것은?

① 지각과민처치(가)의 경우 1일 4치까지 산정 가능하다.
② MS Coat를 도포한 경우 지각과민처치(가)에 해당한다.
③ SE Bond를 도포한 경우 지각과민처치(나)에 해당한다.
④ 지각과민처치(나)를 시행한 후 동일치아에 6개월 이내에 재시행한 경우 인정되지 않으며 진찰료만 산정 가능하다.
⑤ 지각과민처치의 경우 재료대를 별도 산정할 수 없다.

해설

① 지각과민처치(가)의 경우 1일 6치까지 산정 가능하다.(1일 6회까지 인정된다) 지각과민처치(나)의 경우는 1일 6치까지 인정되지만, 제2치부터는 치아수마다 소정점수의 100%가 아니라 20%를 산정한다. 따라서 1일 6치를 지각과민처치(나)를 한 경우 소정점수의 200%를 산정한다.
② Gluma, MS Coat, Superseal을 이용해 지각과민처치를 한 경우 지각과민처치(가)에 해당한다.
③ Clearfil SE Bond를 이용해 지각과민처치를 한 경우 지각과민처치(나)에 해당한다.
④ 지각과민처치(나)를 시행한 후 동일치아에 6개월 이내에 재시행한 경우 인정되지 않으며 진찰료만 산정 가능하다.
⑤ 지각과민처치 시에는 재료대 별도 산정이 불가능하다.

04 #14 근관치료 과정 중 나눈 대화이다. 다음 중 옳지 않은 것은?

① A : 근관치료하기로 한 첫 번째 날에 시간이 너무 촉박해서 발수를 완료하지 못했어. 이때는 보통처치로 산정해야 해.
② B : 근관장측정검사는 1근관당 산정하고 전체 치료과정 중에서 총 5회 산정할 수 있어.
③ C : 근관확대는 여러 번 시행하더라도 치료기간 중 근관당 최대 2회 산정 가능해.
④ D : 근관성형의 경우 근관성형 단독으로는 산정 불가능해.
⑤ E : 발수한 당일 또는 근관충전한 당일에 근관 세척 산정은 불가능해.

해설
② 근관장측정검사는 전체 치료과정 중에서 총 3회 산정할 수 있다. 근관치료 전체 과정 중에서 총 5회 산정할 수 있는 항목은 근관세척이다.
① 발수 완료 전 일부 치수만 제거한 경우 보통처치로 산정한다.
③ 근관확대는 전체 치료과정 중 총 2회 산정할 수 있다.
④ 근관성형 단독으로는 산정 불가하다. 전체 치료 과정 중 근관확대와 함께 2회 산정 가능하다.
⑤ 발수한 당일과 근관충전한 당일에는 근관 세척 산정이 불가능하다.

05 발치와 치은판절제술을 동시 시행할 경우 산정하는 방법으로 옳은 것은?

① 발치 100% + 치은판절제술 50%
② 발치 100% + 치은판절제술 100%
③ 발치만 100% 산정
④ 치은판절제술만 100% 산정
⑤ 발치 50% + 치은판절제술 100%

해설
발치와 치은판절제술을 동시 시행한 경우 발치만 100% 산정한다.

CHAPTER 07 진료행위료 비교

> PART 1 대표문제 및 핵심이론

✅ 출제 Tip
- 2문제 정도 출제됩니다.
- 진료행위에 따른 진료비를 비교하는 파트입니다.
- 많이 나오는 빈출 지문 위주로 공부하는 것이 좋습니다.

대표문제

마취 행위료의 비교에 대한 설명 중 옳지 않은 것은?

① 침윤마취 < 이신경전달마취
② 침윤마취 < 하치조신경전달마취
③ 후상치조신경전달마취 < 하치조신경전달마취
④ 후상치조신경전달마취 < 비구개신경전달마취
⑤ 이신경전달마취 = 후상치조신경전달마취

해설
마취 행위료 수가의 고저는 다음과 같다.
침윤마취 < 이신경전달마취 = 후상치조신경전달마취 = 비구개신경전달마취 < 하치조신경전달마취

| 정답 | ④

족집게 과외

1. 마 취

침윤마취(1/3악당) < 이신경전달마취(1/2악당) = 후상치조신경전달마취(1/2악당) = 비구개신경전달마취(1/2악당) < 하치조신경전달마취(1/2악당)

2. 방사선 촬영

❶ 치근단 촬영 1매 < 교익 촬영 1매

❷ 치근단 촬영 3매 < 파노라마

❸ 파노라마 < CBCT

3. 보존치료

보통처치 < 지각과민처치(가) < 치아진정처치 < 치수복조 < 지각과민처치(나)

4. 근관치료

근관세척 < 근관확대 < 근관성형 < 발수 < 단순근관충전 < 근관와동형성 < 가압근관충전 < 당일발수근충(유치) < 당일발수근충(영구치)

5. 발치

❶ 유치발치 < 전치발치 < 구치발치 < 난발치 < 단순매복치발치 < 복잡매복치발치 < 완전매복치발치

❷ 난발치 + burr(가) < 단순매복발치

❸ 단순매복발치 + burr(가) < 복잡매복발치

❹ 복잡매복발치 + burr(가) < 완전매복발치

6. 치주치료

치석제거(가) < 치근활택술 < 치주소파술 < 치석제거(나) < 치은절제술 < 치은박리소파술

7. 치주치료후처치와 수술후처치

치주치료후처치(가) < 수술후처치(가) < 치주치료후처치(나) < 수술후처치(나)

> **THE 알아보기** ✓
>
> **진료행위료 비교 문제 풀 때 Tip**
> - 마취 중 가장 수가가 낮은 것은 침윤마취, 마취 중 가장 수가가 높은 것은 하치조신경전달마취이다.
> - 치근단촬영 3매 < 파노라마 일반 < 치근단촬영 4매 순서로 수가가 높다.
> - 발치에서 Burr 산정은 난발치 이상부터 가능하다. 난발치 이상에서 Burr(가)를 산정하더라도 다음 단계의 발치 수가보다 낮다.

이론 확인 OX 문제

01 이신경전달마취가 하치조신경전달마취보다 행위료가 높다.　　O X

02 후상치조신경전달마취가 하치조신경전달마취보다 행위료가 높다.　　O X

03 침윤마취가 비구개신경전달마취보다 행위료가 낮다.　　O X

04 치근단촬영 3매가 파노라마 촬영보다 행위료가 높다.　　O X

05 치아진정처치가 치수복조보다 행위료가 낮다.　　O X

06 근관확대가 근관성형보다 행위료가 낮다.　　O X

07 난발치가 단순매복발치보다 행위료가 낮다.　　O X

08 복잡매복치발치가 완전매복치발치보다 행위료가 낮다.　　O X

09 치근활택술보다 치주소파술이 행위료가 높다.　　O X

10 치주치료후처치(가)가 수술후처치(가)보다 행위료가 낮다.　　O X

이론 확인 OX 문제 해설

01 (✗) 침윤마취(1/3악당) < 이신경전달마취(1/2악당) = 후상치조신경전달마취(1/2악당) = 비구개신경전달마취(1/2악당) < 하치조신경전달마취(1/2악당)

02 (✗) 침윤마취(1/3악당) < 이신경전달마취(1/2악당) = 후상치조신경전달마취(1/2악당) = 비구개신경전달마취(1/2악당) < 하치조신경전달마취(1/2악당)

03 (O) 침윤마취(1/3악당) < 이신경전달마취(1/2악당) = 후상치조신경전달마취(1/2악당) = 비구개신경전달마취(1/2악당) < 하치조신경전달마취(1/2악당)

04 (✗) 치근단 촬영 3매 < 파노라마

05 (O) 보통처치 < 지각과민처치(가) < 치아진정처치 < 치수복조 < 지각과민처치(나)

06 (O) 근관세척 < 근관확대 < 근관성형 < 발수 < 단순근관충전 < 근관와동형성 < 가압근관충전 < 당일발수근충(유치) < 당일발수근충(영구치)

07 (O) 유치발치 < 전치발치 < 구치발치 < 난발치 < 단순매복치발치 < 복잡매복치발치 < 완전매복치발치

08 (O) 유치발치 < 전치발치 < 구치발치 < 난발치 < 단순매복치발치 < 복잡매복치발치 < 완전매복치발치

09 (O) 치석제거(가) < 치근활택술 < 치주소파술 < 치석제거(나) < 치은절제술 < 치은박리소파술

10 (O) 치주치료후처치(가) < 수술후처치(가) < 치주치료후처치(나) < 수술후처치(나)

이론 완성하기 문제

정답 01 ① 02 ③ 03 ④ 04 ④ 05 ⑤

01 다음 중 가장 상대가치점수가 낮은 것은?

① 보통처치
② 지각과민처치(가)
③ 치아진정처치
④ 지각과민처치(나)
⑤ 치수복조

해설

위의 선지들의 상대가치점수를 순서대로 하면 보통처치 < 지각과민처치(가) < 치아진정처치 < 치수복조 < 지각과민처치(나)와 같다.

02 치주치료의 행위료에 대한 비교로 옳은 것은?

① 치근활택술 < 치석제거(가)
② 치은박리소파술 < 치은절제술
③ 치석제거(나) < 치은절제술
④ 치주소파술 < 치근활택술
⑤ 치은박리소파술 < 치주소파술

해설

치석제거(가) < 치근활택술 < 치주소파술 < 치석제거(나) < 치은절제술 < 치은박리소파술 순서로 행위료가 높다.

03 발치 행위료에 대한 비교로 옳은 것은?

① 구치발치 < 유치발치
② 전치발치 < 유치발치
③ 완전매복치발치 < 복잡매복치발치
④ 단순매복치발치 + Burr(가) < 복잡매복치발치
⑤ 복잡매복치발치 + Burr(가) < 난발치

해설

발치의 행위료 비교는 다음과 같다.
① 유치발치 < 전치발치 < 구치발치 < 난발치 < 단순매복치발치 < 복잡매복치발치 < 완전매복치발치
② 난발치 + burr(가) < 단순매복발치
③ 단순매복발치 + burr(가) < 복잡매복발치
④ 복잡매복발치 + burr(가) < 완전매복발치

04 다음 중 옳지 않은 것은?

① 치근단촬영 1매가 교익촬영 1매보다 행위료가 낮다.
② 치근단촬영 3매가 파노라마 일반보다 행위료가 낮다.
③ 발수가 근관와동형성보다 행위료가 낮다.
④ 단순매복발치가 난발치 + Burr(가)보다 행위료가 낮다.
⑤ 수술후처치(가)가 치주치료후처치(나)보다 행위료가 낮다.

해설

① 치근단촬영 1매 < 교익촬영 1매
② 치근단촬영 3매 < 파노라마 일반
③ 근관세척 < 근관확대 < 근관성형 < 발수 < 단순근관충전 < 근관와동형성 < 가압근관충전 < 당일발수근충(유치) < 당일발수근충(영구치)
④ 난발치 + Burr(가)가 단순매복발치보다 행위료가 낮다.
⑤ 치주치료후처치(가) < 수술후처치(가) < 치주치료후처치(나) < 수술후처치(나)

05 다음 중 옳지 않은 것은?

① 지각과민처치(가)가 치수복조보다 행위료가 낮다.
② 치아진정처치가 치수복조보다 행위료가 낮다.
③ 후상치조신경전달마취가 하치조신경전달마취보다 행위료가 낮다.
④ 치주소파술이 치은박리소파술보다 행위료가 낮다.
⑤ 가압근관충전이 근관와동형성보다 행위료가 낮다.

해설

근관세척 < 근관확대 < 근관성형 < 발수 < 단순근관충전 < 근관와동형성 < 가압근관충전 < 당일발수근충(유치) < 당일발수근충(영구치) 순서로 행위료가 높다.

CHAPTER 08 마취료

PART 1 대표문제 및 핵심이론

> **출제 Tip**
> - 2문제 정도 출제됩니다.
> - 유치에서 산정 가능한 경우와 아닌 경우를 구분해야 합니다.
> - 산정하지 않는 경우에는 어떤 것이 있는지 구분해야 합니다.

대표문제

다음 중 마취에 대한 설명으로 옳지 않은 것은?

① 동일 목적으로 동일 부위에 2가지 이상 마취를 시행한 경우 주된 마취만 인정되며 앰플은 사용한 개수 모두 산정 가능하다.
② 1세 이상 ~ 6세 미만의 소아 마취 시에는 마취료 소정점수의 15%를 가산한다.
③ 하악유구치 치료 시 하치조신경전달마취를 하는 경우 산정 가능하다.
④ 후상치조신경전달마취의 경우 상악유구치에 산정 불가하다.
⑤ 표면마취는 소정 시술료에 포함되므로 별도로 산정할 수 없다.

해설
② 1세 이상~6세 미만 환자의 마취에는 15%가 아니라 30%를 가산한다.
① 동일 부위에 동일한 목적으로 두 가지 이상 마취를 시행했을 때, 주된 마취행위료만 산정한다. 이때 마취제는 사용한 앰플 수만큼 산정한다.
③ 하악유구치 치료 시 하치조신경전달마취를 하는 경우 산정 가능하다.
④ 상악유구치 치료 시 후상치조신경전달마취는 산정 불가능하다.
⑤ 표면마취는 별도 산정 불가능하다.

| 정답 | ②

족집게 과외

1. 마취료의 산정

❶ 동일 부위에 동일한 목적으로 두 가지 이상 마취를 시행했을 때, <u>주된 마취행위료만 산정한다. 이때 마취제는 사용한 앰플 수만큼 산정한다</u>(예 #37 근관치료를 위해 하치조신경전달마취(1앰플)와 침윤마취(1앰플)를 시행했을 경우 하치조신경전달마취 2앰플로 산정한다).

❷ 1세 이상~6세 미만 환자에게는 마취 시에 30% 가산한다.

❸ 70세 이상 환자에게는 마취 시에 30% 가산한다.

❹ 의원급 의료기관 수술 행위 가산제에 따라 평일 18시~익일 09시, 토요일, 일요일 및 공휴일에 의원급 의료기관에서 구강악안면 수술, 치주질환 수술 항목 시행 시 해당 수술에 동반되는 마취에 30% 가산 적용한다.

❺ 표면마취는 별도로 산정 불가능하다.

> ■ 2가지 이상의 마취 시 수가산정방법(보건복지부 고시 제2016 – 204호, 2016.11.1. 시행)
> 「건강보험 행위급여 · 비급여목록표 및 급여상대 가치점수」 제1편 제2부 제6장 마취료[산정지침] (6)항에 의거 동일 목적을 위하여 2가지 이상의 마취를 병용한 경우 또는 마취 중에 다른 마취법으로 변경한 경우 2가지 이상 마취 중 소정점수가 높은 마취의 소정점수를 산정함. 이 경우 '소정점수'란 제6장 마취료의 각 분류항목에 기재된 점수를 말함.

2. 여러 가지 마취법

❶ 침윤마취
  ㉠ 1/3악당 산정한다.
  ㉡ 유치, 영구치 상관없이 산정 가능하다.

❷ 후상치조신경전달마취
  ㉠ 1/2악당 산정한다.
  ㉡ 상악 유구치에 산정 불가능하다.

❸ 이신경전달마취
  ㉠ Mental Nerve를 마취하는 방법으로 하악 전치부 치료에 사용한다.

❹ 비구개신경전달마취
  ㉠ 상악 전치부 설측의 비구개공 쪽을 마취하는 방법으로 치주수술과 외과적 수술 등 수술에 한하여 산정 가능하다 (예 근관치료를 위해 비구개신경전달마취를 산정할 수 없다).

❺ 하치조신경전달마취
  ㉠ 1/2악당 산정한다.
  ㉡ 유치의 경우 하악 유구치 치료 시에 산정 가능하다.

> **THE 알아보기**
>
> **마취료 문제 풀 때 Tip**
> - 동일 부위에 동일한 목적으로 두 가지 이상 마취를 시행했을 때, 주된 마취행위료만 산정한다. 이때 마취제는 사용한 앰플 수만큼 산정한다.
> - 연령에 따른 마취료 가산 2가지
>   – 1세 이상~6세 미만 환자에게는 마취 시에 30% 가산한다.
>   – 70세 이상 환자에게는 마취 시에 30% 가산한다.
> - 표면마취는 별도로 산정 불가능하다.
> - 상악 유구치 치료 시에 후상치조신경전달마취를 산정할 수 없다.
> - 하악 유구치 치료 시에 하치조신경전달마취를 산정할 수 있다.

이론 확인 OX 문제

01 #48 발치를 위해 하치조신경전달마취와 침윤마취를 모두 실시하였다. 마취료 산정 시 실시한 모든 마취를 산정할 수 있다. ☐ O ☐ X

02 66세 환자의 #17 발치를 위해 침윤마취를 실시하였다. 소정의 마취료보다 30% 가산하여 산정할 수 있다. ☐ O ☐ X

03 6세 환자의 #51 발치를 위해 도포마취를 실시했다. 이때 마취료는 도포마취 비용을 산정한다. ☐ O ☐ X

04 침윤마취는 1/3악당 산정한다. ☐ O ☐ X

05 #75 근관치료를 위해 하치조신경전달마취를 실시했다. 이때 하치조신경전달마취 비용을 산정할 수 있다. ☐ O ☐ X

06 #51, #71을 동시에 발치하기 위해 상악과 하악에 각각 침윤마취를 시행하였다. 이때 시행한 침윤마취의 횟수는 1회이다. ☐ O ☐ X

07 후상치조신경전달마취의 경우 유치에는 산정할 수 없다. ☐ O ☐ X

08 #45 근관치료를 위해 리도카인 1ample을 침윤마취했다. 마취가 잘되지 않아 리도카인 1ample을 하치조신경전달마취했다. 이때 마취료는 하치조신경전달마취 2ample로 산정한다. ☐ O ☐ X

09 이신경전달마취는 하악 전치부 치료에 사용되는 마취방법이다. ☐ O ☐ X

10 #12 부위의 치근낭적출술을 위해 비구개신경전달마취를 실시하는 경우 비구개신경전달마취를 산정할 수 있다. ☐ O ☐ X

이론 확인 OX 문제 해설

01 (X) 하치조신경전달마취와 침윤마취를 모두 실시한 경우 주된 마취인 하치조신경전달마취만 산정할 수 있다.

02 (X) 만 70세 이상의 환자의 경우 소정의 마취료보다 30% 가산해서 산정할 수 있다.

03 (X) 도포마취는 마취료에 산정하지 않는다.

04 (O) 침윤마취는 1/3악당 산정한다.

05 (O) 하악유구치의 경우 하치조신경전달마취 산정할 수 있다.

06 (X) 침윤마취의 경우 1/3악당 산정하므로 1회가 아니라 2회이다.

07 (O) 후상치조신경전달마취의 경우 유치에는 산정할 수 없다.

08 (O) 주된 마취는 하치조신경전달마취이며 사용한 앰플은 모두 산정 가능하다.

09 (O) 이신경전달마취는 하악 전치부 치료에 사용되는 마취법이다.

10 (O) 치근낭적출술, 과잉치발치 등 외과치료 또는 치주수술 시에 비구개신경전달마취가 인정된다.

이론 완성하기 문제

정답 01 ④ 02 ① 03 ⑤ 04 ⑤ 05 ④

01 다음 중 하치조신경전달마취를 산정할 수 없는 것은?

① #38 발치
② #85 치수절단
③ #44-#47 치주소파술
④ #41 발수
⑤ #46 근관와동형성

해설
하악 전치부 전달마취는 이신경전달마취로 산정한다.

02 상악 유구치 발치를 위해 산정 가능한 마취는?

① 침윤마취
② 표면마취
③ 후상치조신경전달마취
④ 비구개신경전달마취
⑤ 하치조신경전달마취

해설
상악 유구치는 전달마취 산정이 불가능하다. 또한 표면마취는 별도 산정이 불가능하다. 침윤마취는 유치, 영구치 상관없이 산정 가능하다.

03 다음 술식 중 비구개신경전달마취가 인정되지 않는 항목은?

① 과잉치 발치
② 매복치 발치
③ 치은박리소파술
④ 치근낭적출술
⑤ 발 수

해설
비구개신경전달마취의 경우 치주수술, 외과적 수술에 한하여 산정 가능하다. 과잉치 발치, 매복치 발치, 치근낭적출술은 외과적 수술에, 치은박리소파술은 치주수술에 해당한다.

04 #14-#17의 치주소파술을 위해 전달마취(1ample)를 시행한 후, 침윤마취(1ample)를 또 시행했다. 가장 적절한 산정법은?

① 침윤마취 횟수 1, 2ample
② 후상치조신경전달마취 횟수 1, 침윤마취 횟수 1, 2ample
③ 침윤마취 횟수 2, 2ample
④ 후상치조신경전달마취 횟수 2, 2ample
⑤ 후상치조신경전달마취 횟수 1, 2ample

해설
동일 부위에 동일한 목적으로 두 가지 이상 마취를 시행했을 때, 주된 마취행위료만 산정한다. 이때 마취제는 사용한 앰플 수만큼 산정한다. 침윤마취와 후상치조신경전달마취 중 주된 마취행위는 후상치조신경전달마취이고, 총 사용한 앰플 수는 2개이다.

05 다음은 마취료에 대한 설명이다. 옳지 않은 것은?

① 1세 이상~6세 미만 환자에게는 마취 시에 30% 가산한다.
② 의원급 의료기관 수술 행위 가산제에 따라 평일 18시~익일 09시, 토요일, 일요일 및 공휴일에 의원급 의료기관에서 구강악안면 수술, 치주질환 수술 항목 시행 시 해당 수술에 동반되는 마취에 30% 가산 적용한다.
③ 표면마취는 별도로 산정 불가능하다.
④ 하악 유구치의 경우 하치조신경전달마취 산정 불가능하다.
⑤ 후상치조신경전달마취는 1/2악당 산정한다.

해설
④ 하치조신경전달마취는 유구치 치료 시에 산정 가능하다.
② 의원급 의료기관 수술 행위 가산제
평일 18시~익일 09시, 토요일, 일요일 및 공휴일에 의원급 의료기관에서 구강악안면 수술, 치주질환 수술 항목 시행 시 수술비(해당 수술에 동반되는 마취 포함) 30% 가산 적용한다.

CHAPTER 09 투약 및 조제료, 처방전

PART 1 대표문제 및 핵심이론

출제 Tip
- 2문제 정도 출제됩니다.
- 크게 어려울 것 없는 Chapter입니다.
- 몇 번 정독하시면 어려울 것 없습니다.

대표문제

다음 중 처방전 발급에 대한 설명 중 옳지 않은 것은?

① 처방전 내용에 문제가 있는 경우 외래관리료가 심사 조정된다.
② 처방전 발급 시 교부번호가 약국과 일치해야 한다.
③ 가글용제 처방 시 인정되는 용량은 200mL이다.
④ 저함량 배수처방 조제를 지양해야 한다.
⑤ 비급여 진료 시 처방전도 비급여로 발행해야 한다.

해설
가글용제 처방 시 인정되는 용량은 100mL이다.

| 정답 | ③

족집게 과외

1. 처방료

❶ 처방료는 진찰료에 포함되어 있다.

❷ 진찰료는 기본진찰료 + 외래관리료로 이루어져 있다.

❸ 처방전 내용에 문제가 생길 경우 외래관리료가 심사 조정된다.

2. 처방전 발급

❶ 비급여진료의 처방전은 비급여로 발행해야 한다.

❷ 처방전 교부번호가 약국과 일치해야 한다.

❸ 일률적으로 고가 약 처방을 지양해야 한다.

❹ 저함량 의약품 배수처방을 지양해야 한다.

❺ 항생제, 진통제, 소화제의 일률적인 처방을 지양해야 한다.

❻ 가글용제 처방 시 인정 용량은 100mL이다(인정 용량을 초과한 경우 초과한 용량의 약값 전체를 환자가 부담하도록 해야 한다).

> ■ 가글 용제(품명:헥사메딘가글액 등) 허가사항 범위 내에서 아래와 같은 기준으로 투여 시 요양 급여를 인정함(보건복지부 고시 제2018 - 253호, 2018.12.1. 시행).
> – 아 래 –
> 가. 입원환자 및 암환자 : 허가사항(용법 · 용량) 범위 내
> 나. 외래환자
>   1) 인정용량 : 100ml
>   2) 인정용량 초과한 경우 : 초과한 용량의 약값 전액을 환자가 부담토록 함.

3. 근관치료 시 항생제 처방 가능 유무

❶ 치수염 상병명이면 항생제 처방이 불가능하다.

❷ 치수 기원의 급성 근단치주염, 동이 있는 근단주위 농양, 동이 없는 근단주위 농양, 만성 근단치주염 등은 근관치료 시 항생제 처방이 가능하다.

4. 처방전의 재발급

❶ 처방전이 사용기간 이내인 경우
  ㉠ 진찰료를 별도로 산정할 수 없다.
  ㉡ 이전의 교부번호와 같은 번호를 사용한다.
  ㉢ 재발급 사실을 처방전에 표기해야 한다.

❷ 처방전이 사용기간 경과 후인 경우
  ㉠ 처방전을 재발급 받기 위해서는 의료기관에 내원해야 한다.
  ㉡ 처방전 재발급을 위해 치과의사의 진찰이 필요한 경우에는 진찰료를 산정한다.

> ■ 처방전 재발급 시 요양급여 비용 산정방법(보건복지부 고시 제2018 - 269호, 2019.1.1. 시행)
> 처방전 재발급을 위해 의료기관에 내원 시 요양급여 비용의 산정은 다음과 같이 함.
> – 다 음 –
> 가. 처방전 사용기간 경과 후 재발급 시
>   처방전에 기재된 '사용기간'은 환자가 동 처방전에 의하여 조제 받을 수 있는 유효기간으로서, 이 기간이 경과한 때에는 그 사유와 관련 없이 종전 처방전에 의하여 조제 받을 수 없음. 따라서 처방전을 재발급 받기 위해서는 의료기관에 재차 내원하여야 하며, 처방전 발급여부는 의사 또는 치과의사의 판단하에 이루어지는바, 재발급 여부 결정을 위해 진찰이 이루어진 경우 진찰료 등의 비용은 새로운 진료로 인해 발생되는 비용이므로 「국민건강보험법 시행령」 [별표 2] 본인일부부담금의 부담률 및 부담액에 따라 요양급여비용 중 일부를 본인이 부담하여야 함.
> 나. 처방전 사용기간 이내에 처방전을 분실하여 재발급 시
>   의사의 판단하에 재진찰 여부를 결정하되, 단순히 분실된 처방전과 동일하게 재발급하는 경우에는 진찰료를 별도로 산정할 수 없으며, 이때 처방전 교부번호는 종전의 번호를 그대로 사용하고 재발급한 사실을 확인할 수 있도록 처방전에 표기함.

5. 보호자의 대리처방

❶ 의료법 시행규칙 제12조의2(대리처방의 예외 사유) – 대리처방이 가능한 경우
  ㉠ 환자의 거동이 현저히 곤란하고 동일한 질병에 대해 계속 진료를 받아 동일한 처방이 필요한 경우
  ㉡ 감염병 등으로 인해 환자가 의료기관에 직접 방문하기 어려운 경우

❷ 의료법 시행규칙 제12조의3(대리처방 가능 보호자)
  ㉠ 환자의 직계 존비속
  ㉡ 환자의 배우자 및 배우자의 직계 존속
  ㉢ 환자의 형제자매
  ㉣ 환자의 노인의료복지시설 종사자 또는 법정대리인
  ㉤ 그 밖에 환자가 지정하는 보호자(위임장이 필요함)

❸ 대리처방 가능 보호자가 내원하여 처방전을 발급받는 경우에는 재진진찰료의 50%를 산정한다.

> **THE 알아보기** ✓
>
> **투약 및 조제료, 처방전 문제 풀 때 Tip**
> - 처방전 내용에 문제가 생길 경우 외래관리료가 심사 조정된다.
> - 가글용제 처방 시 인정 용량은 100mL이다(인정 용량을 초과한 경우 초과한 용량의 약값 전체를 환자가 부담하도록 해야 한다).
> - 치수염 상병명이면 항생제 처방이 불가능하다.
> - 대리처방 가능 보호자가 내원하여 처방전을 발급받는 경우에는 재진진찰료의 50%를 산정한다.

이론 확인 OX 문제

01 처방료는 진찰료에 포함되어 있다.   O X

02 처방전 내용에 문제가 있는 경우 기본진찰료가 심사 조정된다.   O X

03 저함량 의약품 배수처방을 지양해야 한다.   O X

04 가글용제 처방 시 인정 용량은 200mL이며, 인정 용량을 초과한 경우 초과한 용량의 약값 전액을 환자가 부담하도록 해야 한다.   O X

05 비급여 진료의 처방전은 비급여로 발행해야 한다.   O X

06 비가역적 치수염의 경우 항생제 처방을 할 수 있다.   O X

07 만성 근단치주염의 경우 항생제 처방을 할 수 있다.   O X

08 환자가 의식이 없어 내원하지 못하고 보호자가 대신 내원하여 처방전만 발급받는 경우 진찰료는 초진진찰료의 50%를 산정한다.   O X

09 처방전이 사용기간 이내인데 재발급을 받는 경우 진찰료를 별도로 산정할 수 없다.   O X

10 의료법 시행규칙 제12조의3(대리처방 가능 보호자)에 따르면 환자의 형제는 대리처방 가능 보호자에 해당한다.   O X

이론 확인 OX 문제 해설

01 (O) 처방료는 진찰료에 포함되어 있다.

02 (X) 처방전 내용에 문제가 있는 경우 외래관리료가 심사 조정된다.

03 (O) 저함량 의약품 배수처방을 지양해야 한다.

04 (X) 가글용제 처방 시 인정 용량은 100mL이다.

05 (O) 비급여 진료의 처방전은 비급여로 해야 한다.

06 (X) 비가역적 치수염의 경우 항생제 처방은 하지 못한다. 근관치료 시 치수염 상병이면 항생제 처방을 하지 못한다.

07 (O) 만성 근단치주염의 경우 항생제 처방을 할 수 있다.

08 (X) 환자가 의식이 없어 내원하지 못하고 보호자가 대신 내원하여 처방전만 발급받는 경우 진찰료는 재진진찰료의 50%를 산정한다.

09 (O) 처방전이 사용기간 이내인데 재발급을 받는 경우 진찰료를 별도로 산정할 수 없다.

10 (O) 의료법 시행규칙 제12조의3(대리처방 가능 보호자)
- 환자의 직계 존비속
- 환자의 배우자 및 배우자의 직계 존속
- 환자의 형제자매
- 환자의 노인의료복지시설 종사자 또는 법정대리인
- 그 밖에 환자가 지정하는 보호자(위임장이 필요함)

이론 완성하기 문제

정답 01 ③ 02 ② 03 ①

01 치주소파술을 받은 A는 의원에서 헥사메딘을 처방받았다. 보험 적용되는 최대 용량은 몇 mL 인가?

① 20mL
② 50mL
③ 100mL
④ 200mL
⑤ 500mL

해설
가글용제 처방 시 인정 용량은 100mL이다(인정 용량을 초과한 경우 초과한 용량의 약값 전체를 환자가 부담하도록 해야 한다).

02 처방료와 처방전 발급에 대한 설명 중 옳지 않은 것은?

① 처방료는 진찰료에 포함되어 있다.
② 처방전 내용에 문제가 생길 경우 기본진찰료가 심사 조정된다.
③ 비급여진료의 처방전은 비급여로 발행해야 한다.
④ 일률적으로 고가 약 처방을 지양해야 한다.
⑤ 저함량 의약품 배수처방을 지양해야 한다.

해설
처방전 내용에 문제가 생길 경우 외래관리료가 심사 조정된다.

03 처방전에 대한 설명으로 옳지 않은 것은?

① 비가역성치수염 상병명으로 항생제를 처방할 수 있다.
② 처방전이 사용기간 이내인 경우 처방전을 재발급 받을 때, 재발급 사실을 처방전에 기록해야 한다.
③ 환자의 거동이 현저히 곤란하고 동일한 질병에 대해 계속 진료를 받아 동일한 처방이 필요한 경우에는 대리처방이 가능하다.
④ 감염병 등으로 인해 환자가 의료기관에 직접 방문하기 어려운 경우에는 대리처방이 가능하다.
⑤ 환자의 배우자의 직계 존속은 대리처방 가능 보호자가 될 수 있다.

해설
치수염 상병명일 때는 항생제 처방이 불가능하다.

CHAPTER 10 방사선 촬영

PART 1 대표문제 및 핵심이론

✓ 출제 Tip

- 3문제 정도 출제됩니다.
- 파노라마 촬영 인정기준이 중요합니다.
- CBCT 촬영할 수 있는 기준이 중요합니다.

대표문제

다음 중 CBCT 촬영 인정기준으로 옳지 않은 것은?

① 스플린트 치료에 반응하지 않는 측두하악장애
② 3치관 크기 이상의 치근낭
③ 제3대구치
④ 타액선 결석
⑤ 통상적인 근관치료 시 비정상으로 계속적인 동통을 호소하고, 치근의 파절이나 비정상적인 근관 형태를 확인하여 추가적인 치료가 필요한 상황이라 판단되는 경우

해설
제3대구치의 경우 모든 경우에 인정되는 것이 아니라 치근단, 파노라마 촬영 등에서 하치조관 또는 상악동과 치근이 겹쳐 보여 발치의 위험도가 높은 경우에 인정된다.

| 정답 | ③

족집게 과외

1. 방사선 촬영료

❶ 요양기관 종별 가산율을 방사선 촬영에는 적용하지 않는다.

❷ 6세 미만 방사선 일반영상진단(치근단촬영, 교익촬영, 파노라마촬영)에는 15%를 가산한다.

❸ 6세 미만 방사선 특수영상진단(CBCT)에는 20%를 가산한다.

❹ 방사선영상진단료는 촬영료(70%)와 판독료(30%)로 구성된다.

2. 치근단 촬영

❶ 아날로그 촬영일 경우 사용한 필름 매수만큼 필름재료대 산정이 가능하다. 하지만 디지털 촬영일 경우 필름재료대 산정 불가능하다.

❷ 판독소견은 진료기록부에 기재하면 된다.

❸ 치근단 동시촬영 시 최대 5매까지 산정 가능하다.

❹ 치근단 동시촬영이 6매를 넘어가면 수가코드 G9105(치근단 촬영 5매 또는 그 이상)을 산정해야 하며, 아날로그 촬영일 경우 추가로 쓰인 필름 재료대는 인정한다.

3. 교익 촬영

❶ 인접면 충치나 초기 치주질환을 판단할 경우 주로 촬영하는 방법이다.

❷ 판독소견은 진료기록부에 기재하면 된다.

❸ 교익 동시촬영 시 최대 5매까지 산정 가능하다.

❹ 교익 동시촬영이 6매를 넘어가면 수가코드 G9505(교익 촬영 5매 또는 그 이상)을 산정해야 하며, 아날로그 촬영일 경우 추가로 쓰인 필름 재료대는 인정한다.

4. 파노라마 촬영

❶ 파노라마 촬영(가. 일반) 인정기준
㉠ 외상 진단을 위한 경우 인정된다.
㉡ 전반적인 치주질환 상태를 관찰하기 위한 경우 인정된다.
㉢ 개구장애가 있거나 구토 반사 등으로 인해 치근단촬영이 불가능한 경우 인정된다.
㉣ 치아 맹출 여부 확인의 경우 해당 치아가 맹출되는 평균 연령을 초과한 경우 인정된다.
㉤ 매복치의 위치, 정도 확인을 위한 경우 인정된다.
㉥ 치근단촬영만으로 진단이 불충분하여 파노라마 촬영이 필요할 때 인정된다.

❷ 파노라마 촬영(나, 특수) 인정기준
악관절, 악골 골절 단면, 상악동을 촬영하여 진단을 위해 촬영을 한 경우 인정된다.

❸ 특별한 증상이나 이유 없이 6개월 이내 재촬영한 경우에는 인정되지 않는다.

❹ 파노라마 촬영(가, 일반)과 파노라마 촬영(나, 특수)을 동시 촬영했을 때 각각 100% 산정한다.

> ■ 파노라마 촬영 급여 기준(보건복지부 고시 제2016 - 224호, 2016.12.1. 시행)
> 파노라마 촬영은 부분적인 치근단촬영 만으로는 진단이 불충분하거나, 소아의 해당 치아가 맹출되는 평균 연령을 초과한 경우 등 임상적으로 필요한 경우 인정함.

5. CBCT 촬영 인정기준

❶ 치아 부위
㉠ 일반적인 근관치료 후에도 비정상적인 통증이 계속되는 경우, 치근의 파절이나 비정상적인 근관 형태를 확인하여 추가적인 치료가 필요한 상황에서 CBCT 촬영이 인정된다.
㉡ 치근단절제술 또는 치아재식술이 필요한 경우로 하치조신경, 이공, 상악동 부위 등 해부학적으로 위험한 부위에 병소가 위치해 정확한 진단이 필요한 경우 CBCT 촬영이 인정된다.
㉢ 완전매복치 발치를 계획할 때 CBCT 촬영이 인정된다.
㉣ 파노라마 촬영 등에서 하치조신경 또는 상악동과 치근이 겹쳐 보여 발치의 위험도가 높은 경우 CBCT 촬영이 인정된다.
㉤ 외상으로 인해 치아의 함입 등으로 계승치아에 미치는 영향에 대해 진단이 필요한 경우 CBCT 촬영이 인정된다.

❷ 안면 및 두개기저 부위
㉠ 3치관 크기 이상의 치근낭이 있을 때 CBCT 촬영이 인정된다.
㉡ 타액선결석을 확인할 때 CBCT 촬영이 인정된다.
㉢ 수술을 필요로 하는 정도의 상악동염이 있을 때 CBCT 촬영이 인정된다.
㉣ LeFort Ⅰ, Ⅱ, Ⅲ 골절 또는 협골부 안와의 Blow-Out 골절, 하악골의 골절, 하악 과두의 골절일 때 CBCT 촬영이 인정된다.
㉤ 악안면 기형수술의 전후 평가가 필요할 때 CBCT 촬영이 인정된다.
㉥ 낭종 또는 염증성질환이 있을 때 CBCT 촬영이 인정된다.

❸ 측두하악관절 부위
㉠ 강직과 감별진단을 요하는 심한 임상적 개구 제한이 있을 때 CBCT 촬영이 인정된다.
㉡ 골 변화를 동반하는 관절염 및 과두형태의 이상에 대하여 CBCT 촬영이 인정된다.
㉢ 스플린트 치료에 반응하지 않는 측두하악장애에 대하여 CBCT 촬영이 인정된다.
㉣ 악관절 수술 전후 평가에 대하여 CBCT 촬영이 인정된다.

> ■ 다245-1 Cone Beam 전산화 단층영상진단의 급여기준(보건복지부 고시 제2023 - 242호, 2024.1.1. 시행)
> 245-1 Cone Beam 전산화단층영상촬영은 제3장 제1절 방사선일반영상진단(파노라마 등)으로는 진단이 불확실한 경우에 한하여 식약처 허가사항 범위 내에서 다음의 경우에 요양급여를 인정함.
>
> - 다 음 -
>
> 가. 치아부위
>   1) 근관(신경)치료의 경우
>   가) 통상적인 근관(신경)치료 시 비정상으로 계속적인 동통을 호소하는 경우
>   : 치근의 파절 또는 비정상적 근관형태로 추가적인 근관치료를 요하는 경우
>   나) 치근단절제(Apicoectomy) 또는 치아재식술을 요하는 경우로써 해부학적으로 위험한 상태로 하치조관이나, 이공, 상악동 부위에 병소가 위치하여 정확한 진단이 필요한 경우
>   2) 차41마(3)완전 매복치 발치술과 관련된 완전매복치
>   3) 제3대구치는 치근단, 파노라마촬영 등에서 하치조관 또는 상악동과 치근이 겹쳐 보여 발치의 위험도가 높은 경우
>   4) 치아나 치조골의 급성외상에 의한 치아의 함입 등으로 인해 계승치아에 미치는 영향의 진단
> 나. 안면 및 두개기저 부위
>   1) 3치관 크기 이상의 치근낭
>   2) 타액선 결석
>   3) 임상소견 상 수술을 요할 정도의 상악동염

4) LeFort Ⅰ, Ⅱ, Ⅲ 골절 혹은 협골부, 안와의 blow-out골절, 하악골의 골절 혹은 하악 과두골절, 비골골절, 전두동골절, 비·전두사골복합체골절
5) 악안면 기형 수술의 전·후 평가
6) 낭종 또는 염증성 질환
7) 터키안내 양성종양, 뇌하수체 호르몬 이상 시, Empty Sella

다. 측두하악관절부위
1) 강직(Ankylosis)과 감별진단을 요하는 심한 임상적 개구제한
2) 골 변화를 동반하는 관절염(퇴행성, 류마티스성, 감염성) 및 과두형태의 이상
3) 스플린트 치료에 반응하지 않는 측두하악장애
4) 악관절수술의 전·후 평가

라. 부비동(Paranasal) 및 측두골(Temporal)
1) 임상소견 상 수술을 요할 정도의 부비동염이나 비중격만곡증, 만성 중이염과 진주종 등이 의심될 때
2) 비부비동염, 중이염에서 두개 내, 두개 외의 합병증 등이 의심될 때
3) 중이(middle ear), 내이(inner ear)나 내이도(internal auditory canal)의 정밀 해부학적 구조파악이 필수적일 때(혈관성 또는 원인불명의 이명, 원인불명의 청각장애 등)
4) 인공와우 이식술 시행 시
5) 악성종양과 감별을 요하는 종괴성 질환의 진단 시
6) 악성종양의 병기결정 및 추적 검사
7) 수술 또는 치료 후 호전되지 않거나 수술 후 재발 및 심부 합병증이 의심될 때
8) 선천성질환 중 해부학적 구조 확인이 필요한 경우
9) 측두골 외상이 의심될 때

마. 상지 및 하지 부위
1) 해부학적으로 복잡한 부위의 골절(관절, 수족골)
2) 관절 내 유리골편의 확인
3) 염증 또는 외상 후 관절 내 이상소견의 치료 전 평가 및 치료 후 경과 관찰
4) 골연골증의 수술 전 진단 및 범위 결정
5) 수술 후 내고정물의 정확한 위치 평가
6) 일반 X선 사진 상 골절 유합의 평가가 어려울 때
7) 만성관절염의 수술여부 정밀 평가

> **THE 알아보기**
>
> **방사선 촬영 문제에서 자주 나오는 선지**
> - 요양기관 종별 가산율을 방사선 촬영에는 적용하지 않는다.
> - 방사선 촬영 소아 가산
>   - 6세 미만 방사선 일반영상진단(치근단촬영, 교익촬영, 파노라마촬영)에는 15%를 가산한다.
>   - 6세 미만 방사선 특수영상진단(CBCT)에는 20%를 가산한다.
> - 파노라마 촬영(가. 일반) 인정기준
>   - 외상 진단을 위한 경우 인정된다.
>   - 전반적인 치주질환 상태를 관찰하기 위한 경우 인정된다.
>   - 개구장애가 있거나 구토 반사 등으로 인해 치근단촬영이 불가능한 경우 인정된다.
>   - 해당 치아가 맹출되는 평균 연령을 초과한 경우 인정된다.
>   - 매복치의 위치, 정도 확인을 위한 경우 인정된다.
>   - 치근단촬영만으로 진단이 불충분하여 파노라마 촬영이 필요할 때 인정된다.
> - CBCT 촬영 인정기준
>   - 일반적인 근관치료 후에도 비정상적인 통증이 계속되는 경우, 치근의 파절이나 비정상적인 근관 형태를 확인하여 추가적인 치료가 필요한 상황에서 CBCT 촬영이 인정된다.
>   - 파노라마 촬영 등에서 하치조신경 또는 상악동과 치근이 겹쳐 보여 발치의 위험도가 높은 경우 CBCT 촬영이 인정된다.
>   - 3치관 크기 이상의 치근낭이 있을 때 CBCT 촬영이 인정된다.

이론 확인 OX 문제

01 치과 디지털 촬영장치를 이용하여 치근단촬영 시 치근단 촬영판독료와 필름 재료대가 산정된다. ☐O ☐X

02 치근단 동시촬영 산정 시 최대 5매까지 산정 가능하다. ☐O ☐X

03 전반적인 치주질환 상태 관찰을 위한 경우 파노라마 촬영을 할 수 있다. ☐O ☐X

04 치아맹출 여부 확인을 위해서는 해당 치아가 맹출되는 평균 연령을 초과하지 않더라도 파노라마 촬영을 할 수 있다. ☐O ☐X

05 부분적인 치근단 촬영만으로 진단이 불충분하여 그 필요성이 인정되는 경우 파노라마 촬영을 할 수 있다. ☐O ☐X

06 교익촬영을 통해 인접면 충치를 잘 파악할 수 있다. ☐O ☐X

07 통상적인 근관치료의 경우 CBCT를 촬영할 수 있다. ☐O ☐X

08 제3대구치 치근단 촬영 시에 하치조관과 치근이 겹쳐 보이는 경우 CBCT를 촬영할 수 있다. ☐O ☐X

09 3치관 크기 이상의 치근낭인 경우 CBCT를 촬영할 수 있다. ☐O ☐X

10 강직과 감별진단을 요하는 심한 임상적 개구 제한이 있을 때 CBCT를 촬영할 수 있다. ☐O ☐X

이론 확인 OX 문제 해설

01 (X) 치과 아날로그 촬영장치를 이용할 때 치근단촬영 시 치근단 촬영판독료와 필름 재료대가 산정된다. 디지털 촬영장치를 이용할 때는 필름 재료대를 산정할 수 없다.

02 (O) 치근단 동시촬영 산정 시 최대 5매까지 산정 가능하다.

03 (O) 전반적인 치주질환 상태 관찰을 위한 경우 파노라마 촬영을 할 수 있다.

04 (X) 치아맹출 여부 확인을 위해서는 해당 치아가 맹출되는 평균 연령을 초과해야 파노라마 촬영을 할 수 있다.

05 (O) 부분적인 치근단 촬영만으로 진단이 불충분하여 그 필요성이 인정되는 경우 파노라마 촬영을 할 수 있다.

06 (O) 교익촬영을 통해 인접면 충치를 잘 파악할 수 있다.

07 (X) 통상적인 근관치료 시 비정상적으로 계속적인 동통을 호소하는 경우에 CBCT 촬영을 할 수 있다.

08 (O) 제3대구치는 치근단, 파노라마 촬영 시에 하치조관 또는 상악동과 치근이 겹쳐 보일 때 CBCT 촬영을 할 수 있다.

09 (O) 3치관 크기 이상의 치근낭인 경우 CBCT를 촬영할 수 있다.

10 (O) 강직과 감별진단을 요하는 심한 임상적 개구 제한이 있을 때 CBCT를 촬영할 수 있다.

이론 완성하기 문제

정답 01 ① 02 ⑤ 03 ⑤ 04 ②

01 다음 중 파노라마 촬영 인정기준으로 옳지 않은 것은?

① 치아맹출 여부 확인을 위한 경우(해당 치아가 맹출되는 평균 연령을 초과하지 않더라도 가능)
② 전반적인 치주질환 상태 관찰을 위한 경우
③ 치근단촬영만으로 진단이 불충분하여 파노라마 촬영의 필요성이 인정되는 경우
④ 외상으로 인해 개구장애가 있는 경우
⑤ 매복치의 위치, 정도 확인을 위한 경우

> **해설**
> 맹출여부 확인을 위한 치아가 맹출되는 평균 연령을 초과한 경우 인정된다.

02 다음 중 방사선 촬영에 대한 설명으로 옳지 않은 것은?

① 치과 디지털 촬영장치를 이용한 경우 필름재료대는 산정할 수 없다.
② 치과 아날로그 촬영장치를 이용한 경우 치근단 촬영판독료와 필름 재료대 산정이 가능하다.
③ 6세 미만 파노라마 촬영의 경우 15% 가산율이 적용된다.
④ 정확한 진단을 위해 파노라마촬영과 치근단촬영을 동시에 시행 시 각각 100% 산정할 수 있다.
⑤ 치근단 동시촬영 산정 시 행위료는 최대 3매까지 산정 가능하다.

> **해설**
> ⑤ 치근단 동시촬영 산정 시 최대 5매까지 산정 가능하다.
> ① 치과 디지털 촬영장치를 이용한 경우 필름재료대는 산정 불가능하다. 아날로그 촬영장치를 이용한 경우에는 필름재료대를 산정할 수 있다.

03 다음 중 CBCT 촬영 인정기준이 아닌 것은?

① 완전매복치 발치를 계획할 때
② 수술을 필요로 하는 정도의 상악동염이 있을 때
③ 타액선결석을 확인할 때
④ 3치관 크기 이상의 치근낭이 있을 때
⑤ 파노라마 촬영 등에서 하치조신경 또는 상악동과 치근이 겹치지는 않지만 인접하여 발치의 위험도가 높은 경우

> **해설**
> 파노라마 촬영 등에서 하치조신경 또는 상악동과 치근이 겹쳐 보여 발치의 위험도가 높은 경우 CBCT 촬영이 인정된다.

04 다음 중 파노라마 촬영 인정기준이 아닌 것은?

① 전반적인 치주질환 상태를 관찰하기 위한 촬영
② #36의 우식을 확인하기 위한 촬영
③ 구토 반사가 심하여 치근단촬영을 하기 힘든 환자에게서의 촬영
④ 정중과잉매복치의 확인을 위한 촬영
⑤ 외상 진단을 위한 촬영

> **해설**
> 치아 하나의 치아우식을 확인하기 위한 촬영은 치근단촬영, 교익촬영으로 산정한다. 한 개의 치아가 아닌 3개 이상의 인접하지 않은 다발성 우식인 (초기우식 제외)경우는 파노라마 촬영이 인정된다.

정답 05 ③

05 다음 중 방사선 촬영에 대한 설명으로 옳지 않은 것은?

① 방사선영상진단료는 촬영료(70%)와 판독료(30%)로 구성된다.
② 치근단촬영 시 판독소견은 진료기록부에 기재하면 된다.
③ 교익 동시촬영 시 최대 3매까지 산정 가능하다.
④ 파노라마 촬영(가, 일반)과 파노라마 촬영(나, 특수)을 동시 촬영했을 때 각각 100% 산정한다.
⑤ 골 변화를 동반하는 관절염 및 과두형태의 이상에 대하여 CBCT 촬영이 인정된다.

해설
교익 동시촬영 시 최대 5매까지 산정 가능하다.

CHAPTER 11 보존, 보철치료

PART 1 대표문제 및 핵심이론

✓ 출제 Tip
- 6문제 정도 출제됩니다.
- 각각의 처치마다 산정할 수 있는 것과 산정 불가능한 것을 구분하는 것이 중요합니다.

대표문제

보존치료에 대한 설명으로 옳지 않은 것은?

① 발치 도중 중단한 경우 보통처치로 산정한다.
② 충전 당일 실시한 치아진정처치는 주된 처치에 포함되므로 산정 불가능하다.
③ 비급여 진료 당일 전 단계로 치아진정처치를 시행하는 경우 산정 불가능하다.
④ 치수복조와 치아진정처치를 동시에 시행한 경우 각각 100% 산정 가능하다.
⑤ 직접치수복조란 노출된 치수를 Dycal 또는 TheraCal 등으로 직접 보호하는 방법이다.

해설
치수복조와 치아진정처치를 동시에 시행한 경우 치수복조만 산정한다.

| 정답 | ④

족집게 과외

▮보존치료▮

1. 보통처치

❶ 1치당 산정한다.

❷ 보통처치에 사용한 재료(임시충전제 등)는 재료대로 별도 산정 불가능하다.

❸ 마취, 방사선 촬영은 별도 산정 가능하다.

❹ 발치를 끝마치지 못한 채 중단한 경우 산정 가능하다.

❺ 발수 과정이 끝나기 전에 치수 일부만 제거한 경우 산정 가능하다.

❻ 치수절단 후 포르모크레졸(FC)을 교환하는 경우 산정 가능하다.

❼ 임시수복재가 탈락하여 재충전하는 경우 산정 가능하다.

> ■ 방사선촬영이 없이 시행한 근관치료 수기료 산정방법(보건복지부 고시 제2007 – 46호, 2007.6.1. 시행)
> 근관치료는 근관장측정검사만으로 근관의 길이, 치근의 병변 및 해부학적 치근의 형태 등을 예측할 수 없으므로 방사선촬영으로 근단의 병소나 근관의 상태등을 확인하여야 함.
> 따라서, 근관장측정검사의 유무를 불문하고 치수치료 중 X-Ray 촬영 없이 실시한 근관치료(발수, 근관세척, 근관확대, 근관충전)는 차1 보통처치로 산정함.
>
> ■ 차13 충전 [1치당] 당일에 실시한 차1 보통처치 [1치 1회당] 인정 여부(보건복지부 고시 제2023 – 56호, 2023.3.29. 시행)
> 차13 충전 [1치당] 당일에 실시한 차1 보통처치 [1치 1회당]은 차13 충전 [1치당]에 포함되므로 별도 인정하지 아니함.

2. 치아진정처치

❶ 1치당 산정한다.

❷ 우식상아질제거 및 임시충전재를 사용하여 충전하는 경우 산정한다(영구충전하는 경우가 아니다).

❸ 치아진정처치에 사용한 재료(ZOE, IRM 등)는 별도 산정이 불가능하다.

❹ 마취, 방사선 촬영은 별도 산정 가능하다.

❺ 비급여진료에 앞서 시행된 경우, 산정 불가능하다.

❻ 영구충전과 같은 날 진행된 진정처치는 산정 불가능하다.

3. 치아파절편제거

❶ 1치당 산정한다.

❷ 치은연하파절로 치아가 분리되었지만 치근 일부가 잇몸에 남아 있는 경우, 치아파절편을 제거하는 경우 산정한다.

❸ 마취, 방사선 촬영, 파절편을 제거하고 남은 치아의 근관치료는 각각 100% 산정 가능하다.

4. 치수복조

❶ 1치당 산정한다.

❷ 치아 우식증이 치수에 근접되어 있으나 염증은 파급되어 있지 않은 경우 치수에 보호제를 적용하여 치수를 회복시키고 생활력과 기능을 유지하는 술식이다. 노출된 치수에 대해서 보호제를 적용하는 직접치수복조와 상아질층을 얇게 남겨두고 보호제를 적용하는 간접치수복조로 나뉜다.

❸ 치수복조에 사용한 재료(Dycal, TheraCal Lc 등)는 별도 산정 불가능하다.

❹ 마취, 방사선 촬영은 별도 산정 가능하다.

❺ 영구충전과 함께 실시한 치수복조는 산정 불가능하다.

❻ 비급여진료에 앞서 시행된 경우, 산정 불가능하다.

❼ 치수복조와 치아진정처치를 같이 진행한 경우 치수복조만 산정한다.

> ■ 차13 충전 당일에 실시한 치수복조 인정여부(보건복지부 고시 제2000 - 73호, 2001. 1.1. 시행)
> 차2 치수복조는 치수에 근접된 깊은 우식을 제거하고 상아질 형성을 유도하는 것으로 치수복조 처치에 대한 경과 관찰 후 차13 충전을 행하게 되므로 차13 충전 당일 치수복조는 인정하지 아니함.

5. 지각과민처치(차-4 가)

❶ 1치당 산정한다.

❷ 지각과민처치 중 약물도포, 이온도입법의 경우 산정한다.

❸ Gluma, MS Coat, Superseal이 약물도포를 활용한 지각과민처치에 해당한다.

❹ 불소이온도포가 이온도입법을 활용한 지각과민처치에 해당한다.

❺ 1일 6치까지 인정된다(1일 6회까지 인정된다).

❻ 지각과민처치에 사용한 재료는 별도 산정 불가능하다.

❼ 지각과민처치(차-4나)와 달리 6개월 이내 동일 치아 산정 가능하다.

❽ 근관, 충전, 보철치료가 동일한 부위에서 동시에 이루어지면 산정 불가능하다.

> ■ 불소를 이용한 치아우식증 예방처치의 급여 기준(보건복지부 고시 제2023 - 56호, 2023.3.29. 시행)
> 불소를 이용한 치아우식증 예방처치(불소바니시도포, 불소용액도포, 이온영동법 등)는 「국민건강보험 요양급여의 기준에 관한 규칙」[별표2] 비급여대상 제3호 라목에 따른 비급여대상이나 다음과 같은 경우에는 요양급여함.
> - 다 음 -
> 가. 급여대상
>   1) 두경부 방사선 치료를 받은 환자
>   2) 쉐그렌 증후군 환자
>   3) 구강건조증 환자(비자극시 분비되는 전타액 분비량이 분당 0.1ml 이하를 의미함)
>   4) 장애인으로 등록되어 있는 뇌병변장애인, 지적장애인, 정신장애인, 자폐성장애인
> 나. 수가 산정방법
>   차4가 지각과민처치 [1치당]-약물도포, 이온도입법의 경우의 소정점수를 산정하며, 약제료는 차4 지각과민처치 [1치당] '주'에 의거 별도 산정하지 아니함

6. 지각과민처치(차-4 나)

❶ 1치당 산정한다.

❷ 레이저치료, 상아질접착제 도포의 경우 산정한다.

❸ Clearfil SE Bond 등이 상아질접착제(Adhesive)에 해당한다.

❹ SD-201B 등이 지각과민처치에 쓰는 레이저에 해당한다.

❺ 1일 6치까지 인정된다(다만 제2치부터는 치아수마다 소정점수의 100%가 아니라 20%를 산정한다. 1일 6치를 지각과민처치(차-4나)를 한 경우 소정점수의 200%를 산정한다).

❻ 지각과민처치에 사용한 재료는 별도 산정 불가능하다.

❼ 6개월 이내 동일 치아 산정은 불가하며, 진찰료만 산정한다.

> ■ 차4나 지각과민처치[1치당]-레이저치료, 상아질접착제 도포의 경우 급여기준(보건복지부 고시 제2023 – 56호, 2023.3.29. 시행)
> 차4나 지각과민처치 [1치당]-레이저치료, 상아질접착제 도포의 경우는 '지각과민증'의 치료를 목적으로 허가받은 레이저, 상아질 접착제를 이용하여 시행하는 경우에 다음과 같이 인정함.
>
> – 다 음 –
>
> 가. 동일 치아에 재시행한 경우 : 6개월 이내 재시행한 경우에는 인정하지 아니함.
> 나. 동시에 다수치아를 시행한 경우 : 제1치는 차4나 소정점수의 100%, 제2치부터는 소정점수의 20%를 산정하되 최대 6치(1일 최대 200%)까지 산정함
> 다. 동일 치아에 2가지 이상 처치를 동시 시행한 경우
>   1) 차4가와 차4나를 동시 시행한 경우에는 주된 처치 1종만 인정함.
>   2) 차4나와 치아질환처치(충전 등), 치주조직의 처치(치석제거 등), 보철치료를 동시 시행한 경우에는 차4나를 인정하지 아니함

7. 즉일충전처치

❶ 1치당 산정한다.

❷ 1일에 경조직처치(치수절단, 발수 등 제외)와 와동형성을 완료하고 충전을 실시한 경우에 산정한다.

❸ 치수복조, 와동형성, 약제 및 재료의 비용이 포함되므로 별도 산정 불가능하다.

❹ 마취, 방사선 촬영, 러버댐은 별도 산정 가능하다.

❺ **즉일충전한 치아의 재충전 산정 기준**
  ㉠ 아말감, 글래스아이노머
    • 30일 이내 : 와동형성(50%) + 충전(50%) + 재료대(100%)
    • 30일 초과 : 즉일충전처치(100%) + 충전(100%) + 재료대(100%)
  ㉡ 복합레진
    • 3개월 이내 : 와동형성(50%) + 충전(50%) + 재료대(100%)
    • 3개월 초과 : 즉일충전처치(100%) + 충전(100%) + 재료대(100%)

❻ 같은 날 동일 치아의 교합면과 치경부에 충전을 진행하는 경우 즉일충전처치는 1회만 산정한다.

8. 충전[가. 아말감충전, 나. 복합레진충전(글래스아이오노머시멘트 충전 포함)]

❶ 1치당 산정한다.

❷ 아말감 충전 및 복합레진 충전(글래스아이오노머시멘트 충전 포함)을 즉일충전처치, 치수절단, 당일발수근충, 근관충전 후 당일에 실시한 경우에는 소정점수를 별도 산정한다.

❸ 동일치아에 2와동 이상의 충전을 실시한 경우에는 각 와동에 대한 면수를 합산하여 산정하되, 단 동일면에 국한한 2와동 이상의 충전을 실시한 경우에는 와동수에 관계없이 1면으로 산정한다.

❹ 충전 당일 실시한 보통처치와 치아진정처치는 별도 산정 불가능하다.

❺ 마취, 방사선 촬영, 러버댐, 충전물 연마는 별도 산정 가능하다.

❻ **충전한 치아 재충전 산정 기준**
  ㉠ 아말감, 글래스아이오노머
     30일 이내 재충전 시 와동형성(50%) + 충전(50%) + 재료대(100%)를 산정한다.
  ㉡ 복합레진
     3개월 이내 재충전 시 와동형성(50%) + 충전(50%) + 재료대(100%)를 산정한다.

❼ 복합레진은 1면당 재료대를 산정한다.

❽ 아말감과 글래스아이오노머는 1치아당 1회 재료대를 산정한다.

❾ 치과 임플란트 보철물의 교합면 나사 삽입구를 재충전하는 경우 와동형성료, 충전료, 충전물연마를 별도 산정 가능하다.

> ■ 치과임플란트 치아에 보철물의 교합면 나사 삽입구 재충전 시 수가 산정방법(보건복지부 고시 제2023 – 56호, 2023.3.29. 시행)
> 치과임플란트 치아 보철물의 교합면 나사 삽입구 재충전을 하는 경우 수가는 차15 와동형성 [1치당](면당), 차13 충전 [1치당](면당), 차13-2 충전물연마 [1치당](치당)의 소정점수를 각각 산정함.

9. 충전(다. 광중합형 복합레진 충전)

❶ 1치당 산정한다.

❷ 5세 이상 12세 이하의 치아우식증에 이환된 영구치에 적용한다.

❸ 1일 최대 4치까지 산정 가능하다. 다만 구강건강 상태 및 장애 등의 사유로 전신마취 또는 진정요법을 이용한 행동조절 시행 후 1일 최대 인정 치아(1일 4치)를 초과하여 충전을 실시할 때, 의사소견서를 첨부하여 제출하면 급여 적용이 가능하다.

❹ 접착전처치 및 약제, 재료비용과 러버댐장착, 즉일충전처치, 충전물연마, 충전재료 비용 별도 산정 불가능하다.

❺ 마취, 방사선 촬영, 기존 수복물 제거는 별도 산정 가능하다.

❻ **충전한 치아 재충전 산정 기준**

6개월 이내 재충전 시 충전(다. 광중합형 복합레진 충전) 50%를 산정한다.

❼ 충전 당일 같은 치아에 치면열구전색술을 동시에 시행 시 치면열구전색술은 50%를 산정한다(병원급은 치면열구전색술 소정점수의 70%를 산정).

❽ 우식증이 있는 치아에 보철을 목적으로 하여 광중합형 복합레진충전을 실시한 경우 비급여로 산정한다.

❾ 치수염, 치아의 마모 등 치아우식증이 아닌 상병으로 적용 불가능하다.

> ■ **차13다 충전[1치당]-광중합형 복합레진 충전의 급여기준(보건복지부 고시 제2023-56호, 2023.3.29. 시행)**
> 차13다 충전 [1치당]-광중합형 복합레진 충전은 충전 당일 치아 경조직처치(치수절단, 발수 등 제외)와 와동형성 완료 후 실시한 경우에 다음과 같이 요양급여를 인정하며, 그 외에는 비급여함.
>
> – 다 음 –
>
> 가. 급여대상 : 5세 이상 ~ 12세 이하 아동(단, 5세 미만 아동의 맹출된 영구치에 대하여 충전을 시행한 경우에는 요양급여비용 청구 시 영상자료 등 증빙자료를 첨부하여 제출토록 함.)
> 나. 급여범위 : 치수병변이 없는 치아우식증에 이환된 영구치(제3대구치는 제외)
> 다. 산정횟수 : 1일 최대 4치까지 인정(단, 환자의 구강건강 상태, 치료 순응도, 장애 등을 고려하여 전신 마취 또는 진정요법을 이용한 행동조절 시행 후 1일 최대 인정 치아 수를 초과하여 충전을 실시한 경우에는 요양급여 비용 청구 시 의사 소견서를 첨부하여 제출토록 함.)
>
> ■ **차13 충전 [1치당] 후 동일 치아에 재충전 시 수가 산정방법(보건복지부 고시 제2023-56호, 2023.3.29. 시행)**
> 1. 차13가 충전 [1치당]-아말감 충전을 실시한 후 1개월 이내에 재충전을 실시한 경우 차13가 소정점수의 50%와 차15 와동형성 [1치당] 소정점수의 50%를 인정하고 치료재료는 별도 산정함.
> 2. 차13나 충전 [1치당]-복합레진 충전(글래스아이오노머시멘트(II) 충전 포함)을 실시한 후 3개월 이내(글래스아이오노머시멘트의 경우 1개월 이내)에 재충전을 실시한 경우 차13나 소정점수의 50%와 차15 소정점수의 50%를 인정하고 치료재료는 별도 산정함.
> 3. 차13다 충전 [1치당]-광중합형 복합레진 충전을 실시한 후 6개월 이내에 재충전을 실시한 경우 소정점수의 50%를 산정함.
>
> ■ **차13다 충전[1치당]-광중합형 복합레진 충전 전·후 1개월 이내 동일 치아에 시행된 타 처치 인정 여부(보건복지부 고시 제2023-56호, 2023.3.29. 시행)**
> 차13다 충전 [1치당]-광중합형 복합레진 충전은 접착 전 처치 및 약제, 재료비용과 러버댐 장착, 즉일충전처치, 충전물 연마, 충전재료, 교합 조정 및 외형 마무리 등의 비용이 포함되어 있어 충전을 목적으로 광중합형 복합레진 충전 전·후(당일 포함) 1개월 이내에 동일 치아에 광중합형 복합레진 충전 비용에 포함된 행위를 실시한 경우 별도로 인정하지 아니함.
>
> ■ **차13다 충전 [1치당]-광중합형 복합레진 충전 당일 동일 치아에 동시 시행된 타 충전 인정 여부(보건복지부 고시 제2023-56호, 2023.3.29. 시행)**
> 차13다 충전 [1치당]-광중합형 복합레진 충전 당일 동일 치아에 타 충전이 동시에 시행된 경우에는 차13다의 소정점수만 인정함(단, 병변의 위치 등으로 불가피하게 타 충전을 동시에 시행하여 요양급여비용 청구 시 타 충전 사유를 명시한 의사 소견서를 제출한 경우 차13다 소정점수의 100%와 타 충전 소정점수의 50%를 인정함).
>
> ■ **차13다 충전 [1치당]-광중합형 복합레진 충전 당일 동일 치아에 차39 치면열구전색술 [1치당] 동시 시행 시 인정 여부(보건복지부 고시 제2023-56호, 2023.3.29. 시행)**
> 차13다 충전 [1치당]-광중합형 복합레진 충전 당일 동일 치아에 차39 치면열구전색술 [1치당](치아홈메우기)을 동시 시행한 경우 차13다 소정점수의 100%와 차39 소정점수의 50%[상급종합병원·종합병원·치과대학부속치과병원은 소정점수의 70%]를 인정함.

10. 충전물연마

❶ 1치당 산정한다.

❷ 아말감연마는 충전 익일부터 산정한다.

❸ 비급여재료로 충전한 경우 산정 불가능하다.

❹ 근관치료 후 아말감 충전을 하고 보철(Crown 또는 Bridge)을 시행할 경우 충전물 연마는 별도 산정 불가능하다.

❺ 광중합형 복합레진 충전을 한 경우, 별도 산정 불가능하다.

11. 러버댐장착

❶ 1악당 산정한다.

❷ 러버댐의 재료대는 소정점수에 포함되므로 별도 산정 불가능하다.

❸ 상악과 하악 동시 시행할 때는 각각 산정 가능하다.

12. 치면열구전색

❶ 1치당 산정한다.

❷ 재료대(전색제 비용 포함), 러버댐 장착료 및 재도포 비용은 소정점수에 포함되므로 별도 산정 불가능하다.

❸ 8세 미만의 소아에 대하여 소정점수의 30%를 가산한다.

❹ 충전 당일 같은 치아에 치면열구전색술을 동시에 시행 시 치면열구전색술은 50%를 산정한다.

❺ 상병명은 Z29.8 기타 명시된 예방적 조치로 적용한다.

❻ 본원에서 치면열구전색술(치아홈메우기, 실란트)을 한 치아가 탈락 또는 파절되어 2년 이내에 재시행한 경우 진찰료만 산정 가능하다.

❼ 본인부담률이 10%로 고정되어 있다.

> ■ 차39 치면열구전색술의 급여기준(보건복지부 고시 제2017 – 173호, 2017.10.1. 시행)
> 국민건강보험 요양급여의 기준에 관한 규칙 [별표2]비급여대상 3.라에 따른 치면열구전색술(치아홈메우기)의 요양급여대상은 다음과 같이 함.
>
> – 다 음 –
>
> 18세 이하를 대상으로 치아우식증에 이환되지 않은 순수 건전치아('교합면'이 우식증 등 질환에 이환되지 않은 치아)인 제1큰어금니 또는 제2큰어금니에 시행한 치면열구전색술(치아홈메우기)은 요양급여를 인정함. 다만, 탈락 또는 파절 등으로 2년 이내에 동일의료기관에서 동일치아에 재도포를 시행한 경우의 비용은 별도 산정 불가함.

13. 교합조정술

❶ 1치당 산정한다.

❷ 1일 4치까지 인정된다(1일 4회까지 인정된다).

❸ 동일 부위에 치석 제거와 교합조정술 동시 시행한 경우 각각 100% 산정 가능하다.

❹ 보철물 장착 후 교합조정술은 별도 산정 불가하다.

❺ 동일 치아에 충전처치 또는 치수치료와 동시 실시한 교합조정술은 별도 산정 불가능하다.

❻ 잠간고정술과 교합조정술을 동시에 시행한 경우 잠간고정술 100% 산정, 교합조정술 50%를 산정한다(병원급이면 교합조정술 70%를 산정한다).

> ■ 동일 치아에 충전처치 또는 치수치료와 동시 실시한 차29 교합조정술 인정여부(보건복지부 고시 제2020 – 19호, 2020.2.1. 시행)
> 동일 치아에 충전처치 또는 치수치료와 동시 실시한 차29 교합조정술은 주된 처치료에 포함되므로 별도 인정하지 아니함.
>
> ■ 차29 교합조정술의 1일 최대 인정가능한 치아수(보건복지부 고시 제2019 – 429호, 2011.3.1. 시행)
> 차-29 교합조정술은 치아모형의 교합기 부착 없이 구강 내에서 직접 조기접촉이나 교두 간섭부위를 선택적으로 삭제하거나 재형성해서 교합력을 여러 개의 치아에 균등하게 분산시킴으로써 기능적 관계를 설정하는 방법이나, 여러 개 치아에 대하여 광범위한 교합관계의 형성이 필요한 경우에는 차35 교합성형술을 실시하는 것이 타당하므로 차-29 교합조정술은 1일에 최대 4치까지 인정함.

14. 정량광형광기를 이용한 치아우식증검사

❶ 1구강당 1회 인정된다.

❷ 정량광형광기를 이용하여 가시광선을 치아에 조사한 후, 치아우식에 의한 형광소실 정도를 측정한다.

❸ 15세 이하 아동이 급여 대상이다(기존 5세 이상 12세 이하에서 2025.02.01.부터 바뀜).

❹ 구강당 3개월 간격으로 1회 인정된다(기존 6개월 간격에서 2025.02.01.부터 바뀜).

❺ 동일 날, 동일 목적으로 정량광형광기를 이용한 치아우식증 검사와 방사선촬영(치근단 촬영, 교익 촬영, 파노라마 촬영)을 동시에 실시한 경우 주된 검사 한 가지만 산정한다.

❻ 청구할 때 정량광형광기의 형광사진과 형광소실 정도를 측정한 판독내용을 포함해야 한다.

❼ 건강보험심사평가원에 정량광형광기 장비 신고가 되어야 청구할 수 있다.

> ■ 정량광형광기를 이용한 치아우식증검사의 급여기준(보건복지부 고시 제2025 – 23호, 2025.2.1. 시행)
> 1. 정량광형광기를 이용한 치아우식증 검사는 치아우식증 진단 보조 및 진행 여부 모니터링을 목적으로 실시하는 검사로 다음의 요건을 모두 충족한 경우에 요양급여를 인정함.
>   – 다 음 –
>   가. 급여대상 : 15세 이하 아동
>   나. 실시간격 : 구강당 3개월 간격으로 1회 인정
> 2. 다만, 동일 날, 동일 목적으로 정량광형광기를 이용한 치아우식증 검사와 방사선촬영(다191 치근단, 다195 교익, 다197 파노라마 촬영)을 동시에 실시한 경우 주된 검사 한 가지만 산정함.

THE 알아보기 ✓

보존치료 중 동시시행 시 산정방법
- 영구충전과 같은 날 진행된 진정처치는 산정 불가능하다.
- 치수복조와 치아진정처치를 같이 진행한 경우 치수복조만 산정한다.
- 충전 당일 실시한 보통처치와 치아진정처치는 별도 산정 불가능하다.
- 충전 당일 같은 치아에 치면열구전색술을 동시에 시행 시 치면열구전색술은 50%를 산정한다.
- 동일 부위에 치석 제거와 교합조정술 동시 시행한 경우 각각 100% 산정 가능하다.
- 잠간고정술과 교합조정술을 동시에 시행한 경우 잠간고정술 100% 산정, 교합조정술 50%를 산정한다(병원급이면 교합조정술 70%를 산정한다).
- 동일 날, 동일 목적으로 정량광형광기를 이용한 치아우식증 검사와 방사선촬영(치근단 촬영, 교익 촬영, 파노라마 촬영)을 동시에 실시한 경우 주된 검사 한 가지만 산정한다.

▎보철치료 ▎

1. 치관수복물 또는 보철물의 제거

❶ 1치당 산정한다.

❷ 간단한 것(치관수복물 또는 보철물의 제거 가)은 아말감, 복합레진(글래스아이노머시멘트 포함), 광중합형 복합레진, SP Crown(Simplified Prosthetic Crown으로 본 뜨지 않고 기성품을 사용한 Crown) 제거 시에 산정한다.

❸ 복잡한 것(치관수복물 또는 보철물의 제거 나)은 Casting Crown, Onlay, Inlay, Bridge 제거 시 산정한다.

❹ Bridge 제거 시 지대치는 개수대로 산정한다. 지대치와 지대치 사이의 인공치(Pontic)는 치아 1개로 산정한다.

❺ 치관수복물 또는 보철물의 제거(가. 간단한 것)와 치관수복물 또는 보철물의 제거(나. 복잡한 것)를 동시에 시행한 경우(나. 복잡한 것)만 산정 가능하다.

❻ 발치와 동시에 실시된 치관수복물 또는 보철물의 제거는 별도로 인정하지 않는다. 다만, 수복물 및 보철물을 제거하여 상태를 확인한 이후 발치가 순차적으로 이루어진 경우에는 각각 100% 산정 가능하다.

❼ 재근관치료를 위해 치관수복물 또는 보철물의 제거 후 금속재 포스트 제거와 근관 내 기존 충전물 제거를 각각 실시한 경우, 치관수복물 또는 보철물의 제거 100%, 금속재 포스트 제거 100%를 산정하고, 근관 내 기존 충전물 제거는 50%를 산정한다.

> ■ 재충전 등을 위해 충전물 제거 시 수가 산정방법(보건복지부 고시 제2023 - 56호, 2023.3.29. 시행)
> 재충전 등을 위하여 기존 충전물(아말감, 복합레진, 글래스아이노머시멘트, 광중합형 복합레진 등)을 제거할 경우 차19 치관수복물 또는 보철물의 제거 [1치당] '주'에 따른 해당 행위 소정점수를 산정함.
>
> ■ 차41 발치술[1치당]과 동시에 실시된 차19 치관수복물 또는 보철물의 제거[1치당] 급여기준(보건복지부 고시 제2020 - 19호, 2020.2.1. 시행)
> 차41 발치술(1치당)과 동시에 실시된 차19 치관수복물 또는 보철물의 제거[1치당]는 별도로 인정하지 아니함. 다만, 수복물 및 보철물을 제거하여 상태를 확인한 이후 발치가 순차적으로 이루어진 경우에는 각각의 소정점수를 산정함.

> ■ 차19 치관수복물 또는 보철물의 제거[1치당] 후 처2금속재 포스트제거[1근관당]와 차19-1 근관 내 기존충전물제거[1근관당]의 수가 산정방법(보건복지부 고시 제2020-19호, 2020.2.1. 시행)
> 재근관 치료를 위하여 차19 치관수복물 또는 보철물의 제거[1치당] 후 처2금속재 포스트 제거[1근관당]와 차19-1 근관 내 기존 충전물 제거[1근관당]를 각각 실시한 경우, 차19 치관수복물 또는 보철물의 제거[1치당]와 처2금속재 포스트 제거[1근관당]는 각각 소정점수의 100%를 산정하고, 차19-1 근관 내 기존 충전물 제거[1근관당]는 소정점수의 50%를 산정함.

2. 보철물 재부착

❶ 1치당 산정한다.

❷ 장착된 보철물이 탈락되어 재부착하는 경우 산정하되 재료의 비용은 포함되므로 별도 산정 불가능하다.

❸ Bridge인 경우 지대치에 한정하여 산정한다.

❹ 임시 치아의 재부착은 산정 불가능하다.

❺ 치과임플란트 완료가 되고 3개월 이후에 임플란트 보철물을 재부착하는 경우 산정 가능하다.

> ■ 치과임플란트 치아에 보철물(크라운) 재부착(보건복지부 고시 제2014-100호, 2014.7.1. 시행)
> 치과임플란트치아의 보철물을 재부착하는 경우에는 차20 보철물 재부착[1치당]의 소정점수에 포함됨.

3. 금속재 포스트 제거

❶ 1근관당 산정한다.

❷ 재근관치료를 위해 기존에 근관치료할 때 쓴 금속재 포스트를 제거하는 경우 산정한다.

❸ 재근관치료를 위해 치관수복물 또는 보철물의 제거 후 금속재 포스트 제거와 근관 내 기존 충전물 제거를 각각 실시한 경우, 치관수복물 또는 보철물의 제거 100%, 금속재 포스트 제거 100%를 산정하고, 근관 내 기존 충전물 제거는 50%를 산정한다.

> **THE 알아보기**
>
> **Bridge 제거와 재부착 산정방법**
> - Bridge 제거 시 지대치는 개수대로 산정한다. 지대치와 지대치 사이의 인공치(Pontic)는 치아 1개로 산정한다. 이때 인공치의 개수와는 상관없다.
> - 4=6 Bridge 제거 산정 : 보철물 제거(복잡한 것) 3회로 산정
> - 3=5=7 Bridge 제거 산정 : 보철물 제거(복잡한 것) 5회로 산정
> - 3==1=3 Bridge 제거 산정 : 보철물 제거(복잡한 것) 5회로 산정
> - Bridge 재부착시 지대치 개수대로 산정한다. Bridge 제거와는 다르게 인공치는 산정하지 않는다.
> - 4=6 Bridge 재부착 산정 : 보철물재부착 2회로 산정
> - 3=5=7 Bridge 재부착 산정 : 보철물재부착 3회로 산정
> - 3==1=3 Bridge 재부착 산정 : 보철물재부착 3회로 산정

이론 확인 OX 문제

01 동일 부위에 치석제거와 교합조정술 동시 시행 시 각각 100% 산정 가능하다. ⬜O⬜X

02 충전 후 연마는 1면당으로 산정 가능하다. ⬜O⬜X

03 당일 동일 치아에 광중합형 복합레진 충전과 동시 시행 시 치면열구전색술은 50%만 산정한다. ⬜O⬜X

04 11세 소아가 #36 치아우식증으로 인해 광중합형 복합레진 충전을 받았다. 이때 러버댐을 장착했으면 별도 산정 가능하다. ⬜O⬜X

05 러버댐 장착 시 사용한 재료대는 별도 산정하지 않는다. ⬜O⬜X

06 지각과민처치(나)의 경우 당일 다수 치아에 시행했을 때, 제1치는 소정점수의 100%를 산정하고 제2치부터 초과되는 치아수마다 소정점수의 20%를 산정하되, 최대 4치까지 산정 가능하다. ⬜O⬜X

07 치수복조와 치아진정처치를 동시에 시행한 경우 치아진정처치만 산정한다. ⬜O⬜X

08 근관치료 첫날 발수를 완료하지 못한 경우 보통처치로 산정한다. ⬜O⬜X

09 치아진정처치의 경우 비급여 진료 당일 전 단계로 시행한 경우 산정 불가하다. ⬜O⬜X

10 복합레진 즉일충전처치 후 6개월이 지났다. 즉일충전처치한 치아를 재충전할 때 산정 기준은 초진 + 즉일충전처치(50%) + 충전(50%) + 재료대(50%)이다. ⬜O⬜X

11 수복물 및 보철물을 제거하여 상태를 확인한 이후 발치가 순차적으로 이루어진 경우 발치만 100% 산정할 수 있다. ☐O☐X

12 4==7 Bridge 제거는 수복물제거 복잡 4개로 산정한다. ☐O☐X

13 재근관치료를 위해 치관수복물 또는 보철물의 제거 후 금속재 포스트 제거와 근관 내 기존 충전물 제거를 각각 실시한 경우, 치관수복물 또는 보철물의 제거 100%, 금속재 포스트 제거 100%를 산정하고, 근관 내 기존 충전물 제거는 50%를 산정한다. ☐O☐X

14 보철물 재부착 시 Bridge인 경우 지대치에 한하여 인정한다. ☐O☐X

15 치과임플란트 완료 후 1개월 이내에 시행하는 보철물 재부착은 산정 불가능하다. ☐O☐X

이론 확인 OX 문제 해설

01 (O) 동일 부위에 치석제거와 교합조정술을 동시에 시행한 경우 각각 100% 산정 가능하다.

02 (X) 충전 후 연마는 1치당 산정한다.

03 (O) 당일 동일 치아에 광중합형 복합레진 충전과 동시 시행 시 치면열구전색술은 50%만 산정한다.

04 (X) 광중합형 복합레진 충전의 경우 러버댐 장착을 별도 산정하지 못한다.

05 (O) 러버댐의 재료대는 소정점수에 포함되므로 별도 산정 불가능하다.

06 (X) 지각과민처치(나)의 경우 당일 다수 치아에 시행했을 때, 제1치는 소정점수의 100%를 산정하고 제2치부터는 초과되는 치아수마다 소정점수의 20%를 산정하되, 최대 6치까지 산정 가능하다.

07 (X) 치수복조와 진정처치를 동시에 시행한 경우 치수복조만 산정한다.

08 (O) 근관치료 첫날 발수를 완료하지 못한 경우 보통처치로 산정한다.

09 (O) 치아진정처치의 경우 비급여 진료 당일 전 단계로 시행한 경우 산정 불가능하다.

10 (X) 복합레진 즉일충전처치하고 난 뒤 3개월이 초과된 경우 재충전 시 산정 기준은 초진 + 즉일충전처치(100%) + 충전(100%) + 재료대(100%)이다.

11 (X) 수복물 및 보철물을 제거하여 상태를 확인한 이후 발치가 순차적으로 이루어진 경우 수복물 및 보철물 제거와 발치 각각 100% 산정 가능하다.

12 (X) 4==7 Bridge 제거는 수복물 제거 복잡 3개로 산정한다(Pontic은 연결되어 있는 경우 1개로 산정함).

13 (O) 재근관치료를 위해 치관수복물 또는 보철물의 제거 후 금속재 포스트 제거와 근관 내 기존 충전물 제거를 각각 실시한 경우, 치관수복물 또는 보철물의 제거 100%, 금속재 포스트 제거 100%를 산정하고, 근관 내 기존 충전물 제거는 50%를 산정한다.

14 (O) 보철물 재부착 시 Bridge인 경우 지대치에 한하여 인정한다.

15 (O) 임플란트 완료 후 3개월 이후 시행하는 보철물 재부착은 산정 가능하다.

이론 완성하기 문제

정답 01 ② 02 ③ 03 ④

01 지각과민처치에 대한 설명으로 옳지 않은 것은?

① 불소이온도입법을 시행한 경우 지각과민처치(가)이다.
② 동일 부위에 지각과민처치와 근관치료를 같이 시행한 경우 각각 100% 산정한다.
③ 지각과민처치시 약제료는 별도 산정 불가하다.
④ 지각과민처치(나)의 경우 당일 다수 치아에 시행한 경우 제1치는 소정점수의 100%를 산정하고, 제2치부터 초과되는 치아수마다 소정점수의 20%를 산정하되 최대 6치(1일 최대 200%)까지 산정 가능하다.
⑤ 지각과민처치(나)를 시행한 후 동일치아에 6개월 이내에 재시행한 경우 인정되지 않으며, 진찰료만 산정 가능하다.

해설
② 동일 부위에 지각과민처치와 근관치료를 동시에 시행한 경우 근관치료만 산정 가능하다.
① 지각과민처치(가)는 Gluma, MS Coat, Superseal, 불소이온도포가 해당한다. 지각과민처치(나)는 레이저치료, Clearfil SE Bond 등 상아질접착제의 도포가 해당한다.
⑤ 지각과민처치(나)를 시행한 후 동일치아에 6개월 이내에 재시행한 경우 인정되지 않으며, 진찰료만 산정 가능하다. 다만, 지각과민처치(가)의 경우 6개월 이내 동일 치아 산정 가능하다.

02 10세 소아가 2025년 3월 13일에 치아우식증으로 인해 #46 교합면 부위를 광중합형 복합레진 충전 치료를 받았다. 2025년 8월 13일에 기존에 치료했던 부위에 광중합형 복합레진이 떨어져 재충전을 받았다. 이때 산정 기준으로 옳은 것은?

① 산정할 수 없음
② 광중합형 복합레진 충전 100%
③ 광중합형 복합레진 충전 50%
④ 복합레진 충전 100%
⑤ 재료대만 산정

해설
6개월 이내 재충전 시 충전(다. 광중합형 복합레진 충전) 50%를 산정한다.

03 50일 전에 즉일충전처치로 GI 충전을 한 10세 환자가 다시 내원하였다. 설날에 유과를 먹다가 충전한 GI가 빠졌다고 했다. 확인한 결과 50일 전에 즉일충전처치한 GI가 탈락하였고 재충전하였다. 이때 산정기준으로 옳은 것은?

① 초진 + 와동형성료(50%) + 충전료(50%) + 재료대(100%)
② 초진 + 와동형성료(100%) + 충전료(100%) + 재료대(100%)
③ 초진 + 즉일충전처치료(50%) + 충전료(50%) + 재료대(100%)
④ 초진 + 즉일충전처치료(100%) + 충전료(100%) + 재료대(100%)
⑤ 재진 + 즉일충전처치료(50%) + 충전료(50%) + 재료대(100%)

해설
GI의 경우 30일 초과하여 즉일충전처치한 치아를 재충전할 경우 초진 + 즉일충전처치료(100%) + 충전료(100%) + 재료대(100%)를 산정한다.

이론 완성하기 문제

정답 04 ② 05 ④ 06 ⑤

04 다음 중 보존치료에 대한 설명으로 옳지 않은 것은?

① 동일 날, 동일 목적으로 정량광형광기를 이용한 치아우식증 검사와 방사선촬영(치근단 촬영, 교익 촬영, 파노라마 촬영)을 동시에 실시한 경우 주된 검사 한 가지만 산정한다.
② 정량광형광기를 이용한 치아우식증검사는 구강당 6개월 간격으로 1회 인정된다.
③ 영구충전과 함께 실시한 치수복조는 산정 불가능하다.
④ 충전 당일 실시한 보통처치와 치아진정처치는 별도 산정 불가능하다.
⑤ 비급여재료로 충전하고 충전물 연마를 한 경우 충전물 연마는 산정 불가능하다.

해설
정량광형광기를 이용한 치아우식증검사는 구강당 3개월 간격으로 1회 인정된다.

05 3=1=3 Bridge를 제거했다. 이때 산정하는 방법으로 옳은 것은?

① 보철물 제거 간단한 것 3개
② 보철물 제거 간단한 것 5개
③ 보철물 제거 복잡한 것 3개
④ 보철물 제거 복잡한 것 5개
⑤ 보철물 제거 복잡한 것 6개

해설
복잡한 것(치관수복물 또는 보철물의 제거 나)은 Casting Crown, Onlay, Inlay, Bridge 제거 시 산정한다. Bridge 제거 시 지대치는 개수대로 산정한다. 지대치와 지대치 사이의 인공치(Pontic)는 치아 1개로 산정한다.

06 다음 중 보철치료에 대한 설명으로 옳지 않은 것은?

① Bridge 제거 시 지대치는 숫자대로 산정하고, 연속된 인공치는 여러 개의 치아라도 1치로 산정한다.
② 치관수복물 또는 보철물의 제거 간단과 복잡 동시 시행 시 복잡만 인정된다.
③ 보철물 재부착하는 경우 시멘트 재료대는 소정금액에 포함되어 있어 별도 산정 불가하다.
④ Bridge의 재부착의 경우 지대치에 한하여 인정하고 Pontic은 인정하지 않는다.
⑤ 재근관치료를 위하여 치관수복물 또는 보철물의 제거 후 금속재 포스트 제거와 근관 내 기존 충전물 제거를 각각 시행한 경우, 치관수복물 또는 보철물의 제거와 금속재 포스트 제거는 각각 100% 산정하고, 근관 내 기존 충전물 제거는 산정하지 못한다.

해설
재근관치료를 위해 치관수복물 또는 보철물의 제거 후 금속재 포스트 제거와 근관 내 기존 충전물 제거를 각각 실시한 경우, 치관수복물 또는 보철물의 제거 100%, 금속재 포스트 제거 100%를 산정하고, 근관 내 기존 충전물 제거는 50%를 산정한다.

CHAPTER 12 보철 중 급여 틀니, 유지관리

PART 1 대표문제 및 핵심이론

✓ 출제 Tip
- 1문제 정도 출제됩니다.
- 틀니 진료의 순서와 흐름을 파악하는 것이 중요합니다.
- 틀니 유지관리 중 산정 가능한 것을 암기하는 것이 중요합니다.

대표문제

다음 중 급여 틀니에 대한 설명으로 옳지 않은 것은?

① 단계별 묶음수가제 방식으로 지불한다.
② 급여 틀니의 주상병은 K08.1 사고, 추출 또는 국한성 치주병에 의한 치아상실로 청구한다.
③ 급여 부분틀니의 경우 클라스프(고리) 유지형 금속상 부분틀니여야 한다.
④ 급여 완전틀니의 경우 5단계로 단계별 묶음수가제가 진행된다.
⑤ 급여 부분틀니의 경우 지대치 보철비용은 급여로 산정된다.

해설
⑤ 급여 부분틀니의 지대치 보철비용은 비급여이다.
① 급여 완전틀니는 5단계, 급여 부분틀니는 6단계로 단계별 묶음수가제가 진행된다.
② 급여 틀니의 주상병은 K08.1 사고, 추출 또는 국한성 치주병에 의한 치아상실로 청구한다. 이 상병은 치과 임플란트에서도 사용된다.
③ 급여 부분틀니의 경우 클라스프(고리) 유지형 금속상 부분틀니여야 한다(어태치먼트 등 특수 부분틀니는 급여에서 제외).
④ 급여 완전틀니의 경우 5단계로 단계별 묶음수가제가 진행된다.
진단 및 치료계획(1단계) → 인상채득(2단계) → 악간관계채득(3단계) → 납의치 시적(4단계) → 의치 장착 및 조정(5단계)

| 정답 | ⑤

족집게 과외

1. 급여 완전틀니

❶ **대상자** : 65세 이상으로 상악 또는 하악에 치아가 전혀 없는 경우

❷ **틀니 종류** : 레진상 완전틀니, 금속상 완전틀니(금속은 코발트 크롬 금속류여야 하며 gold나 titanium을 사용한 금속상 완전틀니는 급여에서 제외)

❸ **권장재료**
　㉠ 레진상 완전틀니

의치상	열중합형의치상용레진
인공치	다중중합레진치아

　㉡ 금속상 완전틀니

의치상	열중합형의치상용레진
인공치	다중중합레진치아
금속구조물	코발트 크롬 금속류

❹ **틀니단계 – 5단계(단계별 묶음수가제)**
　㉠ 진단 및 치료계획(1단계)
　㉡ 인상채득(2단계)
　㉢ 악간관계채득(3단계)
　㉣ 납의치 시적(4단계)
　㉤ 의치 장착 및 조정(5단계)

❺ **본인부담금**
　㉠ 건강보험가입자 : 30%
　㉡ 차상위 1종 : 5%, 차상위 2종 : 15%
　㉢ 의료급여 1종 5%, 의료급여 2종 15%

❻ **급여적용기간** : 7년마다 1회 적용하며 악당 산정한다(다만, 구강상태가 심각하게 변화되어 새로운 틀니제작이 불가피하다고 인정되는 의학적 소견이 있거나, 천재지변 등 그 밖의 부득이한 사유로 틀니를 재제작할 경우에 한하여 추가 1회 요양급여를 인정한다).

❼ **무상보상기간** : 틀니 장착 후, 3개월에 6회에 한하여 시술료 없이 진찰료만 산정한다.

❽ **상병명** : K08.1 사고, 추출 또는 국한성 치주병에 의한 치아상실

❾ 임시틀니만 제작하는 경우 비급여로 산정한다.

2. 급여 부분틀니

❶ **대상자** : 65세 이상으로 상악 또는 하악의 치아결손으로 남은 치아를 이용하여 부분틀니 제작이 가능한 경우

❷ **틀니종류** : 클라스프(고리) 유지형 금속상 부분틀니(어태치먼트 등 특수 부분틀니는 급여에서 제외)

❸ **금속상 부분틀니의 권장재료**

의치상	열중합형 의치상용레진
인공치	다중중합레진치아
금속구조물	코발트 크롬 금속류

❹ **틀니단계 – 6단계(단계별 묶음수가제)**
   ㉠ 진단 및 치료계획(1단계)
   ㉡ 지대치 형성 및 인상채득(2단계)
   ㉢ 금속구조물 시적(3단계)
   ㉣ 최종악간관계채득(4단계)
   ㉤ 납의치 시적(5단계)
   ㉥ 의치 장착 및 조정(6단계)

❺ **본인부담금**
   ㉠ 건강보험가입자 : 30%
   ㉡ 차상위 1종 : 5%, 차상위 2종 : 15%
   ㉢ 의료급여 1종 5%, 의료급여 2종 15%

❻ **급여적용기간** : 7년마다 1회 적용하며 악당 산정한다(다만, 구강상태가 심각하게 변화되어 새로운 틀니제작이 불가피하다고 인정되는 의학적 소견이 있거나, 천재지변 등 그 밖의 부득이한 사유로 틀니를 재제작할 경우에 한하여 추가 1회 요양급여를 인정한다).

❼ **무상보상기간** : 틀니 장착 후, 3개월에 6회에 한하여 시술료 없이 진찰료만 산정한다.

❽ **상병명** : K08.1 사고, 추출 또는 국한성 치주병에 의한 치아상실

❾ 임시틀니만 제작하는 경우 비급여로 산정한다.

❿ 지대치 보철비용은 비급여로 산정한다.

> **THE 알아보기** ✓
>
> **급여 틀니 문제에서 자주나오는 선지**
> - 건강보험가입자의 경우 본인부담률이 30%이다.
> - 급여적용기간 : 7년마다 1회 적용하며 악당 산정한다.
> - 무상보상기간 : 틀니 장착 후, 3개월에 6회에 한하여 시술료 없이 진찰료만 산정한다.
> - 상병명 : K08.1 사고, 추출 또는 국한성 치주병에 의한 치아상실
> - 임시틀니만 제작하는 경우 비급여로 산정한다.
> - 급여 부분틀니의 Surveyed Crown(지대치 보철) 비용은 비급여로 산정한다.

■ **완전틀니(레진상, 금속상) 및 금속상 부분틀니의 인정기준(보건복지부 고시 제2021 – 212호, 2021.8.2. 시행)**
국민건강보험 요양급여의 기준에 관한 규칙 [별표 2] 비급여대상 4. 바에 따른 65세 이상 틀니의 요양급여 대상 등은 다음과 같이 함.

– 다 음 –

가. 적응증
   (1) 완전틀니(레진상, 금속상) : 상악 또는 하악의 완전 무치악 환자
   (2) 금속상 부분틀니 : 상악 또는 하악(일부 또는 다수)의 치아 결손으로 잔존 치아를 이용하여 부분틀니 제작이 가능한 환자
나. 적용횟수 : 7년 이내 1회 적용을 원칙으로 함. 다만, 구강상태가 심각하게 변화되어 새로운 틀니 제작이 불가피하다고 인정 되는 의학적 소견이 있거나, 천재지변 등 그 밖의 부득이한 사유로 틀니를 재제작 할 경우에 한하여 추가 1회 요양급여를 인정함.

다. 유지관리 : 틀니 장착 후 3개월 이내 최대 6회 적용을 원칙으로 하며, 동 기간내 유지관리를 위한 요양급여비용은 진찰료만 산정할 수 있음.
라. 수가산정방법 : 틀니 요양급여비용은 진료 단계별로 산정함을 원칙으로 하며, 틀니 최종 장착 이전에 중간단계에서 진료가 중단된 경우에는 해당단계까지만 비용을 산정함.
마. 틀니재료
  (1) 레진상 완전틀니 : 의치상-열중합형 의치상용레진, 인공치-다중중합레진치아
  (2) 금속상 부분틀니 : 의치상-열중합형 의치상용레진, 인공치-다중중합레진치아, 금속구조물-코발트크롬 금속류
  (3) 금속상 완전틀니 : 의치상-열중합형 의치상용레진, 인공치-다중중합레진치아, 금속상-코발트 크롬 금속류
바. 연결유지장치 : 금속상 부분틀니의 경우, 클라스프(Clasp) 유지형에 한함.

3. 틀니 유지관리

❶ **대상자** : 65세 이상 틀니 장착자로 완전틀니인 경우 레진상 완전틀니, 금속상 완전틀니여야 하고, 부분틀니인 경우 클라스프(고리) 유지형 금속상 부분틀니로 급여 틀니 기준에 맞아야 한다.

❷ 틀니 유지관리 보험적용은 틀니 장착 후 3개월(최대 6회)의 무상보상기간이 종료되는 시점부터 적용된다.

❸ **유지관리 항목**

구 분	유지관리 행위		산정단위	급여기준
의치 조직면 개조	첨 상	직접법	악 당	연 1회
		간접법	악 당	연 1회
	개 상		악 당	연 1회
	조직조정		악 당	연 2회
의치 수리	인공치 수리		치 당	연 2회(제1치 100%, 제2치부터 치아당 소정점수의 50% 적용)
	의치상 수리		악 당	연 2회
의치 조정	의치상 조정		악 당	연 2회
	교합조정	단 순	악 당	연 4회
		복 잡	악 당	연 1회
클라스프 파절 수리		단 순	악 당	연 2회
		복 잡	악 당	연 1회

❹ 각 항목별 건강보험 적용 횟수를 초과한 경우에는 요양급여비용 전액을 환자 본인이 부담한다.

❺ 항목별 연간 급여 인정 횟수는 회계연도(1.1 – 12.31) 기준으로 산정되며, 국민건강보험공단 등록시스템을 통해 각 개인별 적용 횟수 관리가 이루어진다.

❻ 요양기관은 틀니 유지관리 시술을 위해서는 각 항목별로 처치 시마다 사전등록 절차를 거쳐야 하며 등록 이후에 요양급여비용을 청구해야 한다.

❼ **본인부담금**
  ㉠ 건강보험가입자 : 30%
  ㉡ 의료급여 1종 5%, 의료급여 2종 15%

❽ **상병명** : Z46.3 치과보철장치의 부착 및 조정

❾ 최종 장착 후 무상보상기간 내에 무상 수리를 할 수 있는 기관은 틀니를 제작한 요양기관이다.

❿ 틀니의 유지관리 행위는 반드시 틀니를 제작한 병 · 의원과 동일하지 않아도 건강보험 적용이 가능하다.

⓫ 임시틀니는 틀니 유지관리 급여적용 대상이 아니다.

> **THE 알아보기** ✓
>
> **틀니 유지관리 문제에서 자주나오는 선지**
> - 건강보험가입자의 경우 본인부담률이 30%이다.
> - 최종 장착 후 무상보상기간 내에 무상 수리를 할 수 있는 기관은 틀니를 제작한 요양기관이다. 다만 틀니의 유지관리 행위는 반드시 틀니를 제작한 병 · 의원과 동일하지 않아도 건강보험 적용이 가능하다. 무상보상기간 내에 무상 수리와 틀니의 유지관리 행위의 차이를 기억하는 것이 좋다.
> - 상병명 : Z46.3 치과보철장치의 부착 및 조정

■ **보철물의 유지관리 (차151~차154)에 대한 일반원칙(보건복지부 고시 제2018 - 314호, 2019.1.1. 시행)**
1. 완전틀니(레진상, 금속상) 및 급여기준에서 정하고 있는 금속상 부분틀니의 수리 등 유지관리 행위는 국민건강보험법 시행령 [별표2] 제3호라목3)·4), 같은 호 바목에 따라 완전틀니 및 부분틀니 요양급여의 범위에 포함됨.
2. 틀니 최종 장착 후 3개월 이내(최대 6회까지)에는 유지관리 행위료를 별도 산정하지 아니하고, 진찰료만 산정할 수 있음.
3. 틀니 최종 장착 후 3개월(최대 6회)이 경과한 후에는 급여대상 유지관리 행위별 인정기준에 따라 해당 소정점수를 별도 산정할 수 있으며, 각 행위별 인정기준에 해당하지 않는 경우에는 해당 요양급여비용을 전액 본인이 부담하도록 함.

■ **차151 의치 조직면 개조 [1악당] 급여기준(보건복지부 고시 제2023 - 56호, 2023.3. 29. 시행)**
차151 의치 조직면 개조 [1악당]는 다음과 같이 각각의 요건을 모두 충족하는 경우 요양급여를 인정함.

- 다 음 -

가. 첨상(relining)
  1) 직접법 : 연 1회 인정
    가) 의치의 내면 부적합이 존재하는 경우
    나) 자가 중합형 의치상용레진을 이용하여 진료실 에서 의치 내면을 개조한 경우
  2) 간접법 : 연 1회 인정
    가) 의치의 내면의 부적합과 수직 고경 상실이 존재하는 경우
    나) 기능인상을 채득하여 주모형을 제작하고 교합 기에 장착한 후, 의치상용레진을 적용한 경우
나. 개상(rebasing) : 연 1회 인정
  1) 의치의 내면 부적합과 수직 고경 상실이 존재하며, 의치 변연 및 연마면의 조정이 필요한 경우
  2) 기능인상을 채득하여 주모형을 제작하고 교합기에 장착한 후, 의치상용레진을 적용한 경우
다. 조직 조정(Tissue conditioning) : 연 2회 인정
  1) 의치 하방의 연조직에 과도한 압박이나 남용이 관찰되거나 잇몸 염증이 존재하는 경우
  2) 의치상 내면에 연질 이장재를 적용하여 일정 시간이 경과한 후 과량의 연질 이장재를 제거하는 경우

■ 차152 의치수리 급여기준(보건복지부 고시 제2018 - 314호, 2019.1.1. 시행)
의치수리는 다음과 같이 각각의 경우 요양급여를 인정함.
- 다 음 -
가. 인공치 수리[1치당](Artificial Tooth Repair) : 연 2회 인정
　1) 적응증
　　가) 인공치의 마모나 파절 또는 탈락으로 인하여 인공치의 교체나 형태를 복원한 경우
　　나) 자연치의 상실로 새로운 인공치를 부착한 경우
　2) 산정방법 : 제1치는 인공치 수리 소정점수 100%, 제2치부터는 치아 1개당 소정점수의 50%를 산정함.
나. 의치상 수리[1악당](Denture Base repair): 연 2회 인정
　의치상용레진을 이용하여 부러진 의치를 원래 형태로 수리 복원하는 경우

■ 차153 의치조정 [1악당] 급여기준(보건복지부 고시 제2018 - 314호, 2019.1.1. 시행)
의치조정은 다음과 같이 각각의 요건을 모두 충족하는 경우 요양급여를 인정함.
- 다 음 -
가. 의치상 조정(Denture base adjustment) : 연 2회 인정
　1) 의치의 사용으로 조직에 궤양이나 불편감이 존재하여 조직면, 연마면 부분의 조정이 필요한 경우
　2) 압력 지시재를 사용하여 과도한 압력부위를 삭제한 후 의치 내면을 조정하는 경우
나. 교합조정(Occlusal adjustment)
　1) 단순(simple) : 연 4회 인정
　　가) 의치 착용 후 경미한 교합 오차가 있는 경우
　　나) 구강 내에서 직접 교합조정을 시행한 경우
　2) 복잡(complex) : 연 1회 인정
　　가) 의치 착용 후 교합 부조화 양상으로 '접촉 후 미끌림(touch and slide)'이 1mm 이상 존재할 경우
　　나) 의치 장착 상태에서 인상채득 후 의치와 재부착 모형을 교합기에 옮겨 교합 조정을 시행한 경우

■ 차154 클라스프 수리[1악당] 급여기준(보건복지부 고시 제2018 - 314호, 2019.1.1. 시행)
부분틀니에서 파절된 클라스프(Clasp)의 유지력 회복을 위해 다음과 같이 시행한 경우 요양급여를 인정함.
- 다 음 -
가. 단순(simple) : 연 2회 인정
　가공선을 이용하여 파절된 클라스프(Clasp)를 수리한 경우
나. 복잡(Complex) : 연 1회 인정
　주조법으로 파절된 클라스프(Clasp)를 제작하여 수리한 경우

이론 확인 OX 문제

01 급여 완전틀니는 여섯 단계로, 급여 부분틀니는 다섯 단계로 진행된다. ☐O☐X

02 임시틀니만 제작하는 경우 비급여 대상이다. ☐O☐X

03 68세로 상악 또는 하악에 치아가 전혀 없는 경우 급여 틀니를 산정할 수 있다(이전에 급여 틀니를 사용한 적이 없다). ☐O☐X

04 틀니 유지관리행위의 상병명은 K08.1 사고, 추출 또는 국한성 치주병에 의한 치아상실로 청구한다. ☐O☐X

05 틀니의 인공치 수리 시 제1치는 100% 산정하고, 제2치부터 50%를 산정한다. ☐O☐X

이론 확인 OX 문제 해설

01 (X) 급여 완전틀니는 다섯 단계로, 급여 부분틀니는 여섯 단계로 진행된다.

02 (O) 임시틀니만 제작하는 경우 비급여 대상이다.

03 (O) 65세 이상이고 상악 또는 하악에 치아가 전혀 없으며 7년 이내에 급여 틀니를 산정받은 적이 없다면 급여 틀니를 산정할 수 있다.

04 (X) 틀니 유지관리행위의 상병명은 Z46.3 치과보철 장치의 부착 및 조정을 적용한다.

05 (O) 틀니의 인공치 수리 시 제1치는 100% 산정하고, 제2치부터 50%를 산정한다.

이론 완성하기 문제

정답 01 ② 02 ①

01 다음 중 급여 틀니의 유지관리행위에 대한 설명으로 옳지 않은 것은?

① 임시틀니의 경우 무상유지관리에서 제외된다.
② 최종 장착 후 무상 수리기간인 6개월 이내 3회까지는 진찰료만 산정 가능하다.
③ 인공치 수리의 경우 치아당 산정하며 제1치 100%, 제2치부터 50%로 산정한다.
④ 급여 틀니 유지관리행위의 경우 상병명은 Z46.3 치과보철 장치의 부착 및 조정을 적용한다.
⑤ 최종 장착 후 무상 수리기간 내에 무상 수리를 할 수 있는 기관은 틀니를 제작한 요양기관이다.

> 해설
> ② 최종 장착 후 무상 수리기간인 3개월 이내 6회까지는 진찰료만 산정 가능하다.
> ③ 인공치 수리의 경우 치아당 산정하며 제1치 100%, 제2치부터 50%로 산정한다. 연 2회까지 가능하다.
> ⑤ 최종 장착 후 무상 수리기간 내에 무상 수리를 할 수 있는 기관은 틀니를 제작한 요양기관이다. 다만 틀니의 유지관리 행위는 반드시 틀니를 제작한 병·의원과 동일하지 않아도 건강보험 적용이 가능하다.

02 다음 중 급여 틀니의 유지관리행위에 대한 설명으로 옳지 않은 것은?

① 임시틀니도 틀니 유지관리 급여적용 대상이 된다.
② 틀니의 유지관리 행위는 반드시 틀니를 제작한 병·의원과 동일하지 않아도 건강보험 적용이 가능하다.
③ 각 항목별 급여 틀니 유지관리행위 건강보험 적용 횟수를 초과한 경우에는 요양급여비용 전액을 환자 본인이 부담한다.
④ 항목별 연간 급여 인정 횟수는 회계연도(1.1~12.31) 기준으로 산정되며, 국민건강보험공단 등록시스템을 통해 각 개인별 적용 횟수 관리가 이루어진다.
⑤ 건강보험가입자의 경우 본인부담률이 30% 적용된다.

> 해설
> ① 임시틀니의 경우 틀니 유지관리 급여적용 대상이 되지 않는다.
> ② 틀니의 유지관리 행위는 반드시 틀니를 제작한 병·의원과 동일하지 않아도 건강보험 적용이 가능하다. 다만 최종 장착 후 무상 수리기간 내에 무상 수리를 할 수 있는 기관은 틀니를 제작한 요양기관이어야 한다.
> ③ 각 항목별 급여 틀니 유지관리행위 건강보험 적용 횟수를 초과한 경우에는 요양급여비용 전액을 환자 본인이 부담해야 한다.
> ④ 틀니 유지관리 항목별 연간 급여 인정 횟수는 회계연도(1.1~12.31) 기준으로 산정되며, 국민건강보험공단 등록시스템을 통해 각 개인별 적용 횟수 관리가 이루어진다.
> ⑤ 틀니 유지관리의 경우 건강보험가입자의 본인부담률은 30%가 적용된다.

이론 완성하기 문제

정답 03 ⑤

03 급여 완전틀니의 단계를 순서대로 올바르게 정렬한 것은?

① 진단 및 치료계획 – 안간관계채득 – 인상채득 – 납의치 시적 – 의치 장착 및 조정
② 진단 및 치료계획 – 납의치 시적 – 인상채득 – 악간관계채득 – 의치 장착 및 조정
③ 인상채득 – 진단 및 치료계획 – 악간관계채득 – 납의치 시적 – 의치 장착 및 조정
④ 인상채득 – 진단 및 치료계획 – 납의치 시적 – 악간관계채득 – 의치 장착 및 조정
⑤ 진단 및 치료계획 – 인상채득 – 악간관계채득 – 납의치 시적 – 의치 장착 및 조정

해설

- 급여 완전틀니는 5단계로 단계별 묶음수가제가 적용된다.
  진단 및 치료계획(1단계) – 인상채득(2단계) – 악간관계채득(3단계) – 납의치 시적(4단계) – 의치 장착 및 조정(5단계)
- 급여 부분틀니는 6단계로 단계별 묶음수가제가 적용된다.
  진단 및 치료계획(1단계) – 지대치 형성 및 인상채득(2단계) – 금속구조물 시적(3단계) – 최종악간관계채득(4단계) – 납의치 시적(5단계) – 의치 장착 및 조정(6단계)

CHAPTER 13 근관치료

PART 1 대표문제 및 핵심이론

✓ 출제 Tip

- 4문제 정도 출제됩니다.
- 산정 기준과 산정 불가능한 경우를 암기하는 것이 중요합니다.

대표문제

다음 중 근관치료에 대한 설명으로 옳지 않은 것은?

① 전기치수검사의 경우 1악당 1회 산정이다.
② 치수절단 후 당일 충전 시 치수절단과 충전 각각 100% 산정 가능하다.
③ 치수절단 후 F.C Change의 경우 보통처치로 산정한다.
④ 치주질환으로 인해 전기치수반응검사를 산정할 수 없다.
⑤ 치아변색으로 인해 전기치수반응검사를 산정할 수 있다.

해설
전기치수검사의 경우 1구강당 1회 산정한다.

| 정답 | ①

족집게 과외

1. 전기치수반응검사

❶ **1구강당 1회 산정**한다.

❷ 건강보험심사평가원에 미리 전기치수반응검사 장비를 신고해야 산정 가능하다.

❸ 치아우식증, 치주질환 등의 상병명에는 **산정 불가능**하다.

❹ **적응증** : 외상, 치아의 변색, 생활치 여부 판단

2. 근관장측정검사

❶ **1근관당 산정**한다.

❷ C형 근관에 해당하는 경우 소정점수에 25.32점을 가산한다.

❸ 근관치료 전체 과정 중 **총 3회 산정 가능**하다.

❹ 근관장측정기구(Root-ZX)를 사용하는 경우 미리 장비 신고를 해야 한다.

❺ 유치의 경우에도 후속 영구치 교환 시기가 많이 남아 있다면 산정 가능하다. 이때 내역 설명을 달아야 한다.

❻ 진료기록부에 측정한 길이를 기록해야 한다.

3. 근관와동형성

❶ 1근관당 산정한다.

❷ 발수 또는 근관 내 기존충전물 제거한 경우 당일에 한하여 별도 산정한다.

❸ C형 근관에 발수 또는 근관 내 기존충전물 제거한 경우 96.51점을 산정한다.

❹ 단독으로 산정할 수 없으며 발수 또는 근관 내 기존 충전물 제거와 함께 산정한다.

> ■ C형 근관 치아 근관치료의 급여기준(보건복지부 고시 제2022 − 103호, 2022.5.1. 시행)
> C형 근관을 가진 치아의 근관치료는 다음과 같은 경우에 요양급여를 인정함
> − 다 음 −
> 가. 급여대상:
>   C형 근관을 가진 영구치
> 나. 인정기준
>   1) 근관 위치 및 형태 등 의사의 소견을 기록하고, 근관충전 후 방사선 영상자료를 반드시 보관하여야 함. 다만, 치료를 실패한 경우에는 근관치료 중 촬영한 영상으로 갈음함
>   2) C형 근관을 가진 영구치 중 상악제2대구치, 하악제1소구치, 하악제2대구치가 아닌 경우에는 요양급여비용 청구 시 진료기록부 및 영상자료 등 증빙자료를 첨부하여 제출토록 함
>
> ■ 근관와동형성의 급여기준(보건복지부 고시 제2020 − 246호, 2020.11.2. 시행)
> 발수 또는 근관 내 기존 충전물 제거한 경우 당일 1회에 한하여 1근관당 1회 인정한다.

4. 당일발수근충

❶ 1근관당 산정한다.

❷ 발수 당일에 근관치료 및 근관충전을 완료한 경우에 산정한다.

❸ 근관와동형성, 발수, 근관장측정, 근관확대, 근관성형, 근관세척 및 건조, (가압)근관충전 비용이 포함되므로 별도 산정하지 아니한다.

❹ Barbed-Broach를 사용한 경우에는 3.61점을 1회에 한하여 산정한다.

❺ Reamer 또는 File을 사용한 경우에는 치료기간 중 1회에 한하여 5.96점을 산정한다.

❻ 가. 영구치, 나. 유치, 영구치-C형 근관으로 구분하여 산정한다.

❼ File(또는 Reamer) 또는 NiTi FIle을 동시에 사용한 경우 1종만 인정한다.

❽ 치근단절제술과 당일발수근충을 당일에 동시 시행 시 각각 100% 산정 가능하다.

❾ 마취, 방사선 촬영, 러버댐장착은 별도 산정 가능하다.

> ■ 차59 치근단절제술[1치당] [치근단폐쇄비용 포함] 당일에 차12근관충전[1근관당] 또는 차7 당일 발수근충[1근관당]을 실시한 경우 수가 산정방법(보건복지부 고시 제2023 – 56호, 2023.3.29. 시행)
> 차59 치근단절제술 [1치당] [치근단 폐쇄비용 포함]은 치근단에 잔존하는 염증조직을 제거하는 외과적 치료방법이고, 근관치료는 치수 내 염증조직을 제거하는 방법으로 각각의 목적과 접근방법 등이 상이한점을 감안하여, 치근단절제술 당일에 차12 근관충전[1근관당] 또는 차7 당일발수근충[1근관당]을 실시한 경우 소정점수를 각각 산정함.

5. 치수절단

❶ 1치당 산정한다.

❷ 치근만곡이나 미성숙 영구치, 유치의 근관치료에 자주 사용하는 술식으로, 치수강 부분의 치수만 제거하고 포르모크레졸(FC) 등의 약제로 넣는다.

❸ 임시충전, 약제 및 재료의 비용이 포함되므로 별도 산정 불가능하다.

❹ 마취, 방사선촬영, 러버댐장착은 별도 산정 가능하다.

❺ 치수절단과 충전이 당일 이루어진 경우 각각 100% 산정 가능하다.

❻ 치수절단 후 포르모크레졸(FC) 교환은 보통처치로 산정한다.

> ■ 유치치수치료 시 방사선 촬영 없이 실시한 차9 치수절단 인정여부(보건복지부 고시 제2000 – 73호, 2001.1.1. 시행)
> 차9 치수절단을 하고자 할 때는 X-Ray 촬영결과에 따라 실시하여야 하는 것이 보편적인 치료절차라 할 수 있으나, 유치는 치료도중 치수가 개방되는 경우가 많아 X-Ray 촬영을 하지 않더라도 치수관의 위치를 확인할 수 있으므로, 유치에 행한 차9 치수절단은 X-Ray 촬영 행위가 없더라도 인정할 수 있음.

6. 발수

❶ 1근관당 산정한다.

❷ 발수완료일에 1회에 한하여 산정한다.

❸ Barbed-Broach를 사용한 경우 3.61점을 1회에 한하여 산정한다.

❹ C형 근관에 해당하는 경우 일반적인 근관의 소정점수인 52.23점이 아닌 73.13점을 산정한다.

❺ 발수 완료 전 치수 일부만 제거한 것은 보통처치로 산정한다.

❻ 발수 당일에 시행한 근관세척은 별도 산정 불가능하다.

❼ 마취, 방사선촬영, 러버댐장착은 별도 산정 가능하다.

❽ 구강내소염수술(I&D)과 동시에 발수를 시행했을 때, 각각 100% 산정 가능하다.

7. 근관세척

❶ 1근관당 산정한다.

❷ 치근막염의 처치, 구강 내 누공의 처치 및 근관 내 첩약처치 등을 포함한다.

❸ C형 근관에 해당하는 경우 일반적인 근관세척의 소정점수인 22.87점이 아닌 32.03점을 산정한다.

❹ 근관세척에 사용한 재료대는 별도 산정 불가능하다.

❺ 마취, 방사선촬영, 러버댐장착은 별도 산정 가능하다.

❻ 근관세척은 일반적으로 최대 5회까지 산정 가능하다. 하지만 계속 농이 나오는 경우 등 증상이 개선이 안 될 때는 내역 설명 후 추가로 산정 가능하다.

❼ 발수한 당일 또는 근관충전한 당일에 근관세척은 산정 불가능하다.

> ■ 차11 근관세척의 급여기준(보건복지부 고시 제2021 - 289호, 2021.12.1. 시행)
> 차11 근관세척은 5회까지 인정함. 다만, 근관치료와 관련된 잔존 통증 및 농의 배출 등과 같은 특별한 경우에는 환자상태에 따라 추가 인정함
>
> ■ 차10 발수[1근관당] 및 차12 근관충전[1근관당] 당일에 실시한 차11 근관세척[1근관1회당] 인정여부(보건복지부 고시 제2020 - 19호, 2020.2.1. 시행)
> 차10 발수[1근관당] 및 차12 근관충전[1근관당] 당일에 실시한 차11 근관세척[1근당1회당]은 주된 처치료에 포함되므로 별도 인정하지 아니함.

8. 근관확대

❶ 1근관당 산정한다.

❷ 근관확대는 여러 번 시행하더라도 치료기간 중 근관당 최대 2회 산정 가능하다.

❸ C형 근관에 해당하는 경우 일반적인 근관확대의 소정점수인 47.59점이 아닌 66.62점을 산정한다.

❹ 근관확대 행위료는 최대 2회 산정할 수 있으나 관련 재료대(Hand File or Ni-Ti File)는 1회만 산정 가능하다.

❺ 관련 재료대에는 Hand File(또는 Reamer)과 Ni-Ti File이 있다. Hand File은 근관당 산정하며, Ni-Ti File은 치아당 산정한다.

❻ 마취, 방사선촬영, 러버댐장착, 사용한 File에 따른 재료대는 별도 산정 가능하다.

❼ **유치에 실시한 근관확대의 급여기준**
  ㉠ 감염된 근관의 경우
  ㉡ 영구치의 교환시기가 많이 남아 있는 경우

> ■ 근관확대 및 근관성형의 급여기준(보건복지부 고시 제2020 - 246호, 2020.11.2. 시행)
> 치료기간 중 각각 1근관당 2회까지 인정한다.
>
> ■ 유치에 실시한 차11-1 근관확대[1근관 1회당]의 급여기준(보건복지부 고시 제2023 - 56호, 2023.3.29. 시행)
> 유치에 실시하는 차11-1 근관확대[1근관 1회당]는 다음과 같은 경우에 인정함.
>
> - 다 음 -
>
> 가. 감염된 근관인 경우
> 나. 영구치의 교환시기가 많이 남아 있는 경우
>
> ■ 전동형태 Ni-Ti File 인정여부(보건복지부 고시 제2010 - 2호, 2010.4.1. 시행)
> 전동형태의 Ni-Ti File은 차11-1 근관확대 실시에 사용한 경우「치료재료급여·비급여목록 및 급여상한금액표」에서 정한 금액(코드N0061001)을 치료기간 중 치아당 1회 산정하되, 전동형태 Ni-Ti File과 기존 File(U0002)을 각각 사용한 경우에도 1종만 인정함.

9. 근관성형

❶ 1근관당 산정한다.

❷ 근관확대를 할 때 근관성형도 실시한 경우 추가로 산정하며 근관성형 단독으로는 산정 불가능하다.

❸ 전체 치료기간 중 근관확대와 함께 2회 산정 가능하다.

❹ 유치의 근관성형은 '영구치의 선천적 결손'으로 인해 잔존 유치가 영구치 역할을 할 때 산정 가능하다.

❺ C형 근관에 해당하는 경우 일반적인 근관성형의 소정점수인 50.51점이 아닌 70.71점을 산정한다.

10. 근관충전

❶ 1근관당 산정한다.

❷ 단순근관충전과 가압근관충전으로 나뉜다. 단순근관충전은 Single Cone Technique을 의미하며 가압근관충전은 측방가압 또는 수직가압을 활용한 근관충전 방법을 의미한다.

❸ 단순근관충전은 59.34점, 가압근관충전은 109.26점이다. C형 근관의 근관충전은 152.96점을 산정한다.

❹ 근관충전 시에 사용한 거타퍼챠콘 등의 재료대는 별도 산정 불가능하다.

❺ 마취, 방사선촬영, 러버댐장착은 별도 산정 가능하다.

❻ 요즘 근관치료 Trend는 거타퍼챠콘과 MTA Sealer를 활용한 Single Cone Technique이다. MTA Sealer를 이용하는 것은 근관충전재로 MTA를 사용하는 것이 아니므로 별도로 MTA 비용을 비급여로 산정할 수 없다.

❼ 근관충전 당일에 충전도 시행하는 경우 각각 100% 산정 가능하다.

❽ 유치에 실시하는 근관충전의 경우 원칙적으로는 단순근관충전으로 산정한다. 하지만 '영구치의 선천적 결손'으로 인해 잔존 유치가 영구치 역할을 할 때 내역설명을 통해 가압근관충전으로 산정 가능하다.

> ■ 유치에 실시하는 차12 근관충전[1근관당]의 급여기준(보건복지부 고시 제2020 - 19호, 2020.2.1. 시행)
> 유치에 실시하는 차12 근관충전은 가. 단순근관충전[1근관당]으로 요양급여를 인정함. 다만, 후속영구치의 선천적 결손 등으로 인해 나. 가압근관충전[1근관당]이 필요하여 실시한 경우는 나. 가압근관충전[1근관당]의 소정점수를 산정함.

11. 응급근관처치

❶ 1치당 산정한다.

❷ 급성증상을 없앨 목적으로 치수강개방 등을 시행한 경우 산정한다.

❸ 임시충전, 약제 및 재료의 비용이 포함되므로 별도 산정 불가능하다.

❹ 마취, 방사선 촬영은 별도 산정 가능하다.

❺ 발수와 동시 산정된 응급근관처치의 경우 발수만 인정한다.

❻ 구강내소염수술(I&D)과 동시에 응급근관처치를 시행한 경우 각각 100% 산정 가능하다(삭감되지 않기 위해서 행위별로 상병명을 다르게 청구하는 것이 좋다. 급성치수염, 급성 근단성 치주염 등의 상병명으로는 응급근관처치를, 동이 없는 근단주위농양 등의 상병명으로는 구강내소염수술을 청구한다).

> ■ 발수와 동시 산정된 응급근관처치 인정여부(보건복지부 고시 제2007 - 46호, 2007.6.1. 시행)
> 응급근관처치는 급성증상을 없앨 목적으로 치수강개방 등을 실시한 경우에 산정하므로 발수와 동시 산정된 경우에는 인정하지 아니함.

12. 근관 내 기존 충전물 제거

❶ 1근관당 산정한다.

❷ 근관치료 완료 후 재근관치료를 위해 근관 내 기존 충전물 제거 시 1회에 한하여 별도 산정한다.

❸ C형 근관에 해당하는 경우 일반적인 근관 내 기존 충전물 제거에 해당하는 143.99점이 아니라 201.58점을 산정한다.

❹ 마취, 방사선촬영, 러버댐 장착은 별도 산정 가능하다.

❺ 근관 내 기존 충전물 제거를 하고 재근관치료를 실시할 때 발수는 산정 불가능하다.

❻ 근관치료 완료한 뒤 재근관치료에 들어가기까지의 기간에 상관없이 100% 산정 가능하다(단, 30일 이내인 경우에는 재진료, 30일 이후에는 초진료를 산정한다).

❼ 재근관치료를 위해 치관수복물 또는 보철물의 제거 후 금속재 포스트 제거와 근관 내 기존 충전물 제거를 각각 실시한 경우, 치관수복물 또는 보철물의 제거 100%, 금속재 포스트 제거 100%를 산정하고, 근관 내 기존 충전물 제거는 50%를 산정한다.

13. 진통제와 항생제 처방

❶ 근관치료 중 치수염 상병에서 통증을 호소하는 경우 진통제는 처방 가능하지만 항생제 처방은 피해야 한다.

❷ 급성 치수염, 가역성 치수염, 비가역성 치수염, 치수침범이 있는 치관파절에서 항생제를 처방하면 안 된다.

> **THE 알아보기**
>
> ■ 근관치료에서 산정 단위 정리
> - 구강당 산정 : 전기치수반응검사
> - 1치당 산정 : 치수절단, 응급근관처치
> - 1근관당 산정 : 근관장측정검사, 근관와동형성, 당일발수근충, 발 수, 근관세척, 근관확대, 근관성형, 근관충전, 근관 내 기존 충전물 제거
>
> ■ 근관치료 전체 과정 중 산정할 수 있는 횟수 정리
> - 근관장측정검사 : 3회
> - 발 수 : 1회
> - 근관세척 : 5회
> - 근관확대 : 2회
> - 근관성형 : 2회

이론 확인 OX 문제

01 치수침범이 있는 치관파절의 경우 항생제를 처방할 수 있다. ☐O☐X

02 전기치수반응검사의 경우 치아당 산정한다. ☐O☐X

03 응급근관처치와 발수를 동시 시행한 경우 응급근관처치는 산정 불가능하다. ☐O☐X

04 발수의 경우 발수 완료된 날에 한하여 1회 산정 가능하다. ☐O☐X

05 근관장측정검사의 경우 근관치료 전체 과정 중에서 5회 산정 가능하다. ☐O☐X

06 Ni-Ti File을 근관확대에 사용한 경우 1회에 한하여 근관당으로 별도 산정 가능하다. ☐O☐X

07 근관충전 당일에 충전도 시행하는 경우 각각 100% 산정 가능하다. ☐O☐X

08 근관세척의 경우 5회까지 인정된다. ☐O☐X

09 유치에 실시하는 근관충전의 경우 원칙적으로 가압근관충전으로 산정한다. ☐O☐X

10 당일발수근충의 경우 Ni-Ti File 별도 산정 불가하다. ☐O☐X

이론 확인 OX 문제 해설

01 (X) 치수침범이 있는 치관파절의 경우 항생제 처방을 피해야 한다.

02 (X) 전기치수반응검사의 경우 구강당 산정한다.

03 (O) 응급근관처치와 발수를 동시 시행할 경우 응급근관처치는 산정 불가능하다.

04 (O) 발수의 경우 발수 완료된 날에 한하여 1회 산정 가능하다.

05 (X) 근관장측정검사의 경우 근관치료 전체 과정 중에서 3회 산정 가능하다.

06 (X) Ni-Ti File을 근관확대에 사용한 경우 1회에 한하여 치아당으로 별도 산정 가능하다.

07 (O) 근관충전 당일에 충전도 시행하는 경우 각각 100% 산정 가능하다.

08 (O) 근관세척의 경우 5회까지 인정된다.

09 (X) 유치에 실시하는 근관충전의 경우 원칙적으로 단순근관충전으로 산정한다.

10 (X) 당일발수근충의 경우 Barbed-Broach, Hand File(또는 Reamer), Ni-Ti File은 별도 산정 가능하다.

이론 완성하기 문제

정답 01 ④ 02 ③

01 29세 환자의 #26 치아의 근관 4개를 발수 완료했다. 다음 중 옳지 않은 것은?

① 구강내소염수술과 동시 시행한 경우, 각각 100% 산정한다.
② 발수는 발수 완료된 날에 1회에 한하여 산정한다.
③ 발수는 실제 근관 수에 따라 산정하므로 총 4회 산정 가능하다.
④ 발수 당일에 시행한 근관세척은 별도 산정 가능하다.
⑤ Barbed-Broach를 사용한 경우 근관당 1회에 한하여 산정 가능하다.

해설
④ 발수 당일에 시행한 근관세척은 별도 산정 불가능하다.
① 구강내소염수술(I&D)과 동시에 발수를 시행했을 때, 각각 100% 산정 가능하다.
③ 발수는 근관당 산정한다. 근관 4개를 발수 완료했으면 총 4회 산정 가능하다.
⑤ 발수 시에 Barbed-Broach를 사용한 경우 3.61점을 1회에 한하여 산정한다.

02 #11 통증으로 인해 치과에 내원한 환자 A는 3일 후에 미국으로 출장을 가야하기에 당일에 근관치료를 다 끝내달라고 부탁했다. 치과의사는 발수하고 난 뒤 근관충전까지 마무리했다. 이때 옳지 않은 설명은?

① 이 술식은 당일발수근충으로 발수 당일에 근관충전까지 완료한 경우에 산정한다.
② 치근단절제술과 당일발수근충을 당일에 동시 시행 시 각각 100% 산정 가능하다.
③ Barbed-Broach는 별도 산정 불가하지만 Ni-Ti File은 별도 산정 가능하다.
④ 환자의 치아가 #11이 아니라 #51이었다면 상대가치점수가 달라진다.
⑤ 러버댐장착 시 별도 산정 가능하다.

해설
③ Barbed-Broach도 재료대 산정 가능하다.
① 발수 당일에 근관치료 및 근관충전을 완료한 경우에 당일발수근충을 산정할 수 있다.
④ 당일발수근충의 경우 영구치인 경우와 유치인 경우 상대가치점수가 다르다.
⑤ 당일발수근충의 경우 마취, 방사선 촬영, 러버댐장착은 별도 산정 가능하다.

이론 완성하기 문제

정답 03 ④ 04 ③ 05 ④

03 근관치료에 대한 설명으로 옳지 않은 것은?

① 근관와동형성은 단독으로 산정 불가하며, 발수 당일 발수와 함께 1회 산정 가능하다.
② 근관장측정검사는 근관치료 전 과정 중 총 3회 산정 가능하다.
③ 근관장측정기구의 경우 의료장비 신고 후 산정 가능하다.
④ 근관확대는 총 근관치료 기간 중 여러 번 실시했다 하더라도 근관당 3회 이내로 산정한다.
⑤ Ni-Ti File의 경우 재료대로 근관치료 과정 중 1회만 산정 가능하며 1치당 산정한다.

해설
④ 근관확대의 경우 전체 치료기간 중 근관당 2회 산정 가능하다.
③ 근관장측정기구(Root-ZX)를 사용하는 경우 미리 장비 신고를 해야 한다.
⑤ 근관확대 관련 재료대(Hand File or Ni-Ti File)는 1회만 산정 가능하다. 이때 Hand File은 근관당 산정하고, Ni-Ti File은 치아당 산정한다.

04 다음 중 근관치료에 대한 설명으로 옳지 않은 것은?

① 근관 내 기존 충전물 제거를 하고 재근관치료를 실시할 때 발수는 산정 불가능하다.
② 재근관치료를 위해 치관수복물 또는 보철물의 제거 후 금속재 포스트 제거와 근관 내 기존 충전물 제거를 각각 실시한 경우, 치관수복물 또는 보철물의 제거 100%, 금속재 포스트 제거 100%를 산정하고, 근관 내 기존 충전물 제거는 50%를 산정한다.
③ 응급근관처치는 1근관당 산정한다.
④ 근관확대 행위료는 최대 2회 산정할 수 있으나 관련 재료대(Hand File or Ni-Ti File)는 1회만 산정 가능하다.
⑤ 치수절단은 1치당 산정한다.

해설
③ 응급근관처치는 1치당 산정한다.

05 71세 환자의 #47 근관치료에 대한 설명으로 옳지 않은 것은?

① 하치조신경전달마취를 할 때 마취료 소정점수에 30%를 가산한다.
② C형 근관이면 근관장측정검사 시에 일반적인 근관일 때보다 가산되는 점수가 있다.
③ 근관와동형성은 발수 또는 근관 내 기존충전물 제거한 경우 당일에 한하여 별도 산정한다.
④ C-Shape Canal이고 Distal Canal과 Mesiolingual Canal을 찾고 발수까지 완료했다. 발수는 1치당 산정하므로 C형 근관 발수 1회로 산정한다.
⑤ 발수한 당일에 근관세척은 별도 산정 불가능하다.

해설
④ 발수는 근관당 산정한다.
① 70세 이상이기에 마취료 소정점수에 30%를 가산한다.
② 근관장측정검사 시에 C형 근관은 가산이 있다.
③ 근관와동형성은 발수 또는 근관 내 기존충전물 제거한 경우 당일에 한하여 별도 산정한다. 근관와동형성 단독으로는 산정 불가능하다.
⑤ 발수 당일, 근관충전 당일에 근관세척은 별도 산정 불가능하다.

CHAPTER 14 구강외과치료/그 외 구강외과 수술

PART 1 대표문제 및 핵심이론

출제 Tip
- 6문제 정도 출제됩니다.
- 발치 수가 비교 및 산정 기준이 중요합니다.
- 산정 기준과 산정 불가능한 경우를 암기하는 것이 중요합니다.

대표문제

다음 중 발치에 대한 설명으로 옳지 않은 것은?

① 교정치료를 목적으로 시행한 발치는 비급여 대상이므로 급여산정이 불가능하다. 단 교정치료 중이라도 매복치, 치관주위염, 치아우식증 등 질병으로 인한 발치는 급여로 산정 가능하다.
② 발치 시 시행한 봉합술은 발치 행위료에 포함되어 별도 산정 불가하다.
③ 난발치의 경우 Burr를 사용하더라도 별도 산정 불가하다.
④ 치관의 2/3 이상이 치조골 내에 매복되어 치아분할술과 골삭제를 동시에 시행하여 발치한 경우 완전매복치 발치이다.
⑤ 매복치 발치의 경우 X-ray 촬영이 반드시 병행되어야 한다.

해설
① 비급여의 치과교정을 목적으로 시행한 발치는 비급여이다. 다만, 치과교정 중이라도 질병의 상태(매복치, 치관주위염, 치아우식증 등)로 발치(지치포함)하는 경우에는 요양급여대상으로 한다.
② 발치를 실시한 경우 창상봉합술 수기료는 해당 소정수기료에 포함되어 별도 산정할 수 없다.
③ 난발치에서 Burr를 사용하여 치아분리를 시행한 경우 Burr(가)로 별도 산정 가능하다.
④ 완전매복치는 치관이 2/3 이상 치조골 내에 매복된 치아의 골절제와 치아분할술을 동시에 시행한 경우이다.
⑤ 매복치발치는 방사선촬영이 반드시 필요하다.

| 정답 | ③

족집게 과외

1. 유치발치

❶ 마취, 방사선 촬영은 별도 산정 가능하다.

❷ 유치발치 시 후속 영구치 손상의 위험을 방지하기 위하여 심부의 유치 잔근치를 제거할 목적으로 치근분리술을 시행한 경우에는 난발치로 산정 가능하다.

> ■ 유치발치 시 치근을 분리하여 발치한 경우 수가 산정방법(보건복지부 고시 제2023 – 56호, 2023.3.29. 시행)
> 유치발치 시 후속 영구치 손상의 위험을 방지하기 위하여 심부의 유치잔근치를 제거할 목적으로 치근분리술을 시행한 경우에는 차41라 발치술 [1치당]-난발치 소정점수로 산정함.

2. 전치 발치, 구치 발치

❶ 영구치 발치 시 산정하며 전치발치는 소정점수 67.15점, 구치발치는 소정점수 110.17점으로 구분하여 산정한다.

❷ 발치 중간에 중단한 경우 보통처치로 산정한다.

❸ 교정치료를 목적으로 시행한 발치는 비급여 대상이다. 다만, 교정치료 중이라도 매복치, 치관주위염, 치아우식증 등으로 인한 발치는 급여 대상이다.

❹ 발치 당일에 지혈 목적의 창상봉합술은 별도 산정 불가능하다.

❺ 발치와 치조골성형수술을 동시 시행한 경우 높은 수가 100%, 낮은 수가 50%를 산정한다(병원급 이상이라면 높은 수가 100%, 낮은 수가 70%).

> ■ 발치나 치주질환수술 등에 지혈목적의 창상봉합술 시행 시 별도 수기료 인정여부(보건복지부 고시 제2000 – 73호, 2001.1.1. 시행)
> 발치나 치주질환수술 등 당일에 실시한 창상봉합술 수기료는 해당 소정수기료에 포함되어 별도 산정할 수 없음.
>
> ■ 비급여대상 치과교정과 관련된 차41 발치술의 요양급여 인정여부(보건복지부 고시 제2019 – 54호, 2019.3.25. 시행)
> 「국민건강보험 요양급여의 기준에 관한 규칙」[별표2]제2호 다목에 따른 비급여의 치과교정을 목적으로 시행한 발치는 비급여임. 다만, 치과교정 중이라도 질병의 상태(매복치, 치관주위염, 치아 우식증 등)로 발치(지치포함)하는 경우에는 요양급여대상으로 함

3. 난발치

❶ 구치(매복치제외), 전치 또는 유치가 치근비대, 치근만곡 또는 골유착으로 단순발치가 곤란한 경우에 산정한다.

❷ 방사선 촬영 없이 일률적으로 산정된 난발치의 경우는 해당 발치로 심사 조정될 수 있다.

❸ Burr를 사용한 경우 Burr(가)로 별도 산정 가능하다.

❹ 발치 중간에 중단한 경우 보통처치로 산정한다.

❺ 교정치료를 목적으로 시행한 발치는 비급여 대상이다. 다만, 교정치료 중이라도 매복치, 치관주위염, 치아우식증 등으로 인한 발치는 급여 대상이다.

❻ 발치 당일에 지혈 목적의 창상봉합술은 별도 산정 불가능하다.

❼ 발치와 치조골성형수술을 동시 시행한 경우 높은 수가 100%, 낮은 수가 50%를 산정한다(병원급 이상이라면 높은 수가 100%, 낮은 수가 70%).

4. 매복치 발치

❶ **단순매복치** : 매복치 중 복잡매복치, 완전매복치가 아닌 경우

❷ **복잡매복치** : 치아분할술을 시행하여 발치한 경우

❸ **완전매복치** : 치관이 2/3 이상 치조골 내에 매복된 치아의 골절제와 치아분할술을 동시에 시행한 경우

❹ 매복치발치는 방사선촬영이 반드시 필요하다.

❺ 과잉매복치는 상응하는 치식이 없기에 인접 치아의 치식을 선택한다. 상병명은 K01.18 과잉매복치를 적용한다.

❻ Burr를 사용한 경우 Burr(가)로 별도 산정 가능하다.

❼ 교정치료를 목적으로 시행한 발치는 비급여 대상이다. 다만, 교정치료 중이라도 매복치, 치관주위염, 치아우식증 등으로 인한 발치는 급여 대상이다.

❽ 발치 당일에 지혈 목적의 창상봉합술은 별도 산정 불가능하다.

❾ 매복치발치인 경우 치조골성형수술은 별도 산정 불가능하다.

> ■ 난발치 및 매복발치시 수기료 산정방법(보건복지부 고시 제2007 – 46호, 2007.6.1. 시행)
> 영구치나 유치의 난발치 및 매복발치는 X-선 촬영 후 치아상태 등을 확인하여 실시하므로 X-선 촬영 없이 일률적으로 산정된 난발치의 경우는 해당 발치로, 매복발치는 차41라. 난발치로 산정함.

5. 발치와재소파술

❶ 발치 후 발치와에 염증이 생긴 경우 재소파하여 염증을 제거하는 술식이다. 발치 당일에는 산정 불가능하다.

❷ 일반적으로 1회만 산정한다(2회 이상 산정할 경우 내역 설명이 필요하다).

❸ K10.3 턱의 치조염 상병명을 적용한다.

❹ 발치와재소파술을 시행한 후 Dressing은 수술후처치(가)로 산정한다.

❺ 다른 치과에서 발치를 시행한 후 내원하는 경우에도 산정 가능하다. 다만 내역 설명이 필요하다.

❻ 유치에는 산정 불가능하다.

6. 치조골성형수술

❶ 치조골성형수술은 예리한 치밀골의 심한 Undercut이 있는 경우 또는 발치 시 높은 치조중격이 있어 불편이 예상될 때 시행한다.

❷ 매복치발치인 경우 치조골성형수술은 별도 산정 불가능하다.

❸ 마취, Burr(가), 봉합사는 별도 산정 가능하다.

❹ 봉합사 재료 신고를 했다면 봉합사 별도 산정 가능하다. 이때 봉합사 제품명, 굵기, 사용량 등을 진료기록부에 기재해야 한다.

❺ 발치와 치조골성형수술을 동시 시행한 경우 높은 수가 100%, 낮은 수가 50%를 산정한다(병원급 이상이라면 높은 수가 100%, 낮은 수가 70%).

❻ 치과임플란트제거술(단순)과 동시에 실시한 치조골성형수술에서는 높은 수가 100%, 낮은 수가 50%를 산정한다. 치조골성형수술이 치과임플란트제거술(단순)보다 소정점수가 높기 때문에 치조골성형수술 100% 산정, 치과임플란트제거술(단순) 50%를 산정한다.

❼ 치과임플란트제거술(복잡)과 동시에 실시한 치조골성형수술은 별도 산정 불가능하다.

> ■ 차41 발치술과 동시에 실시하는 차43 치조골성형수술 급여기준(보건복지부 고시 제2022 – 82호, 2022.4.1. 시행)
> 차41 발치술과 동시에 실시하는 차43 치조골성형 수술은 다음과 같이 요양급여함.
>
> – 다 음 –
> 가. 치조골성형수술은 치아를 발치한 후 반드시 실시하는 것이 아니므로 아래 1), 2) 중 어느 하나에 해당하는 경우 인정함.
>   1) 예리한 치밀골의 심한 Undercut이 있는 경우
>   2) 발치 시 높은 치조중격이 있는 경우
> 나. 수가산정방법 : 주된 수술은 소정금액을 산정하고 제2의수술은 50%[상급종합병원·종합병원·치과대학부속치과병원의 경우 소정점수의 70%]를 산정함.
> 다. 상기 가, 나에도 불구하고 차41마 발치술–매복치와 동시에 실시한 차43 치조골성형수술은 주된 수술의 일련의 과정이므로 별도 산정하지 아니함.
>
> ■ 차98나 치과임플란트제거술–복잡과 동시에 실시한 차43 치조골성형수술 수가산정방법(보건복지부 고시 제2022 – 82호, 2022.4.1. 시행)
> 차 98나 치과 임플란트 제거술–복잡과 동시에 실시한 차43 치조골성형수술은 주된 수술의 일련의 과정이므로 별도 산정하지 아니함.

7. 구강내소염수술

❶ 가. 치은농양 치관주위농양 절개 등, 나. 치조농양 또는 구개농양의 절개 등, 다. 설 또는 구강저농양(이하극, 설하극, 악하극농양 등), 라. 악골골염, 악골골수염 등으로 구분된다.

❷ 절개 없이 배농만 시행한 경우는 기본진료에 해당하므로 구강내소염수술로 별도 산정 불가능하다.

❸ 다발성 농양으로 동시에 2군데 이상 구강내소염수술을 시행한 경우 상하좌우로 구분하여 주된 부위 100% 산정, 나머지 부위 50%로 산정하여 최대 200%까지 산정 가능하다.

❹ 구강내소염수술과 치주치료를 같이 할 경우 각각 100% 산정한다.

❺ 구강내소염수술과 근관치료를 같이 할 경우 각각 100% 산정한다.

❻ 구강내소염수술과 발치를 같이 할 경우 발치만 100% 산정한다.

❼ 봉합사 재료 신고를 했다면 봉합사 별도 산정 가능하다. 이때 봉합사 제품명, 굵기, 사용량 등을 진료기록부에 기재해야 한다.

❽ 구강내소염수술 후의 Dressing은 수술후처치(가)로 산정한다.

> ■ 2개소 이상의 구강내소염수술시 수가 산정방법(보건복지부 고시 제2007 - 46호, 2007.6.1. 시행)
> 다발성 농양으로 차45 구강내소염 수술을 동시에 2개소 이상 부위에 실시한 경우에는 상·하·좌·우로 구분하여 주된 부위는 소정점수의 100%, 그 이외 부위는 소정점수의 50%로 산정하되 최대 200%까지 산정함.

8. 구강내열상봉합술

❶ 가. 치은, 구강전정, 협부와 나. 혀, 구강저, 구개부로 구분된다.

❷ 가, 나에서도 (1) 2.5cm 이하, (2) 2.5cm 초과로 구분된다.

❸ 봉합사 재료 신고를 했다면 봉합사 별도 산정 가능하다. 이때 봉합사 제품명, 굵기, 사용량 등을 진료기록부에 기재해야 한다.

❹ 구강내열상봉합술 후의 Dressing은 수술후처치(가)로 산정한다.

9. 협순소대성형술

❶ 가. 간단한 것은 간단한 절제만으로 해결되는 경우에 산정하며, 나. 복잡한 것은 간단한 절제만으로 해결되지 않아 Z-Plasty 또는 Y-Plasty 등의 부가적인 봉합술을 사용하는 경우 산정한다.

❷ 협순소대성형술을 실시한 소대마다 산정 가능하다.

❸ 봉합사 재료 신고를 했다면 봉합사 별도 산정 가능하다. 이때 봉합사 제품명, 굵기, 사용량 등을 진료기록부에 기재해야 한다.

❹ 협순소대성형술 후의 Dressing은 수술후처치(가)로 산정한다.

10. 설소대성형술

❶ 가. 간단한 것은 간단한 절제만으로 해결되는 경우에 산정하며, 나. 복잡한 것은 간단한 절제만으로 해결되지 않아 Z-Plasty 또는 Y-Plasty 등의 부가적인 봉합술을 사용하는 경우 산정한다.

❷ 봉합사 재료 신고를 했다면 봉합사 별도 산정 가능하다. 이때 봉합사 제품명, 굵기, 사용량 등을 진료기록부에 기재해야 한다.

❸ 협순소대성형술 후의 Dressing은 수술후처치(가)로 산정한다.

> ■ 차51 설소대성형술의 급여기준(보건복지부 고시 제2020 - 19호, 2020.2.1.)
> 차51 설소대성형술은 설소대 단축으로 인한 수유곤란, 발음장애, 치아 부정교합 등이 확인되어 수유능력의 향상, 혀 운동성 향상, 발음 정확도 개선을 목적으로 시행한 경우에 요양급여를 인정함.

11. 치근단절제술

❶ 치근단의 병소가 근관치료만으로 제거하기 힘들어 외과적으로 치근단부의 병적인 조직을 제거하는 술식이다.

❷ 가. 전치, 나. 구치로 구분한다.

❸ 치근단절제술은 방사선촬영이 반드시 필요하다.

❹ 치근단폐쇄비용까지 포함되어 있어 별도 산정할 수 없다.

❺ Burr를 사용한 경우 Burr(가)로 별도 산정 가능하다.

❻ 치근단절제술과 근관충전 또는 당일발수근충을 동시에 시행한 경우 각각 100% 산정 가능하다.

❼ 치근단절제술과 치근낭적출술을 동시에 시행한 경우 높은 수가 100%, 낮은 수가 50% 산정 가능하다.

> ■ 차59 치근단절제술[1치당] [치근단폐쇄비용 포함] 당일에 차12근관충전[1근관당] 또는 차7 당일 발수근충[1근관당]을 실시한 경우 수가 산정방법(보건복지부 고시 제2023 - 56호, 2023.3.29. 시행)
> 차59 치근단절제술 [1치당] [치근단 폐쇄비용 포함]은 치근단에 잔존하는 염증조직을 제거하는 외과적 치료방법이고, 근관치료는 치수 내 염증조직을 제거하는 방법으로 각각의 목적과 접근방법 등이 상이한 점을 감안하여, 치근단절제술 당일에 차2 근관충전[1근관당] 또는 차7 당일발수근충 [1근관당]을 실시한 경우 소정점수를 각각 산정함.

12. 치아재식술

❶ 치아재식술과 동시에 실시한 근관치료, 잠간고정술은 별도 산정 가능하다.

❷ 자가치아이식술과는 다른 술식이다. 자가치아이식술은 자신의 치아 중 하나를 발치하여, 결손된 부위(치아가 빠진 자리)에 이식하는 술식이며, 주로 사랑니를 뽑아 대구치에 이식한다. 자가치아이식술은 비급여이다.

❸ 치아재식술은 방사선촬영이 반드시 필요하다.

13. 치은판절제술

❶ 치아수와 무관하게 1구강당 1회 산정한다.

❷ 발치와 치은판 절제술을 동시 시행한 경우 발치만 100% 산정한다.

❸ **치은판절제술 산정기준**
  ㉠ 오래된 치아우식와동 상방으로 증식된 치은식육 제거
  ㉡ 파절된 치아 상방으로 증식된 치은식육 제거
  ㉢ 치아맹출을 위한 개창술
  ㉣ 부분 맹출 치아 또는 유치의 우식치료를 위한 치은판 제거
  ㉤ 급성 또는 만성 지치주위염 치아의 치관 상방을 덮고 있는 치은판 제거

> ■ 차66 치은판절제술(Operculectomy) 산정기준(보건복지부 고시 제2016 – 30호, 2016.3.1. 시행)
> 치은조직절제를 다음과 같이 실시한 경우에는 차66 치은판절제술의 소정점수를 산정함
> – 다 음 –
> 가. 오래된 치아우식와동 상방으로 증식된 치은식육 제거
> 나. 파절된 치아 상방으로 증식된 치은식육 제거
> 다. 치아맹출을 위한 개창술
> 라. 부분 맹출 치아 또는 유치의 우식치료를 위한 치은판 제거
> 마. 급성 또는 만성 지치주위염 치아의 치관 상방을 덮고 있는 치은판 제거

14. 탈구치아정복술

❶ 완전탈구를 제외한 탈구치아에 대하여 원래 위치에 제 위치시키는 경우 산정 가능하다.

❷ 탈구치아정복술과 동시에 실시한 근관치료, 잠간고정술은 별도 산정 가능하다.

15. 수술 후 처치

❶ 가. 단순처치, 나. 대수술 후 처치(악골수염수술, 악골종양수술, 치근낭적출술 다. 또는 라. 관혈적악골수술 등), 다. 수술 후 염증성처치, 배액관교환 등, 라. 후출혈처치로 구분된다.

❷ 1구강당 1회 산정한다.

❸ 2~3회 산정 가능하다.

❹ 수술 후 처치에 사용되는 재료대는 별도 산정 불가능하다.

16. 상고정장치술

❶ 외상, 수술, 감염 등으로 인해 연조직이 손상된 경우 지혈 및 보호를 위해 하는 행위이다.

❷ 재료대, 인상채득, 장착료는 별도 산정 불가능하다.

❸ 장치를 장착하는 날에 산정한다.

❹ 주로 상악에 시행하며 1악당 1회 산정한다.

17. 발치 수가 비교

❶ 유치발치 < 전치발치 < 구치발치 < 난발치 < 단순매복치발치 < 복잡매복치발치 < 완전매복치발치

❷ 난발치 + burr(가) < 단순매복발치

❸ 단순매복발치 + burr(가) < 복잡매복발치

❹ 복잡매복발치 + burr(가) < 완전매복발치

THE 알아보기 ✓

■ 시험에 자주 나오는 구강외과치료/그 외 구강외과 수술, 치주치료 중 봉합사를 산정할 수 있는 행위
- 치조골성형수술
- 구강내열상봉합술
- 설소대성형술
- 치은박리소파술
- 구강내소염수술
- 협순소대성형술
- 치은절제술
- 치관확장술

■ 시험에 자주 나오는 구강외과치료/그 외 구강외과 수술, 치주치료 중 Burr(가)를 산정할 수 있는 행위
- 난발치
- 복잡매복치 발치
- 치조골성형수술
- 치근단절제술
- 단순매복치 발치
- 완전매복치 발치
- 치근낭적출술
- 치과임플란트제거술(복잡)

THE 알아보기 ✓

구강외과치료/그 외 구강외과 수술과 다른 술식을 동일 부위에 동시에 시행하는 경우

발치 + 치조골성형수술 (단, 매복치발치의 경우 치조골성형수술은 별도 산정 불가능)	높은 수가 100% + 낮은 수가 50% (병원급 이상이라면 높은 수가 100% + 낮은 수가 70%)
치과임플란트제거술(단순) + 치조골성형수술	치조골성형수술 100% + 치과임플란트제거술(단순) 50% (병원급 이상이라면 치조골성형수술 100% + 치과임플란트제거술(단순) 70%)
치과임플란트제거술(복잡) + 치조골성형수술	치과임플란트제거술(복잡)만 100% 산정
구강내소염수술 + 치주치료	각각 100% 산정
구강내소염수술 + 근관치료	각각 100% 산정
구강내소염수술 + 발치	발치만 100% 산정
치근단절제술 + 근관충전 또는 당일발수근충	각각 100% 산정
치근단절제술 + 치근낭적출술	높은 수가 100% + 낮은 수가 50% (병원급 이상이라면 높은 수가 100% + 낮은 수가 70%)
치아재식술 + 근관치료 또는 잠간고정술	각각 100% 산정
발치 + 치은판절제술	발치만 100% 산정
탈구치아정복술 + 근관치료 또는 잠간고정술	각각 100% 산정

이론 확인 OX 문제

01 근관치료 도중 또는 근관치료 후 치아의 예후가 불량하여 발치를 시행하는 경우 이전 시행한 근관치료 비용은 50% 인정되며, 발치는 100% 산정 가능하다. `O X`

02 치관의 2/3 이상이 치조골 내에 매복되어 치아분할술과 골삭제를 동시에 시행하여 발치한 경우 복잡매복치이다. `O X`

03 과잉치는 해당 치식이 없기에 과잉치가 위치하는 부위의 인접치 치식을 선택하고, 발치 난이도에 따라 해당 발치료를 산정한다. `O X`

04 발치와재소파술은 유치에는 산정 불가하다. `O X`

05 발치와 치조골성형수술을 동시 시행하는 경우 높은 수가 100%, 낮은 수가 50%(병원급은 70%)를 산정한다. `O X`

06 발치와 구강내소염수술을 동일 부위에 동시 시행할 경우 각각 100% 산정 가능하다. `O X`

07 치은판절제술은 치아당 산정한다. `O X`

08 구강내열상봉합술의 경우 3cm를 기준으로 하여 상대가치점수가 나뉜다. `O X`

09 치아재식술의 경우 비급여이고 자가치아이식술은 급여 산정 가능하다. `O X`

10 지치주위염으로 인해 간단한 구강연조직질환 처치를 할 경우 수술 후 처치(가)로 별도 산정 가능하다. `O X`

이론 확인 OX 문제 해설

01 (✗) 근관치료 도중 또는 근관치료 후 치아의 예후가 불량하여 발치를 시행하는 경우 이전 시행한 근관치료 비용과 발치는 각각 100% 인정된다.

02 (✗) 치관의 2/3 이상이 치조골 내에 매복되어 치아분할술과 골삭제를 동시에 시행하여 발치한 경우 완전매복치이다.

03 (O) 과잉치는 해당 치식이 없기에 과잉치가 위치하는 부위의 인접치 치식을 선택하고, 발치 난이도에 따라 해당 발치료를 산정한다.

04 (O) 발치와재소파술은 유치에는 산정 불가하다.

05 (O) 발치와 치조골성형수술을 동시 시행하는 경우 높은 수가 100%, 낮은 수가 50%(병원급은 70%)를 산정한다.

06 (✗) 발치와 구강내소염수술을 동일 부위에 동시 시행할 경우 발치만 산정 가능하다.

07 (✗) 치은판절제술은 치아수와 무관하게 1구강당 1회 산정한다.

08 (✗) 구강내열상봉합술의 경우 2.5cm를 기준으로 하여 상대가치점수가 나뉜다.

09 (✗) 자가치아이식술은 비급여이고 치아재식술은 급여로 산정된다.

10 (✗) 지치주위염으로 인해 간단한 구강연조직질환 처치를 할 경우 기본진찰료에 포함되므로 별도 산정 불가능하다.

이론 완성하기 문제

정답 01 ① 02 ② 03 ① 04 ②

01 #38 매복치 발치(치관 1/3 매복)를 시행했다. 치아가 수평 매복되어 있어 치아를 분할하여 발치했다. 이때 청구할 수 있는 술식은?

① 복잡매복치 발치
② 단순매복치 발치
③ 난발치
④ 완전매복치발치
⑤ 단순발치

해설
완전매복치의 경우 치관의 2/3 이상이 치조골 내에 매복되어 치아분할술과 골삭제를 동시에 시행하여 발치하는 것이다. 복잡매복치는 치관의 2/3 미만이 치조골 내에 매복되어 있고 매복치 중 치아분할술을 시행하여 발치한 것이다.

02 발치와재소파술과 치조골성형수술에 대한 설명 중 옳지 않은 것은?

① 발치와재소파술의 경우 유치에는 산정 불가하다.
② 발치와재소파술의 경우 오전에 내원한 환자가 오후에 다시 내원한 경우에 산정 가능하다.
③ 발치와 치조골성형수술을 동시에 시행한 경우 높은 수가 100%, 낮은 수가 50%(병원급은 70%)로 산정한다.
④ 치조골성형수술의 경우 Burr를 사용한 경우, 별도 산정 가능하다.
⑤ 치조골성형수술의 경우 사용한 봉합사는 재료구입신고 후 별도 산정 가능하다.

해설
② 발치와재소파술의 경우 발치 당일에는 산정 불가하다.
① 유치에는 발치와재소파술을 산정할 수 없다.
④·⑤ 치조골성형수술은 Burr, 봉합사 별도 산정 가능하다.

03 구강내소염수술에 대한 설명 중 옳지 않은 것은?

① 발치와 구강내소염수술을 동시 시술 시 각각 100% 산정 가능하다.
② 발수와 구강내소염수술을 동시 시술 시 각각 100% 산정 가능하다.
③ 근관세척과 구강내소염수술을 동시 시술 시 각각 100% 산정 가능하다.
④ 치석제거와 구강내소염수술을 동시 시술 시 각각 100% 산정 가능하다.
⑤ 구강내소염수술을 재시행하는 경우 기간에 상관없이 100%로 산정 가능하다.

해설
① 발치와 구강내소염수술을 동시 시술 시 발치만 산정한다.
②·③·④ 발수, 근관세척, 치석제거는 구강내소염수술과 동시 시술 시 각각 100% 산정 가능하다.

04 치은판절제술에 대한 설명 중 옳지 않은 것은?

① 발치와 치은판절제술을 동시 시행한 경우 발치만 산정 가능하다.
② 전치부위와 구치부위의 상대가치점수가 다르다.
③ 치아맹출을 위해 치은판을 절제한 경우 산정 가능하다.
④ 급성 또는 만성 지치주위염 치아의 치관 상방을 덮고 있는 치은판을 제거하는 경우 산정 가능하다.
⑤ 파절된 치아 상방으로 증식된 치은식육을 제거하는 경우 산정 가능하다.

해설
전치부와 구치부의 상대가치점수에는 차이가 없다. 치아나 위치와 상관없이 구강당 산정한다.

이론 완성하기 문제

정답 05 ① 06 ③

05 혜진이는 #36, #37을 A치과에서 발치했다. A치과가 멀어 B치과에 가서 Dressing을 받았다. 이때 B치과에서 Dressing 산정을 어떻게 해야 할까?

① 수술후처치(가) 1회
② 수술후처치(나) 1회
③ 수술후처치(가) 2회
④ 수술후처치(나) 2회
⑤ 사용한 재료대만 산정

해설

발치 후 Dressing은 수술후처치(가)로 산정하며 1구강당 1회 산정한다.

06 치근단절제술과 치아재식술에 대한 설명으로 옳지 않은 것은?

① 치근단절제술은 가. 전치, 나. 구치로 구분한다.
② 치근단절제술과 근관충전을 동시에 시행한 경우 각각 100% 산정 가능하다.
③ 치근단절제술과 치근낭적출술을 동시에 시행한 경우 각각 100% 산정 가능하다.
④ 치아재식술과 동시에 실시한 근관치료, 잠간고정술은 별도 산정 가능하다.
⑤ 치근단절제술과 치아재식술 모두 방사선촬영이 필요하다.

해설

③ 치근단절제술과 치근낭적출술을 동시에 시행한 경우 높은 수가 100%, 낮은 수가 50% 산정 가능하다.
② 치근단절제술과 근관충전 또는 당일발수근충을 동시에 시행한 경우 각각 100% 산정 가능하다.
⑤ 치근단절제술과 치아재식술 모두 방사선촬영이 병행되어야 한다.

CHAPTER 15 치주치료

> PART 1 대표문제 및 핵심이론

✓ 출제 Tip
- 5문제 정도 출제됩니다.
- 산정 기준과 산정 불가능한 것을 구분하는 것이 중요합니다.
- 동일 부위에 재시행 시 산정 기준을 암기하는 것이 중요합니다.

대표문제

다음 중 치주치료에 대한 설명으로 옳지 않은 것은?

① 전악을 치주낭측정검사 할 경우 6회로 산정한다.
② 동일 부위에 치석제거와 교합조정술을 동시에 시행한 경우 각각의 소정금액을 산정한다.
③ 치석제거(나)의 경우 급여 횟수는 연 1회이며 횟수 초과 시 비급여 산정한다.
④ 치석제거(가)의 경우 3개월 초과하고 동일 부위에 치석제거를 재시행한 경우 치석제거 100%로 산정한다.
⑤ 치아 착색물 제거 목적의 치석제거는 비급여대상이다.

해설
① 치주낭측정검사는 1/3악당 산정하며, 전악을 치주낭측정검사를 할 경우 6회로 산정한다.
② 동일 부위에 치석제거와 교합조정술을 동시에 시행한 경우 각각 100% 산정 가능하다.
③ 치석제거(나)의 경우 급여 횟수는 연 1회이며 횟수 초과 시 비급여 산정한다.
④ 치석제거(가)의 경우 6개월 초과 시에 동일 부위 재시행한 경우 치석제거 100%로 산정한다. 3개월 초과 6개월 이내인 경우에 동일 부위에 치석제거(가)를 재시행한 경우 치석제거 50%로 산정한다.
⑤ 치아 착색물 제거 목적의 치석제거는 비급여대상이다.

| 정답 | ④

족집게 과외

1. 치주낭측정검사

❶ 1/3악당 산정한다.

❷ 치주낭의 깊이를 측정한 경우에 한하여 산정한다.

❸ 치주낭측정검사 시행결과를 치아당 2곳 이상 진료기록부에 기록해야 한다.

❹ 1/2악에 실시한 경우 치주낭측정검사 소정점수의 150%를 산정한다.

❺ 1~2개 치아에 시행한 경우 치주낭측정검사 소정점수의 50%를 산정한다.

❻ 치주치료 전체 과정 중에서 1회 인정한다.

> ■ 나902 치주낭 측정검사 [1/3악당] 수가 산정방법(보건복지부 고시 제2024 - 38호, 2024.3.1. 시행)
> 산정단위가 1/3악당으로 분류된 나902 치주낭 측정검사의 수가 산정방법은 다음과 같이 함.
>
> － 다 음 －
>
> 가. 1/2악에 실시한 경우 나902 치주낭 측정검사 소정점수의 150%로 산정함.
> 나. 1~2개 치아에 시행한 경우 나902 치주낭 측정검사 소정점수의 50%를 산정함.

2. 치면세마

❶ 1/3악당 산정한다.

❷ 러버컵 등으로 치태를 제거하는 경우 산정한다.

❸ 치주질환처치에 필요하여 실시한 경우에 산정한다.

❹ 1~2개 치아에 치면세마를 시행한 경우 소정점수의 50%만 산정한다.

❺ 장애인환자 등을 제외하면 대부분 소아의 치면세마만 산정한다. 유구치 D, E 2개의 치아에 시행한 경우 횟수 0.5로 적용되므로, 유치 전악에 치면세마를 시행한 경우 치면세마 4회가 된다.

❻ 불소도포를 시행하기 전 시행한 치면세마는 급여로 별도 산정 불가능하다.

> ■ 차23 치면세마를 1-2개 치아에 시행하는 경우 수가산정방법(보건복지부 고시 제2022 - 82호, 2022.4.1. 시행)
> 1-2개 치아에 치면세마를 시행한 경우 차23 치면세마[1/3악당] 소정점수의 50%를 산정함.

3. 치석제거 (가)

❶ 1/3악당 산정한다.

❷ 치석제거 시행 후 치주치료가 계획 되었다면 치석제거 (가)로 산정한다.

❸ 구치부 1~2개, 전치부 1~3개를 치석제거한 경우 50%만 산정한다.

❹ 동일 부위에 치석제거와 교합조정술을 동시에 시행한 경우 각각 100% 산정한다.

❺ **동일 부위 재시행 시 산정기준**

기 간	3개월 이내	3개월 초과 ~ 6개월 이내	6개월 초과
산 정	치주치료후처치(가)	치석 제거 50%	치석 제거 100%

4. 치석제거 (나)

❶ '후속 치주질환치료(치근활택술 등 치주수술) 없이 치석제거만으로 치료가 종료된 전악 치석제거'를 19세 이상을 대상으로 연 1회에 한하여 급여를 적용한다.

❷ 연 기준은 1.1~12.31.이다.

❸ 중복급여를 방지하기 위해 국민건강보험공단 요양기관정보마당에 잔여횟수를 확인해야 한다.

❹ 연 1회 초과 시 환자 본인이 부담한다.

> ■ 차23-1 치석제거 급여기준(보건복지부 고시 제2017 - 249호, 2018.1.1. 시행)
> 국민건강보험 요양급여의 기준에 관한 규칙 [별표2] 비급여대상 제3호 다목에 의한 치석제거는 비급여대상이나 다음과 같은 경우에 실시한 차23-1 치석제거는 다음과 같이 요양급여 함.
>
> — 다 음 —
>
> 가. 차23-1 가. 1/3악당
>   1) 치주질환에 실시한 부분치석제거
>   2) 치주질환치료를 위한 전처치로 실시하는 전악치석제거
>   3) 개심술 전에 실시하는 전악치석제거
> 나. 차23-1 나. 전악
>   후속 치주질환 치료 없이 전악 치석제거만으로 치료가 종료되는 경우에 19세 이상 연(매년 1월~12월) 1회 요양급여함.
>
> ■ 동일 부위에 차23-1 치석제거와 차29 교합조정술 [1치당] 동시 실시 시 수가 산정방법(보건복지부 고시 제2023 - 56호, 2023.3.29. 시행)
> 동일 부위에 차23-1 치석제거와 차29 교합조정술 [1치당]을 동시 실시한 경우에는 해당 소정점수를 각각 산정함.
>
> ■ 차23-1가 치석제거 -1/3악당 후 동일부위에 치석제거를 재실시할 경우 수가 산정방법(보건복지부 고시 제2023 - 56호, 2023.3.29. 시행)
> 치주질환 치료에 필요하여 차23-1가 치석제거-1/3악당을 동일부위에 재실시하는 경우는 다음과 같이 산정함.
>
> — 다 음 —
>
> 가. 3개월 이내: 차22가 치주치료후처치 [1구강 1회당]-치석제거, 치근활택술, 치주소파술 후를 산정
> 나. 3개월 초과 6개월 이내: 차23-1가 소정점수의 50%를 산정
> 다. 6개월 초과: 차23-1가 소정점수를 산정
>
> ■ 차23-1 치석제거를 1-2개 치아에 시행하는 경우 수가산정방법(보건복지부 고시 제2022 - 82호, 2022.4.1. 시행)
> 1~2개 치아에 치석제거를 시행한 경우 차23-1가 치석제거-1/3악당 소정점수의 50%를 산정함

5. 치석제거의 비급여대상

❶ 구취제거 목적의 치석제거

❷ 치아 착색물 제거 목적의 치석제거

❸ 교정 및 보철을 위한 치석제거

❹ 구강보건증진 차원에서의 정기적 치석제거

6. 치근활택술

❶ 1/3악당 산정한다.

❷ 마취, 방사선촬영, 치주낭측정검사를 별도 산정 가능하다.

❸ 하루에 최대 3회까지 산정 가능하다.

❹ 치주질환 수술과 동시에 시행한 경우 치주질환 수술의 소정점수에 포함되어 별도 산정 불가능하다.

❺ **동일 부위 재시행 시 산정 기준**

기 간	1개월 이내	1개월 초과~3개월 이내	3개월 초과
산 정	치주치료후처치(가)	치근활택술 50%	치근활택술 100%

> ■ 동일부위에 차24 치근활택술을 재시술시 수기료 산정방법(보건복지부 고시 제2007 - 92호, 2007.11.1. 시행)
> 차24 치근활택술 실시후 동일부위에 재시술시 수기료는 다음과 같이 산정함.
> – 다 음 –
> 가. 1개월 이내
>   : 차22가 치주치료 후 처치로 산정
> 나. 1개월 초과 3개월 이내
>   : 차24 치근활택술 소정점수의 50%로 산정
> 다. 3개월 초과
>   : 차24 치근활택술 소정점수를 산정

7. 치주소파술

❶ 1/3악당 산정한다.

❷ 반드시 마취를 하고 치주소파술을 해야 한다.

❸ 하루에 최대 3회까지 산정 가능하다.

❹ 만성 치주질환 상병에서만 적용 가능하다.

❺ 치주소파술 이상의 치주치료를 하는 경우 치근활택술, 치석제거는 별도 산정 불가능하다.

❻ **동일 부위 재시행 시 산정 기준**

기 간	1개월 이내	1개월 초과~3개월 이내	3개월 초과
산 정	치주치료후처치(가)	치주소파술 50%	치주소파술 100%

> ■ 전처치 없이 산정된 치주질환 수술의 인정기준(보건복지부 고시 제2023 - 33호, 2023. 3.1. 시행)
> 치주질환치료는 통상 초기 치료과정(차23-1가 치석제거-1/3 악당, 차24 치근활택술 [1/3악당] 등)을 거치거나 통증, 부종 또는 출혈 등 급성 증상을 완화시킨 다음 단계적으로 치주치료를 시행하는 것이 원칙이므로 전처치 없이 산정된 다음의 수술은 차101 치주소파술[1/3악당]로 인정함.

— 다 음 —

가. 차105 치은박리소파술 [1/3악당]
나. 차107 치조골결손부 골이식술
다. 차108 조직유도재생술

■ **차101 치주소파술 [1/3악당] 후 동일 부위에 재수술 시 수가 산정방법**(보건복지부 고시 제2023 – 56호, 2023.3.29. 시행)
차101 치주소파술 [1/3악당] 후 동일부위에 재수술 시 수가 산정방법은 다음과 같이 함.

— 다 음 —

가. 1개월 이내 : 차22가 치주치료후처치 [1구강 1회당]-치석제거, 치근활택술, 치주소파술 후로 준용산정
나. 1개월 초과 3개월 이내 : 차101 소정점수의 50%를 산정
다. 3개월 초과 : 차101 소정점수를 산정

■ **차101 치주소파술의 인정기준**(보건복지부 고시 제2007 – 92호, 2007.11.1. 시행)
차101 치주소파술은 마취하에 치주 pocket 내의 육아조직을 제거하는 외과적 수술로서 대부분 치석제거 또는 치근활택술 후에 실시하므로 급성(acute) 상태의 치주질환에 시술 시 인정하지 아니함.

8. 치은절제술

❶ 1/3악당 산정한다.

❷ 치은절제술 후 동시에 치은성형술을 실시한 경우에도 치은절제술만 산정한다.

❸ 반드시 마취를 하고 치은절제술을 해야 한다.

❹ 치은증식 또는 치은비대에 실시한 경우 급여를 인정한다.

❺ 봉합사 재료 신고를 했다면 봉합사 별도 산정 가능하다. 이때 봉합사 제품명, 굵기, 사용량 등을 진료기록부에 기재해야 한다.

❻ **동일 부위 재시행 시 산정 기준**

기 간	1개월 이내	1개월 초과 ~ 3개월 이내	3개월 초과
산 정	치주치료후처치(나)	치은절제술 50%	치은절제술 100%

■ **차103 치은성형술[1/3악당], 차104 치은절제술[1/3악당] 후 동일 부위에 재수술 시 수가 산정방법**(보건복지부 고시 제2023 – 33호, 2023.3.1. 시행)
차103 치은성형술[1/3악당], 차104 치은절제술[1/3악당] 후 동일 부위에 재수술 시 다음과 같이 산정함.

— 다 음 —

가. 1개월 이내 : 차22나 치주치료후처치[1구강1회당]-치주수술 후('치석제거, 치근활택술, 치주소파술 후' 이외의 경우) 소정점수를 산정
나. 1개월 초과 3개월 이내 : 해당 항목의 소정점수 50%를 산정
다. 3개월 초과 : 해당 항목의 소정점수를 산정

■ **치은절제술의 급여기준**(보건복지부 고시 제2022 – 82호, 2022.4.1. 시행)
차104 치은절제술[1/3악당]은 치은증식 또는 치은비대에 실시한 경우 요양급여를 인정함.

9. 치은박리소파술

❶ 1/3악당 산정한다.

❷ 가. 간단, 나. 복잡(치조골의 성형, 삭제술 포함)으로 구분된다.

❸ Burr를 사용하여 치조골의 성형 또는 삭제를 하더라도 Burr 별도 산정 불가능하다.

❹ 봉합사 재료 신고를 했다면 봉합사 별도 산정 가능하다. 이때 봉합사 제품명, 굵기, 사용량 등을 진료기록부에 기재해야 한다.

❺ 동일 부위에 치은박리소파술과 발치가 동시에 시행한 경우 높은 수가 100%, 낮은 수가 50%를 산정한다(병원급 이상이라면 높은 수가 100%, 낮은 수가 70%).

❻ 동일 부위에 치은박리소파술과 치과임플란트제거술이 동시에 시행한 경우 높은 수가 100%, 낮은 수가 50%를 산정한다(병원급 이상이라면 높은 수가 100%, 낮은 수가 70%).

❼ 치주질환치료는 치석제거나 치근활택술 등 초기 치료과정을 거치거나 통증, 부종 또는 출혈 등 급성 증상을 완화시킨 다음 단계적으로 치주치료를 시행하는 것이 원칙이므로 전처치 없이 산정된 치은박리소파술을 치주소파술로 인정한다.

❽ 동일 부위 재시행 시 산정 기준

기 간	6개월 이내	6개월 초과
산 정	치은박리소파술 50%	치은박리소파술 100%

■ 치은박리소파술의 간단과 복잡의 구분방법(보건복지부 고시 제2000 – 73호, 2001.1. 1. 시행)
1. 차105가 치은박리소파술(간단)은 절개 후 치주판막을 박리하여 골결손부의 육아조직을 제거하고 치근면의 치석 및 치근활택술을 시행한 경우 또는 1~2개 치아에 박리술을 시행한 경우에 산정함.
2. 차105나 치은박리소파술(복잡)은 골내낭을 제거하면서 치조골의 생리적 형태를 만드는 것으로 골성형술과 지지골을 제거하는 골삭제술을 동시에 실시한 경우에 산정함. 따라서 골성형과 골삭제술이 동반된 경우에는 치아수에 불문하므로 치은박리소파술(복잡)의 소정금액을 산정함.

■ 차105 치은박리소파술 [1/3악당] 후 재수술 시 수가 산정방법(보건복지부 고시 제2023 – 56호, 2023.3.29. 시행)
차105 치은박리소파술 [1/3악당] 후 재수술 시 수가 산정방법은 다음과 같이 함.

– 다 음 –

가. 6개월 이내 : 차105 소정점수의 50%를 산정
나. 6개월 초과 : 차105 소정점수를 산정

■ 차105 치은박리소파술 [1/3악당]과 차41 발치술 [1치당] 동시 실시 시 수가 산정방법(보건복지부 고시 제2023 – 56호, 2023.3.29. 시행)
동일 부위에 차105 치은박리소파술 [1/3악당]과 차41 발치술 [1치당]을 동시에 실시한 경우 「건강보험 행위급여 · 비급여 목록표 및 급여 상대가치점수」 제1편 제2부 제10장 치과 처치 · 수술료 [산정지침] (4)에 의거 주된 수술은 소정점수의 100%, 제2의 수술은 소정점수의 50%[상급종합병원 · 종합병원 · 치과대학부속치과병원 의 경우 소정점수의 70%]를 산정함.

10. 치관확장술

❶ 1치당 산정한다.

❷ 가. 치은절제술, 나. 근단변위판막술, 다. 근단변위판막술 및 치조골 삭제술로 구분된다.

❸ Burr를 사용했더라도 산정 불가능하다.

❹ 봉합사 재료 신고를 했다면 봉합사 별도 산정 가능하다. 이때 봉합사 제품명, 굵기, 사용량 등을 진료기록부에 기재해야 한다.

❺ 치석제거 등의 전처치가 없어도 산정 가능하다.

11. 치주치료후처치

❶ 1구강당 1회 산정한다.

❷ 치주치료후처치 (가)는 치석제거, 치근활택술, 치주소파술 후 후처치에 대해서 산정한다.

❸ 치주치료후처치 (나)는 (가) 이외의 치주수술 후 후처치에 대해서 산정한다.

12. 잠간고정술

❶ 1악당 산정한다.

❷ 가. 3치 이하, 나. 4치 이상으로 구분된다.

❸ 불완전한 치아 탈구 또는 치주질환에 의한 동요치에 Wire 등을 이용하여 고정하는 술식이다.

❹ 잠간고정술과 교합조정술을 동시에 시행할 경우 잠간고정술은 100% 산정하고, 교합조정술은 50%를 산정한다(병원급 이상에서는 잠간고정술 100%, 교합조정술 70%를 산정).

❺ 잠간고정술을 하고 난 뒤 후처치는 잠간고정술을 하게 된 원인에 따라 상병 및 후처치를 산정한다.

> ■ 치아탈구로 차34 잠간고정술 [1악당]과 차29 교합조정술 [1치당] 동시 실시 시 수가 산정방법(보건복지부 고시 제2023 – 56호, 2023.3.29. 시행)
> 치아탈구에 차34 잠간고정술 [1악당]과 차29 교합조정술 [1치당]을 동시에 실시한 경우 차34 소정점수의 100%, 차29 소정점수의 50%[상급종합병원종합병원·치과대학부속치과병원의 경우 소정점수의 70%]를 산정함.

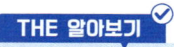

치주치료와 다른 술식을 동일 부위에 동시에 시행하는 경우

치석제거 + 교합조정술	각각 100% 산정
치은절제술 + 치은성형술	치은절제술만 100% 산정
치은박리소파술 + 발치	높은 수가 100% + 낮은 수가 50% (병원급 이상이라면 높은 수가 100% + 낮은 수가 70%)
치은박리소파술 + 치과임플란트제거술	높은 수가 100% + 낮은 수가 50% (병원급 이상이라면 높은 수가 100% + 낮은 수가 70%)
잠간고정술 + 교합조정술	잠간고정술 100% + 교합조정술 50% (병원급 이상에서는 잠간고정술 100%, 교합조정술 70%)

이론 확인 OX 문제

01 1/3악 내에서 #36, 37만 치석제거를 시행한 경우 치석제거의 100%를 산정한다. ☐O ☐X

02 치아착색물 제거 목적의 치석제거는 치석제거(나)에서 비급여 대상이다. ☐O ☐X

03 치근활택술은 1일 최대 3회까지 산정 가능하다. ☐O ☐X

04 치주소파술 치료를 받고 난 뒤 동일 부위에 2개월 후에 치주소파술을 재시행한 경우 치주치료 후처치(가)로 산정한다. ☐O ☐X

05 동일 부위에 치은박리소파술과 발치를 동시에 시행한 경우 치은박리소파술로 산정한다. ☐O ☐X

06 치은박리소파술에서 Burr를 사용하여 골삭제를 시행했다면 Burr를 별도 산정할 수 있다. ☐O ☐X

07 치은절제술은 봉합사 재료 신고를 했다면 봉합사 산정 가능하다. ☐O ☐X

08 치관확장술은 치석제거 등의 전처치 없이도 산정 가능하다. ☐O ☐X

09 치아탈구에 잠간고정술과 교합조정술을 동시에 시행하는 경우 교합고정술 100%, 잠간고정술 50%(병원급은 70%)를 산정한다. ☐O ☐X

10 치은절제술 후 Dressing을 하는 경우 치주치료후처치(가)로 산정한다. ☐O ☐X

이론 확인 OX 문제 해설

01 (X) 1/3악 내에서 구치부(1-2개), 전치부(1-3개) 치아에 치석제거를 시행한 경우 치석제거 50%를 산정한다.

02 (O) 구취제거 목적의 치석제거, 치아 착색물 제거 목적의 치석제거, 교정 및 보철을 위한 치석제거, 구강보건 증진차원에서의 정기적 치석제거는 비급여대상이다.

03 (O) 치근활택술은 1일 최대 3회까지 산정 가능하다.

04 (X) 치주소파술 치료를 받고 난 뒤 동일 부위에 2개월 후에 치주소파술을 재시행할 경우 50%로 산정한다.

05 (X) 동일 부위에 치은박리소파술과 발치를 동시에 시행한 경우 높은 수가 100%, 낮은 수가 50%(병원급은 70%)를 산정한다.

06 (X) 치은박리소파술에서 Burr를 사용했다고 해도, 별도 산정 불가능하다.

07 (O) 치은절제술은 봉합사 재료 신고를 했다면 봉합사 산정 가능하다.

08 (O) 치관확장술은 치석제거 등의 전처치 없이도 산정 가능하다.

09 (X) 치아탈구에 잠간고정술과 교합조정술을 동시에 시행하는 경우 잠간고정술 100%, 교합조정술 50%(병원급은 70%)를 산정한다.

10 (X) 치은절제술 후 Dressing을 하는 경우 치주치료후처치(나)로 산정한다.

이론 완성하기 문제

정답 01 ⑤   02 ②   03 ⑤

01 치주질환 처치 중 동일 부위 재시행한 경우 산정방법으로 옳지 않은 것은?

① 치석제거(가) 후 4개월 – 치석제거 50% 산정
② 치석제거(가) 후 7개월 – 치석제거 100% 산정
③ 치근활택술 후 10일 – 치주치료처치(가) 산정
④ 치주소파술 후 4개월 – 치주소파술 100% 산정
⑤ 치은박리소파술 후 5개월 – 치은박리소파술 100% 산정

해설

⑤ 치은박리소파술 동일 부위 재시행 산정방법

기간	6개월 이내	6개월 초과
산정	치은박리소파술 50%	치은박리소파술 100%

치은박리소파술은 6개월 이내에 동일 부위 재시행한 경우 치은박리소파술 50%만 산정한다.

① · ② 치석제거(가) 동일 부위 재시행 산정방법

기간	3개월 이내	3개월 초과 ~6개월 이내	6개월 초과
산정	치주치료후 처치(가)	치석 제거 50%	치석 제거 100%

③ 치근활택술 동일 부위 재시행 산정방법

기간	1개월 이내	1개월 초과 ~3개월 이내	3개월 초과
산정	치주치료후 처치(가)	치근활택술 50%	치근활택술 100%

④ 치주소파술 동일 부위 재시행 산정방법

기간	1개월 이내	1개월 초과 ~3개월 이내	3개월 초과
산정	치주치료후 처치(가)	치주소파술 50%	치주소파술 100%

02 치주소파술에 대한 설명으로 옳지 않은 것은?

① 반드시 마취하에 시행해야 한다.
② 당일 동일 부위에 치주소파술과 치석제거를 동시 시행 시 각각 100% 산정한다.
③ 치주소파술은 급성상태에서는 인정하지 않는다.
④ 치주소파술은 치은연하 치석제거와 염증성 육아조직을 제거하기 위한 술식이다.
⑤ 치주소파술은 1/3악당 산정한다.

해설

② 당일 동일 부위에 치주소파술과 치석제거를 동시에 시행한 경우 치주소파술만 산정할 수 있다.
① 치주소파술은 반드시 마취하에 시행해야 한다.
③ 치주소파술은 급성상태 상병명으로는 산정할 수 없다.

03 다음 중 치주치료후처치(가)를 산정해야 하는 경우는?

① 근단변위 판막술을 이용한 치관확장술 후 Dressing을 하는 경우
② 치은절제술을 이용한 치관확장술 후 Dressing을 하는 경우
③ 치은절제술을 시행한 후 S/O를 하는 경우
④ 치은박리소파술(간단)을 시행한 후 S/O를 하는 경우
⑤ 치주소파술을 시행한 후 Dressing을 하는 경우

해설

치주치료후처치(가)는 치석제거, 치근활택술, 치주소파술 후의 후처치에 산정한다.

이론 완성하기 문제

정답 04 ① 05 ④ 06 ③

04 치은박리소파술에 대한 설명으로 옳지 않은 것은?

① Burr를 사용하여 골성형을 시행한 경우 Burr(가)로 별도 산정 가능하다.
② 봉합사를 사용한 경우 치료재료 구입신고 후 봉합사 별도 산정 가능하다.
③ 동일 부위에 치은박리소파술과 치과임플란트 제거술을 동시에 시행한 경우 높은 수가 100%, 낮은 수가 50%(병원급은 70%)로 산정한다.
④ 동일 부위에 치은박리소파술과 발치를 동시에 시행한 경우 높은 수가 100%, 낮은 수가 50%(병원급은 70%)로 산정한다.
⑤ 치은박리소파술(복잡)의 경우 골 성형술이나 골 삭제술이 동반된다.

> 해설
> 치은박리소파술에서 Burr를 사용하여 치조골의 성형 또는 삭제를 하더라도 Burr 별도 산정 불가능하다.

05 치과의원에서 잠간고정술과 교합조정술을 동시에 시행하는 경우 산정방법으로 옳은 것은?

① 잠간고정술 100%
② 교합조정술 100%
③ 교합조정술 100% + 잠간고정술 50%
④ 잠간고정술 100% + 교합조정술 50%
⑤ 잠간고정술 100% + 교합조정술 100%

> 해설
> 잠간고정술과 교합조정술을 동시에 시행할 경우 잠간고정술을 100% 산정하고, 교합조정술을 50%를 산정한다 (병원급 이상에서는 잠간고정술 100%, 교합조정술 70%를 산정).

06 치은절제술과 치관확장술에 대한 설명으로 옳지 않은 것은?

① 치은절제술은 반드시 마취하에 시행하여야 한다.
② 교정용 밴드 장착에 의한 치은증식의 치은절제술은 비급여로 산정한다.
③ 치관확장술의 경우 치석제거 등의 전처치가 선행되어야 한다.
④ 치관확장술에서 치조골삭제 시 사용한 Burr는 별도 산정 불가하다.
⑤ 치관확장술 후 S/O를 진행한 경우 치주치료후처치(나)를 산정한다.

> 해설
> ③ 치관확장술의 경우 치석제거 등의 전처치가 없어도 산정 가능하다.
> ④ 치관확장술에서 Burr는 별도 산정 불가능하다.
> ⑤ 치주치료후처치 (가)는 치석제거, 치근활택술, 치주소파술 후 후처치에 대해서 산정한다. 치주치료후처치(나)는 (가) 이외의 치주수술 후 후처치에 대해서 산정한다. 치관확장술 후의 후처치는 치주치료후처치(나)를 산정한다.

CHAPTER 16 치과임플란트

PART 1 대표문제 및 핵심이론

✓ 출제 Tip
- 1문제 정도 출제됩니다.
- 다른 문제의 선지에 포함되어 출제되는 경우도 있습니다.

대표문제

다음 중 급여 임플란트에 대한 설명으로 옳지 않은 것은?

① 급여 임플란트의 적용 상병코드는 K08.1 사고, 추출 또는 국한성 치주병에 의한 치아상실이다.
② 급여 임플란트의 보철수복재료는 PFG Crown이다.
③ 급여 임플란트의 적용개수는 1인당 평생 2개이다.
④ 맞춤형 지대주의 경우 비급여 적용한다.
⑤ 상악동 거상술의 경우 비급여 적용한다.

해설
② 급여 임플란트의 보철수복재료는 PFM Crown 또는 Zirconia Crown이다.
④·⑤ 완전무치악 환자에게 시술하는 경우, 상악골을 관통하여 관골에 식립하는 경우, 일체형 식립재료를 시술하는 경우, 보철수복재료를 PFM Crown 또는 Zirconia Crown 이외로 시술하는 경우는 시술전체가 비급여이다.

| 정답 | ②

족집게 과외

1. 치과 임플란트 보험급여 기준

❶ **대상자** : 65세 이상 건강보험가입자 또는 피부양자이면서 부분무치악 환자(완전무치악은 제외)

❷ **급여적용 개수** : 1인당 평생 2개

❸ **급여재료**
  ㉠ 식립재료 : 분리형 식립재료
  ㉡ 보철수복재료 : PFM Crown, Zirconia Crown(지르코니아는 2025.02.01.부터 시행)

❹ **부분틀니와 중복급여 허용**

❺ **아래 중 하나에 해당하는 65세 이상 치과임플란트 시술은 시술전체 비급여**
  ㉠ 완전무치악 환자에게 시술하는 경우
  ㉡ 상악골을 관통하여 관골에 식립하는 경우

ⓒ 일체형 식립재료를 시술하는 경우
ⓔ 보철수복재료를 PFM Crown 또는 Zirconia Crown 이외로 시술하는 경우

❻ **비급여 항목**
ⓐ 골이식술
ⓑ 상악동 거상술
ⓒ 맞춤형 지대주
ⓓ 인공치

❼ **상병명** : K08.1 사고, 추출 또는 국한선 치주병에 의한 치아상실

THE 알아보기 ✓

시술전체 비급여 VS 급여 임플란트 가능한 비급여 항목

시술 전체 비급여	급여 임플란트 가능한 비급여 항목
• 완전무치악 환자에게 시술하는 경우 • 상악골을 관통하여 관골에 식립하는 경우 • 일체형 식립재료를 시술하는 경우 • 보철수복재료를 PFM Crown 또는 Zirconia Crown 이외로 시술하는 경우	• 골이식술 • 상악동 거상술 • 맞춤형 지대주 • 인공치

■ 「치과임플란트 보철수복 재료 급여 적용」 관련 질의응답(보건복지부 고시 제2025-23호 관련, 2025.2.1. 시행)

연번	질 의	답 변
1	지르코니아 크라운으로 치과임플란트 보철수복 시 급여 적용일 기준은 어떻게 되나요?	지르코니아 크라운으로 치과임플란트 보철수복 시 2025년 2월 1일 진료일 기준으로 급여 적용됩니다.(※ 치과임플란트 대상자 등록일 기준 아님)
2	2025년 2월 1일 전에 치과임플란트 대상자 등록 후 시술을 진행하고 있는 경우에도 급여가 가능한가요?	치과임플란트 대상자 등록일과 상관없이 2025년 2월 1일 이후에 보철수복(3단계)을 시행한다면, 지르코니아 크라운의 급여 적용이 가능합니다.
3	치과임플란트 보철수복을 PFM 또는 지르코니아 크라운이 아닌 메탈, 금, PFG 크라운 등으로 하는 경우 급여가 가능한가요?	• 보철수복을 메탈, 금, PFG 크라운 등으로 시술하는 치과임플란트는 시술전체를 비급여합니다. – 「요양급여의 적용기준 및 방법에 관한 세부사항」(고시)에 의하면, 치과임플란트는 보철수복 재료가 PFM 또는 지르코니아 크라운으로 시술한 경우만 급여에 해당됩니다.
4	PFM 또는 지르코니아 크라운 보철수복을 하지 않고 지대주(ball 타입 등)로만 시술하는 경우 급여가 가능한가요?	• 보철수복을 비귀금속도재관(PFM Crown) 또는 지르코니아 크라운이 아닌 다른 형태 및 재질로 시술하는 경우에는 시술전체를 비급여합니다. – 「요양급여의 적용기준 및 방법에 관한 세부사항」(고시)에 의하면, 분리형 식립재료(고정체, 지대주)와 비귀금속도재관(PFM Crown) 또는 지르코니아 크라운 보철수복으로 하는 경우만 치과임플란트를 1치당으로 보험급여 합니다. – 따라서, 볼(Ball Type) 등 형태의 지대주(Abutment)를 이용하여 PFM 또는 지르코니아 크라운과 다른 형태의 보철물인 피개의치(OVER Denture) 등을 제작한 경우에는 비급여 대상입니다.

2. 진료단계 - 3단계(단계별 묶음 수가제)

❶ 진단 및 치료계획(1단계)

❷ 고정체 식립술(2단계) : 2단계(고정체 식립술)에 사용한 고정체는 재료대로 산정 가능하다.

❸ 보철수복(3단계) : 3단계(보철수복)에 사용한 지대주는 재료대로 산정 가능하다.

❹ Cover Screw, Healing Abutment는 재료대로 별도 산정 불가능하다.

3. 2단계(고정체 식립술)의 재수술 인정기준

❶ 고정체 식립술을 했으나 제대로 골유착이 되지 않아 고정에 실패한 경우 재수술 1회에 한하여 가능하다.

❷ 재수술 시 고정체 식립술 행위료 50% + 재료대 100%를 산정한다.

❸ 기존 골유착에 실패한 고정체에 대하여 임플란트 제거술은 산정 불가능하다.

■ 찬11 치과임플란트 (1치당) 인정기준(보건복지부 고시 제2023 - 56호, 2023.3.29. 시행)

「국민건강보험 요양급여의 기준에 관한 규칙」 [별표 2] 비급여대상 4. 바에 따른 65세 이상 치과임플란트의 요양급여 대상 등은 다음과 같이 함.

- 다 음 -

1. 급여대상
    가. 부분 무치악 환자에 대하여 악골(Maxilla or Mandible) 내에 분리형 식립재료(고정체, 지대주)를 사용하여 비귀금속 도재관(PFM Crown) 또는 Zirconia Crown 보철수복으로 시술된 치과임플란트
    나. 적용개수
        - 1인당 2개(평생개념)이내에서 보험급여를 원칙으로 함. 다만, 치과의사의 의학적 판단하에 불가피하게 시술을 중단하는 경우에는 평생 인정개수에 포함되지 아니함.
    다. 유지관리
        1) 보철장착 후 3개월 이내
        - 동기간 내는 유지관리를 위한 요양급여비용은 진찰료만 산정할 수 있음.
        2) 보철장착 후 3개월 초과하는 경우
        - 치과임플란트 주위 치주질환 등으로 처치 및 수술을 시행한 경우에는 해당 급여 항목으로 산정함.
        - 보철수복과 관련된 유지관리는 비급여함.
2. 수가 산정방법
    가. 치과임플란트 요양급여비용은 진료 단계별로 산정함을 원칙으로 하며, 보철수복 이전에 진료가 중단된 경우에는 해당단계까지만 비용을 산정함.
    나. 찬11나 치과임플란트(1치당)-고정체(본체) 식립술(2단계)의 재수술 인정기준
        - 고정체 식립술 도중 재식립을 하는 경우에는 일련의 과정으로 인정하지 아니함.
        - 고정체 식립술 후 골 유착 실패로 식립된 고정체를 제거하고 재식립하는 경우에는 찬11나의 소정점수 50%를 1회에 한하여 산정하고(산정코드 세 번째 자리에 2로 기재), 이 경우 고정체 제거술은 별도 산정하지 아니하며, 사용된 고정체 재료는 인정함.
3. 치료재료
    - 식립재료 고정체(Fixture)와 지대주(Abutment)는 별도 산정하고, 그 외 재료(Cover Screw, Healing Abutment 등) 및 보철수복 재료는 찬11 치과 임플란트(1치당) 소정점수에 포함되어 별도 산정할 수 없음. 다만, 맞춤형지대주(Custom Abutment)는 비급여함.(시술행위는 급여)

4. 다만, 아래 중 하나에 해당되는 치과임플란트 시술은 요양급여하지 아니함(시술전체 비급여).

－ 아 래 －

가. 완전 무치악 환자에게 시술하는 경우
나. 상악골(Maxilla)을 관통하여 관골(Zygoma)에 식립하는 경우
다. 일체형 식립재료로 시술하는 경우
라. 보철수복 재료를 비귀금속도재관(PFM Crown) 또는 Zirconia Crown 이외로 시술하는 경우

4. 본인부담률

❶ **건강보험가입자** : 요양급여비용 총액의 30%

❷ **차상위대상자**
  ㉠ 차상위 1종 : 10%
  ㉡ 차상위 2종 : 20%

❸ **의료급여대상자**
  ㉠ 의료급여 1종 : 10%
  ㉡ 의료급여 2종 : 20%

5. 치과임플란트 유지관리

❶ **보철장착 후 3개월 이내** : 내원 횟수와 상관없이 재진진찰료만 산정한다.

❷ **보철장착 후 3개월 초과**
  ㉠ 보철수복과 관련된 유지관리는 비급여로 산정한다.
  ㉡ 치과임플란트 주위 치주질환 등으로 처치 및 수술을 시행한 경우에는 해당 급여 항목으로 산정한다.

6. 치과임플란트 제거술

❶ 가. 단순은 골 유착 실패로 동요도가 있는 경우(육아조직 제거 포함)에 산정한다.

❷ 나. 복잡은 동요도가 없는 임플란트 주위염, 파절, 신경손상 등으로 Trephine Burr 또는 별도의 전용 Kit를 사용하는 경우에 산정한다.

❸ 마취, 방사선 촬영은 별도 산정 가능하다.

❹ 연령과 급여임플란트인 것과 상관없이 산정 가능하다.

❺ 치과임플란트 제거(나. 복잡)의 경우 사용한 Burr를 Burr(가)로 산정 가능하다.

❻ 동일 부위에 치은박리소파술과 치과임플란트제거술이 동시에 시행한 경우 높은 수가 100%, 낮은 수가 50%를 산정한다(병원급 이상이라면 높은 수가 100%, 낮은 수가 70%).

> ■ **치주외과수술과 치과임플란트 제거술 동시 시행 시 수기료 산정방법(보건복지부 고시 제2015 - 155호, 2015.9.1. 시행)**
> 동일부위에 차105 치은박리소파술[1/3악당]과 차98 치과임플란트 제거술[1차악당]을 동시에 시행한 경우에는 주된 수술은 소정점수의 100%, 제2수술은 소정점수의 50%[상급종합병원·종합병원·치과대학부속 치과병원의 경우 소정점수의 70%]로 산정함.

이론 확인 OX 문제

01 치과 임플란트 보험급여 적용되는 개수는 1인당 평생 2개이다. ⬜O⬜X

02 보험 임플란트의 보철수복재료는 PFM Crown이어야 한다. ⬜O⬜X

03 보험 임플란트는 단계별 묶음 수가 방식으로 4단계로 구분된다. ⬜O⬜X

04 완전 무치악 환자에게 시술하는 경우 치과임플란트 시술이 비급여로 적용된다. ⬜O⬜X

05 일체형 식립재료로 임플란트를 시술하는 경우 비급여로 적용된다. ⬜O⬜X

06 보험 임플란트를 시술하는 경우 골 이식술이 필요하다면 골 이식술만 비급여 적용한다. ⬜O⬜X

07 보험 임플란트를 시술하는 경우 맞춤형 지대주를 사용할 때 맞춤형 지대주만 비급여로 산정할 수 있다. ⬜O⬜X

08 건강보험가입자의 경우 건강보험 치과임플란트 본인부담률은 요양급여비용 총액의 30%이다. ⬜O⬜X

09 건강보험 치과임플란트 보철 장착 후 6개월 이내에 유지관리하려 내원한 경우 횟수제한 없이 진찰료만 산정한다. ⬜O⬜X

10 동일 부위 치은박리소파술과 치과임플란트 제거술을 동시에 시행한 경우 높은 수가 100%, 낮은 수가 50%(병원급은 70%)로 산정한다. ⬜O⬜X

이론 확인 OX 문제 해설

01 (O) 치과 임플란트 보험급여 적용되는 개수는 1인당 평생 2개이다.

02 (X) 건강보험 임플란트의 보철수복재료는 PFM Crown 또는 Zirconia Crown이어야 한다.

03 (X) 보험 임플란트는 단계별 묶음 수가 방식으로 3단계로 구분된다.

04 (O) 완전 무치악 환자에게 시술하는 경우 치과임플란트 시술이 비급여로 적용된다.

05 (O) 일체형 식립재료로 임플란트를 시술하는 경우 비급여로 적용된다.

06 (O) 보험 임플란트 시술하는 경우 골이식술을 시행한다면 골이식술만 비급여 적용된다.

07 (O) 맞춤형 지대주는 보험 임플란트 시술하는 경우, 별도 산정하여 비급여 적용할 수 있다.

08 (O) 건강보험가입자의 경우 건강보험 급여 적용되는 치과 임플란트의 본인부담률은 요양급여비용 총액의 30%이다.

09 (X) 건강보험 치과임플란트 보철 장착 후 3개월 이내에 유지관리하러 내원한 경우 횟수제한 없이 진찰료만 산정한다.

10 (O) 동일 부위 치은박리소파술과 치과임플란트 제거술을 동시에 시행한 경우 높은 수가 100%, 낮은 수가 50%(병원급은 70%)로 산정한다.

| 이론 완성하기 문제 | 정답 01 ② 02 ⑤ |

01 이전에 급여 임플란트를 한 번도 받은 적이 없는 70세 의료급여 1종 환자가 치과의원에 내원했다. 환자의 구강상태를 확인했을 때 #16, #17만 발치된 상태이고 다른 치아는 존재했다. 치과임플란트 보험급여 기준에 대한 설명으로 옳지 않은 것은?

① 상악골을 관통하여 관골에 식립하는 경우 시술 전체가 비급여로 산정된다.
② 상악동 거상술을 하는 경우 시술 전체가 비급여로 산정된다.
③ 골이식을 하는 경우 골이식 비용만 비급여로 산정하면 급여 임플란트 적용이 가능하다.
④ 급여 임플란트의 보철 수복재료로 Zirconia Crown을 사용할 수 있다.
⑤ 위 환자의 본인부담률은 10%이다.

해설

① · ② · ③ 상악동 거상술을 하는 경우 시술 전체가 비급여로 산정되는 것이 아니라 상악동 거상술 비용만 비급여로 산정하면 급여 임플란트 적용이 가능하다.

시술 전체 비급여	급여 임플란트 가능한 비급여 항목
• 완전무치악 환자에게 시술하는 경우 • 상악골을 관통하여 관골에 식립하는 경우 • 일체형 식립재료를 시술하는 경우 • 보철수복재료를 PFM Crown 또는 Zirconia Crown 이외로 시술하는 경우	• 골이식술 • 상악동 거상술 • 맞춤형 지대주 • 인공치

④ 급여 임플란트의 보철 수복재료로 PFM Crown과 Zirconia Crown을 사용할 수 있다.
⑤ 의료급여 1종 환자의 급여 임플란트 본인부담률은 10%이다.

02 다음 중 치과임플란트 제거술에 대한 설명으로 옳지 않은 것은?

① 치과임플란트 제거 전용 Kit를 사용한 경우 치과임플란트 제거술(나. 복잡)으로 산정한다.
② 마취, 방사선 촬영은 별도 산정 가능하다.
③ 치과임플란트 제거(나. 복잡)의 경우 사용한 Burr를 Burr(가)로 산정 가능하다.
④ 동일 부위에 치은박리소파술과 치과임플란트 제거술이 동시에 시행한 경우 높은 수가 100%, 낮은 수가 50%를 산정한다(병원급 이상이라면 높은 수가 100%, 낮은 수가 70%).
⑤ 이전에 식립한 임플란트가 급여 임플란트가 아니라면 치과임플란트 제거술은 급여 적용이 불가능하다.

해설

⑤ 치과임플란트제거술은 연령과 급여임플란트인 것과 상관없이 산정 가능하다.
① 치과임플란트제거술(나. 복잡)은 동요도가 없는 임플란트 주위염, 파절, 신경손상 등으로 Trephine Burr 또는 별도의 전용 Kit를 사용하는 경우에 산정한다.
② 치과임플란트제거술에서 마취, 방사선 촬영은 별도 산정 가능하다.

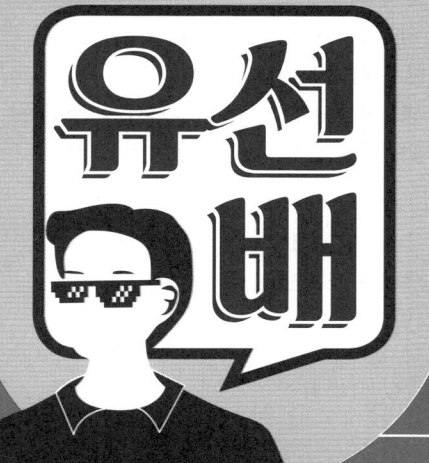

PART 2
실전모의고사

CHAPTER 01 제1회 실전모의고사
CHAPTER 02 제2회 실전모의고사
CHAPTER 03 제3회 실전모의고사
CHAPTER 04 제1회 정답 및 해설
CHAPTER 05 제2회 정답 및 해설
CHAPTER 06 제3회 정답 및 해설

제1회 실전모의고사

정답 및 해설 175p

01 다음 중 요양기관 종별 가산율에 대한 설명으로 옳지 않은 것은?

① 건강보험 환자가 치과병원에서 진료를 받는 경우 5%의 요양기관 종별 가산율이 적용된다.
② 의료급여 환자가 치과병원에서 진료를 받는 경우 2%의 요양기관 종별 가산율이 적용된다.
③ 약제료, 재료대에는 요양기관 종별 가산율이 적용되지 않지만, 방사선 진단료에는 요양기관 종별 가산율이 적용된다.
④ 건강보험 환자가 치과의원에서 진료를 받는 경우 0%의 요양기관 종별 가산율이 적용된다.
⑤ 의료급여 환자가 치과의원에서 진료를 받는 경우 0%의 요양기관 종별 가산율이 적용된다.

02 연령에 따라 적용되는 가산율에 대한 설명으로 옳지 않은 것은?

① 3세 소아 환자의 초진료에는 10.89점을 가산하여 적용한다.
② 7세 소아 환자의 경우 마취료의 30%를 가산하여 적용한다.
③ 7세 소아 환자가 치면열구전색술을 받을 때 30% 가산하여 적용한다.
④ 5세 소아 환자의 경우 파노라마 방사선 촬영을 할 때 15% 가산하여 적용한다.
⑤ 77세 환자의 경우 마취료의 30%를 가산하여 적용한다.

03 의료급여 1종 환자인 A와 의료급여 2종 환자인 B가 있다. A는 치과의원을 내원했고, B는 치과병원을 방문했다. 각각 적용되는 요양기관 종별 가산율을 올바르게 짝지은 것은?

① A − 0%, B − 0%
② A − 5%, B − 5%
③ A − 0%, B − 2%
④ A − 0%, B − 5%
⑤ A − 2%, B − 5%

04 치과의원에 내원한 32세 건강보험 환자의 총 진료비가 40000원이다. 이 환자가 임신부라면 본인부담금은 얼마인가?

① 0원
② 1500원
③ 2000원
④ 4000원
⑤ 12000원

05 의료급여 2종 환자가 치과의원에서 #46, #47 발치를 하고 원외처방을 받았다면 본인부담금은 얼마인가?

① 500원
② 1000원
③ 1500원
④ 2000원
⑤ 총액의 15%

06 67세의 건강보험 환자 A와 5세의 건강보험 환자 B가 있다. A와 B 모두 용인시에 위치한 치과병원을 내원하여 총 진료비가 30000원이 나왔다고 할 때, 두 환자의 본인부담금 차이는 얼마인가?

① 0원
② 1200원
③ 2400원
④ 3600원
⑤ 4800원

07 다음은 의료급여 1종 수급권자에 대한 설명이다. 옳지 않은 것은?

① 의료급여 1종 수급권자가 치과의원에서 진료받고 원외처방을 받았다면 본인부담금은 1000원이다.
② 의료급여 1종 수급권자가 창원시의 치과병원에서 진료받고 원외처방을 받았다면 본인부담금은 1500원이다.
③ 65세 이상의 의료급여 1종 수급권자가 급여틀니를 하게 되면 본인부담률은 5%이다.
④ 등록 중증난치성질환자 중 의료급여 1종 수급권자이면 본인부담금 당연면제대상자이다.
⑤ 임산부 중 의료급여 1종 수급권자이면 본인부담금 당연 면제대상자이다.

08 다음 중 비급여 항목이 아닌 것은?

① 치태조절교육
② 인상채득 및 모형제작
③ 온레이
④ 치관확장술
⑤ 외과적 치아정출술

09 다음 중 비급여로 산정할 수 없는 것은?

① 구취제거를 목적으로 하는 치석제거
② 치은착색제거술
③ 치은절제술
④ 자가치아이식술
⑤ 신속한 교정치료를 위한 피질골절단술

10 진찰료만 산정해야 하는 경우가 아닌 것은?

① 발치를 끝마치지 못한 채 중단한 경우
② 치아 동요도 검사
③ 지치주위염의 동통 감소를 위한 간단한 구강연조직질환 처치
④ 개폐구검사
⑤ 치수온도검사

11 다음 설명 중 옳지 않은 것은?

① 3월 2일에 #11 발수를 한 환자가 한동안 내원하지 않았다. 4월 25일에 다시 내원하여 근관치료를 이어서 받았다면 진찰료는 재진으로 산정한다.
② 5월 6일에 저작근 장애로 내원한 환자가 물리치료를 받았다. 7월 3일에도 같은 이유로 내원하여 물리치료를 받았다면 진찰료는 초진으로 산정한다.
③ 1월 30일에 치주소파술을 받은 환자가 5월 30일에 동일 부위 치주소파술을 받았다면 진찰료는 초진으로 산정한다.
④ 환자가 내원하기 힘든 상황일 때 환자 가족이 내원해 진료 담당 의사와 상담한 후 약제를 수령하거나 처방전을 발급 받는 경우는 재진 진찰료 소정점수의 50%를 산정한다.
⑤ 영유아구강검진 시행 후 당일 진료를 받으면 진찰료의 50%를 산정한다.

12 상병명과 행위가 어울리지 않는 것은?

① K00.22 유착 - 난발치
② K01.1 매복치 - 복잡매복치발치
③ K02.2 시멘트질의 우식 - 구치발치
④ K04.4 치수기원의 급성 근단치주염 - 응급근관처치
⑤ K04.6 동이 있는 근단주위농양 - 구강내소염수술

13 항생제 처방이 불가능한 상병명은?

① K10.3 턱의 치조염
② K04.5 만성근단치주염
③ K04.7 동이 없는 근단 주위 농양
④ K04.00 가역적 치수염
⑤ K04.4 치수기원의 급성 근단치주염

14 다음 설명 중 옳지 않은 것은?

① 과잉치 확인을 위한 방사선 촬영에서 치근단 촬영은 적용 가능하지만 파노라마촬영은 적용 불가능하다.
② 발치의 상병명으로 과잉치를 적용할 수 있다.
③ K03.5 치아의 강직증은 난발치의 상병명으로 적용 가능하다.
④ K03.80 민감상아질은 지각과민처치(나)의 상병명으로 적용 가능하다.
⑤ K04.8 근단 및 외측의 치근낭은 치근낭적출술의 상병명으로 적용 가능하다.

15 보철물재부착에 적용되는 상병명은?

① Z46.3 치과보철 장치의 부착 및 조정
② T85.6 치과 보철물장치의 파절 및 상실
③ K08.1 사고, 추출 또는 국한성 치주병에 의한 치아상실
④ Z29.8 기타 명시된 예방적 조치
⑤ S03.20은 치아의 아탈구

16 #51을 발치하고 나서 오랫동안 기다렸는데도 #11이 맹출하지 않았다. #11 맹출을 돕기 위해 개창술을 실시했다. 이 진료행위를 의미하는 술식은?

① 치수절단
② 치관확장술
③ 잠간고정술
④ 치조골성형수술
⑤ 치은판절제술

17 #24에 농양이 생긴 것 같다는 주소(主訴)로 환자가 내원했다. 내원 당일 구강내소염수술과 발수를 동시에 한 경우 산정방법으로 옳은 것은?

① 구강내소염수술 100% + 발수 100%
② 구강내소염수술 100% + 발수 50%
③ 구강내소염수술 50% + 발수 100%
④ 구강내소염수술만 100% 산정한다.
⑤ 발수만 100% 산정한다.

18 치아를 씹을 때 불편하다는 주소로 환자가 내원했다. 조기접촉점이 보이는 치아 6개를 교합조정했다. 이때 교합조정술 몇 회로 산정해야 하는가?

① 진찰료만 산정한다.
② 교합조정술 1회
③ 교합조정술 2회
④ 교합조정술 4회
⑤ 교합조정술 6회

19 다음 중 상대가치점수가 가장 높은 것은?

① 전치발치
② 구치발치
③ 난발치 + Burr(가)
④ 단순매복치발치
⑤ 복잡매복치발치

20 진료행위료 비교에 대한 설명으로 옳지 않은 것은?

① 수술후처치(가) < 치주치료후처치(가)
② 치은절제술 < 치은박리소파술
③ 복잡매복치발치 < 완전매복치발치
④ 치수복조 < 지각과민처치(나)
⑤ 치근단 촬영 3매 < 파노라마 촬영

21 마취에 관한 설명 중 옳지 않은 것은?

① 이신경전달마취는 하악 전치부 치료에 사용되는 마취법이다.
② 침윤마취는 1/3악당 산정한다.
③ 7세 환자의 #65 충치 치료를 위해 후상치조신경전달마취를 한 경우 산정 가능하다.
④ 8세 환자의 #85 근관치료를 위해 하치조신경전달마취를 한 경우 산정 가능하다.
⑤ 만 70세 이상의 환자의 경우 소정의 마취료보다 30% 가산해서 산정할 수 있다.

22 #34 – #37의 치은박리소파술을 위해 전달마취(1ample)를 시행한 후, 침윤마취(1ample)를 또 시행했다. 가장 적절한 산정법은?

① 침윤마취 횟수 1, 2ample
② 후상치조신경전달마취 횟수 1, 2ample
③ 침윤마취 횟수 2, 2ample
④ 하치조신경전달마취 횟수 2, 2ample
⑤ 하치조신경전달마취 횟수 1, 2ample

23 처방전 발급에 대한 설명으로 옳은 것은?

① 처방전 내용에 문제가 생길 경우 기본진찰료가 심사 조정된다.
② 비급여진료라도 처방전은 급여로 산정 가능하다.
③ 일률적으로 고가 약 처방을 지양해야 한다.
④ 저함량 의약품 배수처방을 지양해야 한다.
⑤ 가글용제 처방 시 인정 용량은 50mL이다.

24 처방전의 발급에 대한 설명으로 옳지 않은 것은?

① 대리처방 가능 보호자가 내원하여 처방전을 발급받는 경우에는 재진진찰료의 100%를 산정한다.
② 환자의 거동이 현저히 곤란하고 동일한 질병에 대해 계속 진료를 받아 동일한 처방이 필요한 경우 대리처방 가능한 환자의 보호자가 내원하여 대리처방 받을 수 있다.
③ 의료법 시행규칙 제12조의3(대리처방 가능 보호자)에 따르면 환자의 배우자는 대리처방 가능 보호자에 해당한다.
④ 처방전이 사용기간 이내인데 재발급을 받는 경우 진찰료를 별도로 산정할 수 없다.
⑤ 치수염 상병명이면 항생제 처방이 불가능하다.

25 방사선 촬영에 대한 설명으로 옳지 않은 것은?

① 요양기관 종별 가산율을 방사선 촬영에는 적용하지 않는다.
② 70세 이상 환자의 치근단 촬영에는 소정점수에 15%를 가산한다.
③ 아날로그 촬영일 경우 사용한 필름 매수만큼 필름재료대 산정 가능하다. 하지만 디지털 촬영일 경우 필름재료대 산정 불가능하다.
④ 교익촬영은 인접면 충치나 초기 치주질환을 판단할 경우 주로 촬영하는 방법이다.
⑤ 교익 동시촬영 시 최대 5매까지 산정 가능하다.

26 파노라마 촬영 인정기준으로 옳지 않은 것은?

① 외상 진단을 위한 경우
② 전반적인 치주질환 상태를 관찰하기 위한 경우
③ 정중과잉매복치의 위치 확인을 위한 경우
④ #38의 매복정도를 확인하기 위한 경우
⑤ 치아맹출 여부 확인을 위한 경우(해당 치아가 맹출되는 평균 연령 초과하지 않더라도 가능)

27 CBCT 촬영 인정기준으로 옳지 않은 것은?

① #34 치근단절제를 시행하려 하는데 이공의 정확한 위치를 파악하기 위한 경우
② #48 완전매복치 발치를 계획할 경우
③ #16의 치근낭이 3치관 크기 이상일 경우
④ 파노라마 촬영에서 상악동과 치근이 근접하여 발치의 위험도가 높은 경우
⑤ 스플린트 치료에 반응하지 않는 측두하악장애가 나타날 경우

28 보존치료에 대한 설명 중 옳지 않은 것은?

① 치수절단 후 FC를 교환하는 경우 보통처치를 산정한다.
② 치아진정처치에 사용한 ZOE는 별도 산정 불가능하다.
③ 치아진정처치가 비급여진료에 앞서 시행된 경우 별도 산정 불가능하다.
④ 치아파절편제거를 하고 남은 치아를 발수할 경우 발수 100% + 치아파절편처치 50%로 산정한다.
⑤ 치수복조에 사용한 Dycal은 별도 산정 불가능하다.

29 지각과민처치에 대한 설명으로 옳지 않은 것은?

① 지각과민처치(가)와 지각과민처치(나) 모두 1치당 산정한다.
② 불소이온도포를 활용하여 지각과민처치를 하면 지각과민처치(가)로 산정한다.
③ 지각과민처치(가)는 1일 6치까지 인정된다. 다만, 제2치부터는 치아수마다 소정점수의 100%가 아니라 20%를 산정한다.
④ SE Bond와 같이 상아질접착제를 사용하여 지각과민처치를 하면 지각과민처치(나)로 산정한다.
⑤ 지각과민처치(나)를 6개월 이내 동일 치아에 재시행할 경우 진찰료만 산정한다.

30 6월 10일에 A는 복합레진 충전을 받았다. 8월 9일에 재내원하여 동일 부위에 복합레진 재충전을 받았을 때 산정방법으로 옳은 것은?

① 와동형성 50% + 충전 50% + 재료대 100%
② 와동형성 100% + 충전 100% + 재료대 100%
③ 와동형성 100% + 충전 50% + 재료대 50%
④ 와동형성 50% + 충전 100% + 재료대 100%
⑤ 와동형성 50% + 충전 50% + 재료대 50%

31 충전물연마에 대한 설명으로 옳지 않은 것은?

① 1치당 산정한다.
② 글래스아이오노머 시멘트는 충전 익일부터 산정한다.
③ 아말감연마는 충전 익일부터 산정한다.
④ 비급여재료로 충전한 경우 산정 불가능하다.
⑤ 10세 환자의 #36 광중합형 복합레진 충전 후에 충전물연마는 산정 불가능하다.

32 치면열구전색에 대한 설명으로 옳지 않은 것은?

① 본인부담률이 10%로 고정되어 있다.
② 러버댐을 장착한 경우 별도 산정 가능하다.
③ 7세 환자의 #46에 치면열구전색술을 한 경우 소정점수에 30%를 가산한다.
④ 광중합형 복합레진 충전과 치면열구전색술을 동시에 같은 치아에 시행한 경우 광중합형 복합레진 충전 100% + 치면열구전색술 50%로 산정한다.
⑤ 상병명은 Z29.8 기타 명시된 예방적 조치로 적용한다.

33 #11 재근관치료를 위해 기존에 있던 PFM Crown을 제거하고, 금속재포스트를 제거하고, 근관 내에 기존에 충전되어 있던 거타퍼챠를 제거했다. #11의 근관이 하나라고 할 때 산정하는 방법으로 옳은 것은?

① 치관수복물 또는 보철물의 제거 1(100%) + 금속재 포스트 제거 1(100%) + 근관 내 기존 충전물 제거 1(100%)
② 치관수복물 또는 보철물의 제거 1(100%) + 금속재 포스트 제거 1(50%) + 근관 내 기존 충전물 제거 1(50%)
③ 치관수복물 또는 보철물의 제거 1(50%) + 금속재 포스트 제거 1(100%) + 근관 내 기존충전물 제거 1(100%)
④ 치관수복물 또는 보철물의 제거 1(100%) + 금속재 포스트 제거 1(50%) + 근관 내 기존 충전물 제거 1(100%)
⑤ 치관수복물 또는 보철물의 제거 1(100%) + 금속재 포스트 제거 1(100%) + 근관 내 기존 충전물 제거 1(50%)

34 급여 완전틀니에 대한 설명으로 옳지 않은 것은?

① titanium을 사용한 금속틀니는 급여에서 제외된다.
② 5단계로 단계별 묶음수가제로 산정한다.
③ 건강보험가입자의 경우 본인부담률이 30%이다.
④ 의료급여 1종 환자의 경우 본인부담률이 10%이다.
⑤ 무상보상기간은 틀니 장착 후 3개월로 6회에 한하여 시술료 없이 진찰료만 산정한다.

35 근관치료에 대한 설명으로 옳지 않은 것은?

① C형 근관에 해당하는 경우 전기치수반응검사를 할 때 일정점수 가산된다.
② 치주질환 상병명으로는 전기치수반응검사를 산정할 수 없다.
③ 건강보험심사평가원에 미리 전기치수반응검사 장비를 신고해야 전기치수반응검사를 산정 가능하다.
④ 근관장측정검사는 1근관당 산정한다.
⑤ 근관장측정검사는 근관치료 전체 과정 중 총 3회 산정 가능하다.

36 A씨는 #13 통증으로 인해 치과의원에 내원했다. 다음 주에 해외출장이 있어 치근단절제술과 당일발수근충을 동시에 시행했다. 산정방법으로 옳은 것은?

① 치근단절제술만 100% 산정
② 당일발수근충만 100% 산정
③ 치근단절제술 100% + 당일발수근충 50%
④ 치근단절제술 50% + 당일발수근충 100%
⑤ 치근단절제술 100% + 당일발수근충 100%

37 치수절단에 대한 설명으로 옳지 않은 것은?

① 1치당 산정한다.
② 임시충전, 약제 및 재료의 비용이 포함되므로 별도 산정 불가능하다.
③ 러버댐장착은 별도 산정 가능하다.
④ 치수절단과 충전이 당일 이루어진 경우 충전만 100% 산정 가능하다.
⑤ 치수절단 후 포르모크레졸(FC) 교환은 보통처치로 산정한다.

38 발수와 응급근관처치를 동시에 산정한 경우 인정기준으로 옳은 것은?

① 발수 100% + 응급근관처치 100%
② 발수 100% + 응급근관처치 50%
③ 발수 50% + 응급근관처치 100%
④ 발수만 100% 산정
⑤ 응급근관처치만 100% 산정

39 발치에 대한 설명으로 옳지 않은 것은?

① 유치발치 시 후속 영구치 손상의 위험을 방지하기 위하여 심부의 유치 잔근치를 제거할 목적으로 치근분리술을 시행한 경우라도 난발치로 산정 불가능하다.
② 발치 중간에 중단한 경우 보통처치로 산정한다.
③ 교정치료를 목적으로 시행한 발치는 비급여 대상이다. 다만, 교정치료 중이라도 매복치, 치관주위염, 치아우식증 등으로 인한 발치는 급여 대상이다.
④ 발치 당일에 지혈 목적의 창상봉합술은 별도 산정 불가능하다.
⑤ 유착으로 인해 난발치를 할 때 Burr를 사용한 경우 Burr(가)로 산정 가능하다.

40 #48 치관이 80% 이상 치조골 내에 매복되어 있고 발치 시에 골절제와 치아분할술을 동시에 시행한 경우 산정방법으로 옳은 것은?

① 구치발치로 산정한다.
② 난발치로 산정한다.
③ 단순매복치 발치로 산정한다.
④ 복잡매복치 발치로 산정한다.
⑤ 완전매복치 발치로 산정한다.

41 치조골성형수술에 대한 설명으로 옳지 않은 것은?

① 치조골성형수술은 예리한 치밀골의 심한 Undercut이 있는 경우 또는 발치 시 높은 치조중격이 있어 불편이 예상될 때 시행한다.
② 매복치발치와 치조골성형수술 동시에 시행한 경우 각각 100% 산정 가능하다.
③ 봉합사 재료 신고를 했다면 봉합사 별도 산정 가능하다.
④ Burr를 사용한 경우 Burr(가)를 산정한다.
⑤ 치과의원인 경우 발치와 치조골성형수술을 동시 시행한 경우 높은 수가 100%, 낮은 수가 50%를 산정한다.

42 #16, #26, #36 부위 다발성 치은농양이 있어 구강내소염수술(가)을 시행했다. 산정방법으로 옳은 것은?

① 구강내소염수술(가) 소정점수의 100% 산정
② 구강내소염수술(가) 소정점수의 150% 산정
③ 구강내소염수술(가) 소정점수의 200% 산정
④ 구강내소염수술(가) 소정점수의 300% 산정
⑤ 구강내소염수술(가) 소정점수의 500% 산정

43 다음 설명 중 옳지 않은 것은?

① 구강내소염수술 후의 Dressing은 수술후처치(가)로 산정한다.
② 구강내열상봉합술 후의 Dressing은 수술후처치(가)로 산정한다.
③ 협순소대성형술에서 봉합사 재료 신고를 했다면 봉합사 별도 산정 가능하다.
④ 치근단의 병소가 근관치료만으로 제거하기 힘들어 외과적으로 치근단부의 병적인 조직을 제거하는 술식은 치근단절제술이다.
⑤ 치근단절제술의 소정점수에는 Burr가 포함되어 있기에 Burr를 사용하더라도 별도 산정 불가능하다.

44 치은판절제술에 대한 설명으로 옳지 않은 것은?

① 치아수와 무관하게 1구강당 1회 산정한다.
② 치과의원에서 발치와 치은판 절제술 동시 시행한 경우 높은 수가 100%, 낮은 수가 50%를 산정한다.
③ 오래된 치아우식와동 상방으로 증식된 치은식육 제거 시에 치은판절제술을 산정 가능하다.
④ 치아맹출을 위한 개창술시에 치은판절제술을 산정 가능하다.
⑤ 급성 또는 만성 지치주위염 치아의 치관 상방을 덮고 있는 치은판 제거 시에 치은판절제술을 산정 가능하다.

45 10번대 구치부 잇몸 통증을 주소로 A가 내원했다. 10번대 구치부를 살펴보니 #14, #15는 missing 상태였고, #16, #17만 존재했다. #16, #17의 치주낭측정검사를 시행했을 때 산정방법으로 옳은 것은?

① 진찰료만 산정
② 치주낭측정검사 1회 소정점수의 20%를 산정
③ 치주낭측정검사 1회 소정점수의 50%를 산정
④ 치주낭측정검사 1회 소정점수의 100%를 산정
⑤ 치주낭측정검사 1회 소정점수의 200%를 산정

46 6세 환자가 내원하여 전악 치면세마를 받았다. 이때 산정방법으로 옳은 것은? (다른 치료는 받지 않고 전악 치면세마만 받았다.)

① 진찰료만 산정
② 치면세마 1회 산정
③ 치면세마 2회 산정
④ 치면세마 4회 산정
⑤ 치면세마 6회 산정

47 치석제거(가)에 대한 설명으로 옳지 않은 것은?

① 1/3악당 산정한다.
② #36, #37만 치석제거를 한 경우 치석제거(가) 소정점수의 50%를 산정한다.
③ 동일부위에 치석제거와 교합조정술을 동시에 시행한 경우 각각 100% 산정한다.
④ 치석제거(가)를 시행한 후 2개월 후 동일 부위에 재시행했으면 치주치료후처치(가)를 산정한다.
⑤ 치석제거(가)를 시행한 후 5개월 후 동일 부위에 재시행했으면 치석제거(가) 소정점수의 100%를 산정한다.

48 치은절제술에 대한 설명으로 옳지 않은 것은?

① 구강당 1회 산정한다.
② 반드시 마취가 필요하다.
③ 봉합사 별도 산정 가능하다.
④ 1개월 이내 동일부위 재시행 시에 치주치료후처치(나)를 산정한다.
⑤ 4개월 후 동일부위 재시행 시에 치은절제술 소정점수의 100%를 산정한다.

49 치주치료에 대한 설명으로 옳지 않은 것은?

① 치은박리소파술은 1/3악당 산정한다.
② 치과의원에서 동일 부위에 치은박리소파술과 발치가 동시에 시행한 경우 높은 수가 100%, 낮은 수가 50%를 산정한다.
③ 치은박리소파술(복잡)의 경우 Burr를 사용한 경우 Burr(가)로 산정 가능하다.
④ 치관확장술은 1치당 산정한다.
⑤ 치관확장술의 경우 Burr를 사용하더라도 별도 산정 불가능하다.

50 급여 임플란트에 대한 설명으로 옳지 않은 것은?

① 급여적용 개수는 평생 2개이다.
② 보철수복재료로 지르코니아는 사용할 수 없다.
③ 맞춤형 지대주는 비급여 항목이다.
④ 상병명은 K08.1 사고, 추출 또는 국한선 치주병에 의한 치아상실을 적용한다.
⑤ 3단계 단계별 묶음 수가제로 산정한다.

CHAPTER 02 제2회 실전모의고사

PART 2 실전모의고사

정답 및 해설 182p

01 진료비의 구성에 대한 설명으로 옳지 않은 것은?

① 진찰료는 요양기관 종별에 따라서는 구분되지 않는다.
② 진찰료는 초·재진 여부에 따라 구분된다.
③ 행위료는 개별 행위마다 점수를 정하고 있는 단일 상대가치점수 체계이나, 요양기관 종별에 따라 유형별(의과, 치과, 한방 병·의원 등) 점수당 단가 및 종별 가산율을 달리 적용하고 있어 동일한 행위라도 최종 수가는 달라진다.
④ 발수를 할 때 사용한 리도카인은 약제료에 해당한다.
⑤ 급여 임플란트에서 고정체 식립술에 사용한 고정체는 재료대로 산정한다.

02 5세 소아의 경우 CBCT 촬영 시 가산하는 %는?

① 0%
② 10%
③ 15%
④ 20%
⑤ 30%

03 가산율에 대한 설명으로 옳지 않은 것은?

① 4세 환자의 경우 마취할 때 30%를 가산한다.
② 5세 환자의 경우 재진시에 재진료에 6.86점을 가산한다.
③ 7세 환자의 보통처치시에 30%를 가산한다.
④ 70세 이상은 마취료에 30%를 가산한다.
⑤ 70세 이상은 진찰료에 30%를 가산한다.

04 77세의 건강보험 환자가 치과의원에 내원했다. 총 진료비가 14000원일 때 환자의 본인부담금은 얼마인가?

① 1000원
② 1400원
③ 1500원
④ 2800원
⑤ 4200원

05 서울특별시에 위치한 치과병원에 5세 건강보험 환자가 내원했다. 진료비총액이 20000원이 나왔을 때 본인부담금은 얼마인가?

① 4000원
② 4200원
③ 5000원
④ 5600원
⑤ 8000원

06 의료급여 1종 환자가 치과의원에서 치은절제술을 받고 원외처방은 받지 않았다. 이때 본인부담금은 얼마인가?

① 0원
② 1000원
③ 1500원
④ 2000원
⑤ 진료비총액의 15%

07 A는 의료급여 1종 수급권자이며 선택 병의원 지정 대상자이다. 선택의료급여기관에서 의료급여 의뢰서를 지참하지 않고 선택의료기관 외의 다른 의료급여기관에서 진료를 받았다. 이때 본인부담률은 얼마인가?

① 10%
② 20%
③ 30%
④ 40%
⑤ 100%

08 비급여 항목에 대한 설명으로 옳지 않은 것은?

① 자가중합형 글래스아이오노머 시멘트 충전은 비급여 항목이다.
② 12세 이하 환자의 유치 우식 치료에 광중합형 복합레진 충전을 하는 경우 비급여 항목이다.
③ 치태조절교육은 비급여 항목이다.
④ 치과위생사가 치태조절교육을 할 수 있다.
⑤ 구취측정은 비급여 항목이다.

09 비급여 항목이 아닌 것은?

① 완전무치악 환자에게 시술하는 치과임플란트
② 일체형 식립재료를 사용한 치과임플란트
③ 급여 임플란트 중 시행하는 상악동 거상술
④ 급여 임플란트 중 시행하는 골이식술
⑤ 별도의 전용 kit를 사용하는 치과임플란트 제거술

10 진찰료만 산정해야 하는 경우가 아닌 것은?

① 처방전만 발행하는 경우
② 지각과민처치(가)를 시행한 치아에 3개월 후 재시행한 경우
③ 본원에서 치면열구전색술을 한 부위가 탈락 또는 파절되어 1년 후 재시행한 경우
④ 구강안면 저수준 레이저치료
⑤ 구강검사 및 치료계획만 세운 경우

11 진찰료 가산에 대한 설명으로 옳지 않은 것은?

① 평일 19시에 의원급 의료기관에서 치은박리소파술 시행 시 행위료에 30% 가산 적용한다.
② 공휴일에 의원급 의료기관에서 완전매복치 발치 시행 시 동반된 마취에 30% 가산 적용한다.
③ 치과의원에서 5세 환자를 평일 19시에 진료 시 진찰료 중 기본진찰료 소정점수의 200%를 가산한다.
④ 치과에서 장애인으로 등록되어 있는 뇌병변장애인, 지적장애인, 정신장애인, 자폐성장애인에 대하여 초진 또는 재진진찰료 소정점수에 9.03점을 가산한다.
⑤ 치과에서 장애인으로 등록되어 있는 지적장애인에게 구치발치를 할 경우 해당 항목에 대해서 소정점수 300%를 가산한다.

12 상병명과 진료행위가 어울리지 않는 것은?

① K04.1 치수의 괴사 – 발수
② Z29.8 기타 명시된 예방적 조치 – 치면열구전색술
③ K08.81 불규칙한 치조돌기 – 치조골성형수술
④ K05.20 동이 없는 잇몸 기원의 치주농양 – 치은박리소파술
⑤ K05.31 만성 복합치주염 – 치주소파술

13 57세 여성 환자가 치과의원에 내원하여 지각과민처치(나)를 #24에 받은 경우 올바르지 않은 상병명은?

① K02.5 치수노출이 있는 치아우식
② K03.10 치아의 쐐기결손
③ K03.18 치아의 기타 명시된 마모
④ K03.80 민감상아질
⑤ K06.00 국소적 치은퇴축

14 43세 환자가 #26통증으로 치과의원에 내원했다. 방사선촬영을 하고 보니 근관치료가 이미 되어 있지만, MB 쪽에 방사선 투과상이 보였다. 재근관치료를 시행하려고 할 때 적용 가능한 상병명으로 옳은 것은?

① K02.2 시멘트질의 우식
② K04.09 상세불명의 치수염
③ K04.4 치수기원의 급성 근단치주염
④ K04.5 만성 근단치주염
⑤ K05.30 만성 단순치주염

15 치과임플란트를 하려고 할 때 올바른 상병명은?

① K05.30 만성 단순치주염
② K06.01 국소적 치은퇴축
③ K02.3 정지된 치아우식
④ K08.0 전신적 원인에 의한 치아의 탈락
⑤ K08.1 사고, 추출 또는 국한성 치주병에 의한 치아상실

16 3=5=7 Bridge가 떨어져서 재부착을 했다. 이때 산정할 수 있는 보철물재부착 횟수는?

① 1
② 2
③ 3
④ 4
⑤ 5

17 우식이 너무 깊어 치아 우식을 제거하다가 치수가 노출되었다. 아직 치수에 염증이 파급되지 않았다는 판단하에 지혈시킨 후 Dycal을 도포하여 치아의 생활력과 기능을 유지시켰다. 이 진료행위를 의미하는 술식은?

① 치아진정처치
② 치수복조
③ 치수절단
④ 응급근관처치
⑤ 구강내소염수술

18 다음 설명 중 옳지 않은 것은?

① 불소이온도포를 활용한 지각과민처치는 지각과민처치(가)로 산정한다.
② 지각과민처치(나)의 경우 1일 6치까지 산정 가능하다.
③ 교합조정술은 1일 4치까지 산정 가능하다.
④ 근관장측정검사는 1치당 산정한다.
⑤ 근관확대는 여러 번 시행하더라도 치료기간 중 근관당 최대 2회 산정 가능하다.

19 진료행위료의 비교에 대한 설명으로 옳지 않은 것은?

① 후상치조신경전달마취 < 비구개신경전달마취
② 비구개신경전달마취 < 하치조신경전달마취
③ 침윤마취 < 후상치조신경전달마취
④ 후상치조신경전달마취 = 이신경전달마취
⑤ 도포마취만 한 경우 마취료 별도 산정 불가능하다.

20 보통처치, 치아진정처치, 치수복조의 소정점수를 비교한 것으로 옳은 것은?

① 치수복조 < 치아진정처치 < 보통처치
② 치수복조 < 보통처치 < 치아진정처치
③ 치아진정처치 < 치수복조 < 보통처치
④ 치아진정처치 < 보통처치 < 치수복조
⑤ 보통처치 < 치아진정처치 < 치수복조

21 다음은 마취료에 대한 설명이다. 옳지 않은 것은?

① 치과의원에서 토요일 10시에 치은박리소파술을 시행할 때 해당 치주질환 수술에 동반되는 마취는 30% 가산 적용한다.
② 침윤마취는 1/2악당 산정한다.
③ 표면마취는 별도로 산정 불가능하다.
④ 하악 유구치의 경우 하치조신경전달마취 산정 가능하다.
⑤ 정중매복과잉치 발치를 위해 비구개신경전달마취를 한 경우 비구개신경전달마취를 산정할 수 있다.

22 68세 환자가 #27 발치를 위해 치과의원에 내원하였다. 다음 설명 중 옳지 않은 것은?

① 후상치조신경전달마취와 침윤마취를 했다면 주된 마취행위인 후상치조신경전달마취만 산정할 수 있다.
② 유착이 심해 난발치로 burr를 사용했다면 burr(가)로 산정 가능하다.
③ #27 발치를 위해 비구개신경전달마취를 산정할 수 없다.
④ 평일 19시에 발치를 시행한 경우 해당 시술에 동반되는 마취에 30% 가산 적용한다.
⑤ 65세 이상이므로 노인 가산을 해 마취료에 30% 가산하여 산정한다.

23 처방전 발급에 대한 설명으로 옳지 않은 것은?

① 비급여진료의 처방전은 비급여로 발행해야 한다.
② 처방전 교부번호가 약국과 일치하지 않아도 된다.
③ 일률적으로 고가 약 처방을 지양해야 한다.
④ 저함량 의약품 배수처방을 지양해야 한다.
⑤ 항생제, 진통제, 소화제의 일률적인 처방을 지양해야 한다.

24 처방전 내용에 문제가 생길 경우 심사조정되는 것은?

① 기본진찰료
② 행위료
③ 약제료
④ 외래관리료
⑤ 재료대

25 방사선 촬영에 대한 설명으로 옳은 것은?

① 6세 미만 파노라마촬영에는 10%를 가산한다.
② 6세 미만 방사선 특수영상진단(CBCT)에는 30%를 가산한다.
③ 치근단 동시촬영 시 최대 7매까지 산정 가능하다.
④ 파노라마 촬영(가, 일반)과 파노라마 촬영(나, 특수)을 동시 촬영했을 때 각각 100% 산정한다.
⑤ 파노라마 촬영(가, 일반)을 촬영하고 난 뒤 4개월 후 내원하여 특별한 증상이나 이유 없이 재촬영해도 산정 받을 수 있다.

26 파노라마 촬영 인정기준으로 옳지 않은 것은?

① 시진에서 #24 초기 우식이 발견되어 방사선 촬영으로도 확인하기 위한 경우
② 구토반사가 심하여 치근단 촬영이 힘들다고 판단한 경우
③ #18 매복치의 매복 정도를 확인하기 위한 경우
④ 전반적인 치주질환 상태를 관찰하기 위한 경우
⑤ 치근단촬영만으로 진단이 불충분하여 파노라마 촬영이 필요한 경우

27 CBCT 촬영 인정기준으로 옳지 않은 것은?

① 수술을 필요로 하는 정도의 상악동염이 있는 경우
② 악관절 수술 전후 평가를 하기 위한 경우
③ 외상으로 인해 치아의 함입 등으로 계승치아에 미치는 영향에 대해 진단이 필요한 경우
④ 환자의 극심한 동통으로 인해 응급근관처치가 필요한 경우
⑤ 파노라마 촬영 등에서 하치조신경이 치근과 겹쳐 보여 발치의 위험도가 높은 경우

28 보존치료에 대한 설명으로 옳지 않은 것은?

① 발치를 끝마치지 못한 채 중단한 경우 보통처치로 산정 가능하다.
② 영구충전과 같은 날 진행된 치아진정처치는 별도 산정 불가능하다.
③ 영구충전과 동시에 치수복조를 실시한 경우 치수복조는 50%만 산정한다.
④ 치수복조가 비급여진료에 앞서 시행된 경우, 별도 산정 불가능하다.
⑤ 치수복조와 치아진정처치를 같이 진행한 경우 치수복조만 산정한다.

29 정량광형광기를 이용한 치아우식증 검사에 대한 설명으로 옳지 않은 것은?

① 1치당 산정한다.
② 15세 이하 아동이 급여 대상이다.
③ 3개월 간격으로 인정된다.
④ 건강보험심사평가원에 정량광형광기 장비 신고가 되어야 청구할 수 있다.
⑤ 청구할 때 정량광형광기의 형광사진과 형광소실 정도를 측정한 판독내용을 포함해야 한다.

30 동일 부위에 치석 제거와 교합조정술을 동시에 시행한 경우 산정방법으로 옳은 것은?

① 치석제거 100% + 교합조정술 100%
② 치석제거 100% + 교합조정술 50%
③ 치석제거 50% + 교합조정술 100%
④ 치석제거만 100% 산정
⑤ 교합조정술만 100% 산정

31 충전(다. 광중합형 복합레진 충전)에 대한 설명으로 옳지 않은 것은?

① 5세 이상 12세 이하의 치아우식증에 이환된 영구치에 적용한다.
② 1일 최대 4치까지 산정 가능하다.
③ 마취, 러버댐장착, 기존 수복물 제거는 별도 산정 불가능하다.
④ 6개월 이내 재충전 시 충전(다. 광중합형 복합레진 충전) 50%를 산정한다.
⑤ 치아의 마모 상병명으로는 급여 적용 불가능하다.

32 3═12 Bridge 제거 시 산정방법으로 옳은 것은?

① 치관수복물 또는 보철물의 제거(나. 복잡한 것) 1회
② 치관수복물 또는 보철물의 제거(나. 복잡한 것) 3회
③ 치관수복물 또는 보철물의 제거(나. 복잡한 것) 4회
④ 치관수복물 또는 보철물의 제거(가. 간단한 것) 3회
⑤ 치관수복물 또는 보철물의 제거(가. 간단한 것) 4회

33 다음 설명 중 옳지 않은 것은?

① SP Crown 제거는 치관수복물 또는 보철물의 제거(가. 간단한 것)로 산정한다.
② 치관수복물 또는 보철물의 제거(가. 간단한 것)와 치관수복물 또는 보철물의 제거(나. 복잡한 것)를 동시에 시행한 경우 각각 100% 산정 가능하다.
③ 발치와 동시에 실시된 치관수복물 또는 보철물의 제거는 별도로 인정하지 않는다. 다만, 수복물 및 보철물을 제거하여 상태를 확인한 이후 발치가 순차적으로 이루어진 경우에는 각각 100% 산정 가능하다.
④ 임시 치아의 재부착은 보철물 재부착으로 산정 불가능하다.
⑤ 치과임플란트 완료가 되고 3개월 이후에 임플란트 보철물을 재부착하는 경우 보철물 재부착으로 산정 가능하다.

34 급여 틀니에 대한 설명으로 옳지 않은 것은?

① 임시틀니만 제작하는 경우 비급여로 산정한다.
② 급여 틀니를 할 때 상병명은 K08.1 사고, 추출 또는 국한성 치주병에 의한 치아상실을 적용한다.
③ 급여 부분틀니의 경우 6단계 단계별 묶음수가 제로 산정한다.
④ 급여 부분틀니에서 Surveyed Crown이 필요할 때 이 비용은 비급여로 산정한다.
⑤ 틀니의 유지관리 행위는 반드시 틀니를 제작한 병·의원과 동일해야 건강보험 적용이 가능하다.

35 근관 내 기존 충전물 제거에 대한 설명으로 옳지 않은 것은?

① C형 근관에 해당하는 경우 일반적인 근관 내 기존 충전물 제거에 해당하는 소정점수보다 가산하여 산정한다.
② 러버댐 장착은 별도 산정 가능하다.
③ 근관 내 기존 충전물 제거를 마무리한 날 발수 산정 가능하다.
④ 근관치료 완료한 뒤 재근관치료에 들어가기까지의 기간에 상관없이 100% 산정 가능하다.
⑤ 재근관치료를 위해 치관수복물 또는 보철물의 제거 후 금속재 포스트 제거와 근관 내 기존 충전물 제거를 각각 실시한 경우, 치관수복물 또는 보철물의 제거 100%, 금속재 포스트 제거 100%를 산정하고, 근관 내 기존 충전물 제거는 50%를 산정한다.

36 근관충전에 대한 설명으로 옳지 않은 것은?

① 유치에 실시하는 근관충전의 경우 원칙적으로는 단순근관충전으로 산정한다.
② 근관충전 당일에 충전도 시행하는 경우 각각 100% 산정 가능하다.
③ 근관충전 시에 사용한 거타퍼챠콘 등의 재료대는 별도 산정 불가능하다.
④ 가압근관충전의 경우 소정점수에 러버댐장착까지 포함되어 있어 러버댐장착 비용은 별도 산정 불가능하다.
⑤ C형 근관의 경우 근관충전 시에 가산되는 점수가 있다.

37 근관확대와 근관성형에 대한 설명으로 옳지 않은 것은?

① 근관확대는 여러 번 시행하더라도 전체 치료기간 중 근관당 최대 2회 산정 가능하다.
② 근관확대 재료대는 여러 번 시행하더라도 전체 치료기간 중 근관당 최대 2회 산정 가능하다.
③ 감염된 근관의 경우 유치에서도 근관확대 산정 가능하다.
④ 근관확대를 할 때 근관성형도 실시한 경우 추가로 산정하며 근관성형 단독으로는 산정이 불가능하다.
⑤ 근관 성형은 전체 치료기간 중 근관확대와 함께 2회 산정 가능하다.

38 #21 통증으로 인해 치과의원에 내원했다. 당일 발수를 완료하고 Calcipex를 근관 내에 넣은 후 Caviton으로 임시수복을 했다. 다음 설명 중 옳지 않은 것은?

① 전기치수반응검사를 했다면 1치당 산정이 아니라 1구강당 산정한다.
② 근관장측정검사를 한 경우 진료기록부에 측정한 길이를 기록해야 한다.
③ 근관장측정기구(Root-ZX)를 사용하는 경우 미리 장비 신고를 해야 한다.
④ 근관와동형성의 경우 단독으로 산정할 수 없으며 발수와 함께 산정한다.
⑤ 발수완료한 날에 근관세척 별도 산정 가능하다.

39 발치에 대한 설명으로 옳지 않은 것은?

① 구강내소염수술과 발치를 같이 할 경우 구강내소염수술만 100% 산정한다.
② 복잡매복발치 + burr(가)의 소정점수보다 완전매복발치 소정점수가 더 크다.
③ 유치발치 시에 도포마취만 했다면 마취료는 별도 산정 불가능하다.
④ 매복치발치는 방사선촬영이 반드시 필요하다.
⑤ 과잉매복치는 상응하는 치식이 없기에 인접 치아의 치식을 선택한다. 상병명은 K01.18 과잉매복치를 적용한다.

40 발치와재소파술에 대한 설명으로 옳지 않은 것은?

① 발치 후 발치와에 염증이 생긴 경우 재소파하여 염증을 제거하는 술식이며 발치 당일에는 산정 불가능하다.
② K10.3 턱의 치조염 상병명을 적용한다.
③ 발치와재소파술을 시행한 후 Dressing은 수술후처치(가)로 산정한다.
④ 다른 치과에서 발치를 시행한 후 내원하는 경우에도 산정 가능하다(내역설명 필요).
⑤ 유치발치 후에도 산정 가능하다.

41 임플란트제거술(단순)과 치조골성형수술을 동시에 시행했다. 산정방법으로 옳은 것은?

① 치조골성형수술 100% + 임플란트제거술(단순) 100%
② 치조골성형수술 100% + 임플란트제거술(단순) 50%
③ 치조골성형수술 50% + 임플란트제거술(단순) 100%
④ 치조골성형수술만 100% 산정
⑤ 임플란트제거술(단순)만 100% 산정

42 구강외과치료에 대한 설명으로 옳지 않은 것은?

① 구강내열상봉합술은 위치와 길이로 구분된다.
② 구강내열상봉합술 후의 Dressing은 수술후처치(가)로 산정한다.
③ 설소대성형술의 경우 봉합사 재료 신고를 했다면 봉합사 별도 산정 가능하다.
④ 치근단절제술을 전치에 하는 것과 구치에 하는 것의 소정점수 차이가 없다.
⑤ 치근단절제술은 방사선촬영이 반드시 필요하다.

43 치근단절제술과 치근낭적출술을 동시에 시행한 경우 올바른 산정방법은?

① 치근단절제술만 100% 산정
② 치근낭적출술만 100% 산정
③ 높은 수가 100% + 낮은 수가 50% 산정
④ 치근단절제술 100% + 치근낭적출술 50% 산정
⑤ 치근단절제술 50% + 치근낭적출술 100% 산정

44 구강외과치료에 대한 설명으로 옳지 않은 것은?

① 수술 후 처치에 사용되는 재료대는 별도 산정 불가능하다.
② 수술 후 처치는 1구강당 1회 산정한다.
③ 상고정장치술을 위한 인상채득은 별도 산정 가능하다.
④ 상고정장치술은 장치를 장착하는 날에 산정한다.
⑤ 탈구치아정복술과 동시에 실시한 근관치료, 잠간고정술은 별도 산정 가능하다.

45 7세 환자가 #46 불소도포를 위해 치과의원에 내원했다. 치면세마를 먼저 진행하고 불소도포를 했다. 이때 치면세마 산정방법으로 옳은 것은?

① 치면세마는 별도 산정 불가능하다.
② 치면세마 소정점수의 20%를 산정한다.
③ 치면세마 소정점수의 50%를 산정한다.
④ 치면세마 소정점수의 80%를 산정한다.
⑤ 치면세마 소정점수의 100%를 산정한다.

46 치석제거에 대한 설명으로 옳지 않은 것은?

① 치석제거(나)는 '후속 치주질환치료(치근활택술 등 치주수술) 없이 치석제거만으로 치료가 종료된 전악 치석제거'를 19세 이상을 대상으로 연 1회에 한하여 급여를 적용한다.
② 치석제거(나)의 경우 연 1회 초과 시 환자 본인이 부담한다.
③ 치아 착색물 제거 목적의 치석제거는 비급여 항목이다.
④ #26만 치석제거(가)를 한 경우 치석제거(가) 소정점수의 50%만 산정한다.
⑤ 치석제거(가)를 시행하고 동일부위에 2개월 후에 재시행한 경우 치석제거(가) 소정점수의 50%를 산정한다.

47 치주치료에 대한 설명으로 옳지 않은 것은?

① 치근활택술은 1/3악당 산정한다.
② 치근활택술과 치주소파술을 동시에 시행한 경우 각각 100% 별도 산정 가능하다.
③ 치근활택술 시행 후 1개월 이내에 동일부위 재시행한 경우 치주치료후처치(가)로 산정한다.
④ 치주소파술을 할 때 반드시 마취가 동반되어야 한다.
⑤ 치주소파술 시행 후 1개월 이내에 동일부위 재시행한 경우 치주치료후처치(가)로 산정한다.

48 치과의원에서 동일부위에 치은박리소파술과 치과임플란트제거술을 동시에 시행한 경우 산정방법으로 옳은 것은?

① 치은박리소파술 100% + 치과임플란트제거술 100% 산정
② 치은박리소파술만 100% 산정
③ 치과임플란트제거술만 100% 산정
④ 치은박리소파술 100% + 치과임플란트제거술 50% 산정
⑤ 둘 중 높은 수가 100% + 낮은 수가 50% 산정

49 치주치료에 대한 설명으로 옳지 않은 것은?

① 치관확장술은 봉합사 별도 산정 불가능하다.
② 치은박리소파술 후 Dressing을 할 경우 치주치료후처치(나)를 산정한다.
③ 잠간고정술은 1악당 산정한다.
④ 잠간고정술은 3치 이하인 경우와 4치 이상인 경우 나누어서 산정한다.
⑤ 잠간고정술을 하고 난 뒤 후처치는 잠간고정술을 하게 된 원인에 따라 상병 및 후처치를 산정한다.

50 의료급여 1종 환자의 급여 임플란트 본인부담률은 얼마인가?

① 5%
② 10%
③ 15%
④ 20%
⑤ 30%

제3회 실전모의고사

정답 및 해설 190p

01 국민건강보험 대상자의 치과의원 요양기관 종별 가산율(A)과 의료급여 수급자의 치과의원 요양기관 종별 가산율(B)을 올바르게 짝지은 것은?

① A – 0%, B – 0%
② A – 0%, B – 5%
③ A – 5%, B – 5%
④ A – 0%, B – 2%
⑤ A – 2%, B – 2%

02 연령에 따라 적용되는 가산율에 대한 설명으로 옳지 않은 것은?

① 1세 미만은 마취료에 50%가 가산된다.
② 1세 미만은 초진시에 초진진찰료에 26.45점이 가산된다.
③ 8세 미만의 유치 발치에는 30%가 가산된다.
④ 8세 미만의 응급근관처치에는 30%가 가산된다.
⑤ 70세 이상은 마취료에 30%가 가산된다.

03 다음 중 의료기관 종별 가산율이 적용되지 않는 것은?

① 발 수
② 응급근관처치
③ 치주소파술
④ 난발치
⑤ 구강내소염수술 후 사용한 봉합사

04 68세의 건강보험 환자 A는 3월 3일에 치과의원에 내원했을 때 진료비 총액이 24000원이 나왔다. 4월 10일에 A는 서울특별시에 있는 치과병원에 내원했고, 진료비 총액이 3월 3일과 똑같이 24000원이 나왔다. 3월 3일과 4월 10일에 A씨가 지불한 본인부담금의 차이는 얼마인가?

① 1200원
② 2400원
③ 3600원
④ 4800원
⑤ 6000원

05 의료급여 1종 환자가 대구광역시에 있는 치과병원에 내원했다. #16 발치를 하고 약 처방을 받았다. 이때 본인부담금은 얼마인가?

① 0원
② 500원
③ 1000원
④ 1500원
⑤ 2000원

06 50세 건강보험 환자가 치과의원에 내원했을 때 본인부담금은 총 진료비의 얼마인가?

① 10%
② 21%
③ 28%
④ 30%
⑤ 40%

07 다음 중 의료급여 1종 수급권자 중 본인부담금 당연면제대상자인 것은?

① 의료급여 1종 수급권자 중 18세 미만인 자
② 의료급여 1종 수급권자 중 20세 이하의 중·고등학교에 재학 중인 자
③ 의료급여 1종 수급권자 중 가정간호를 받고 있는 자
④ 의료급여 1종 수급권자 중 임신을 하고 임신임을 신고한 자
⑤ 의료급여 1종 수급권자 중 65세 이상인 자

08 비급여로 산정할 수 없는 것은?

① 대구치 직립이동
② 치조골성형수술
③ 인공치은
④ 불소도포
⑤ 규격화 치근단 사진 공제술

09 비급여로 산정할 수 없는 것은?

① 교합음도검사
② 타액검사
③ 광중합형 글래스아이오노머 시멘트 충전
④ 잇몸웃음교정술
⑤ 설소대성형술

10 진찰료 산정에 대한 설명 중 옳지 않은 것은?

① 4월 1일에 #37 통증으로 인해 발치했다. 5월 3일에 #11 통증으로 진찰을 받은 후 당일 #11 발수한 경우 초진진찰료를 산정한다.
② 3월 7일에 건강보험공단 구강검진을 받고, 3월 15일에 내원하여 치료를 받았다면 진찰료는 재진진찰료 소정점수의 100%를 산정한다.
③ 9월 3일에 #14 - #17 치석제거 시행 후 11월 2일에 동일 부위 치주소파술을 시행한 경우 초진진찰료를 산정한다.
④ 10월 1일에 영유아구강검진을 받고 당일 바로 진료를 받았다면 진찰료는 50%만 산정한다.
⑤ 환자가 내원하기 힘든 상황일 때 환자 가족이 내원해 진료 담당 의사와 상담한 후 약제를 수령하거나 처방전을 발급 받는 경우는 재진 진찰료 소정점수의 50%를 산정한다.

11 진찰료 산정에 대한 설명 중 옳지 않은 것은?

① 치과에서 장애인으로 등록되어 있는 5세 자폐성장애인을 진료했다. 이때 진찰료는 6세 미만 소아가산과 장애인 가산을 중복해서 받을 수 있다.
② 의원급 요양기관이 토요일에 진료 시 진찰료 중 기본진찰료 소정점수의 30%를 가산한다.
③ 구내염치료를 위해 약물을 도포한 경우 진찰료만 산정해야 한다.
④ 개폐구검사를 한 경우 진찰료만 산정해야 한다.
⑤ 본원에서 지각과민처치(차-4나)를 시행한 치아에 6개월 이내에 재시행한 경우 진찰료만 산정해야 한다.

12 상병명과 진료행위가 어울리지 않는 것은?

① S03.22 치아의 완전탈구 - 치아재식술
② K05.22 급성치관주위염 - 발치와재소파술
③ K06.18 기타 명시된 치은비대 - 치은절제술
④ T85.6 치과 보철물장치의 파절 및 상실 - 보철물재부착
⑤ Z46.3 치과보철 장치의 부착 및 조정 - 첨상(직접법)

13 상병명에 대한 설명 중 옳지 않은 것은?

① K00.69 치아 맹출의 상세불명 장애 상병명으로 파노라마 촬영을 산정할 수 있다.
② K03.5 치아의 강직증 상병명으로 난발치를 산정할 수 있다.
③ K02.5 치수노출이 있는 우식 상병명으로는 치수복조를 산정할 수 있다.
④ K02.1 상아질의 우식 상병명으로는 치수복조를 산정할 수 없다.
⑤ K04.1 치수의 괴사 상병명으로 발수를 산정할 수 있다.

14 상병명에 대한 설명 중 옳지 않은 것은?

① K04.6 동이 있는 근단주위농양 상병명으로 근관와동형성을 산정할 수 있다.
② K04.7 동이 없는 근단주위농양 상병명으로 구강내소염수술을 산정할 수 있다.
③ K04.80 근단 및 외측의 치아뿌리낭 상병명으로 치근단 절제술을 산정할 수 없다.
④ K05.22 급성 치관주위염 상병명으로 치주소파술을 산정할 수 없다.
⑤ K05.31 만성 복합치주염 상병명으로 구강내소염수술을 산정할 수 없다.

15 다음 중 치면열구전색술에 적용되는 상병명은?

① K03.5 치아의 강직증
② K04.1 치수의 괴사
③ Z29.2 기타 예방적 화학요법
④ Z29.8 기타 명시된 예방적 조치
⑤ Z46.3 치과보철 장치의 부착 및 조정

16 근관치료 진료 행위에 대한 설명 중 옳지 않은 것은?

① 발수 완료 전 치수 일부만 제거한 경우에는 보통처치로 산정한다.
② 근관장측정검사는 전체 치료 과정 중 최대 2회까지 산정 가능하다.
③ 근관장측정검사 시 전자근관장측정기(Root-ZX)를 사용하는 경우 사전 장비 신고가 필요하다.
④ 근관성형 단독으로는 산정이 불가하다. 전체 치료 과정 중 근관확대와 함께 2회 산정 가능하다.
⑤ 발수한 당일 또는 근관충전한 당일에 근관 세척은 산정 불가능하다.

17 치과의원에 내원한 A씨가 발치와 치조골성형수술을 동시에 받았다. 급여 산정방법으로 옳은 것은?

① 발치 100% + 치조골성형수술 50%를 산정한다.
② 발치 50% + 치조골성형수술 100%를 산정한다.
③ 발치만 100% 산정한다.
④ 치조골성형수술만 100% 산정한다.
⑤ 둘 중 높은 수가 100% + 낮은 수가 50%로 산정한다.

18 3월 18일에 30세 환자가 치은비대를 주소로 치과의원에 내원했다. 당일 치은절제술을 받았다. 5월 13일에 다시 내원하여 동일 부위에 치은절제술을 재시행했을 때 산정 기준에 대하여 옳은 것은?

① 치주치료후처치(가)로 산정한다.
② 치주치료후처치(나)로 산정한다.
③ 치은절제술 소정점수의 50%를 산정한다.
④ 치은절제술 소정점수의 100%를 산정한다.
⑤ 진찰료만 산정한다.

19 발수, 근관세척, 가압근관충전의 소정점수를 비교한 것으로 옳은 것은?

① 근관세척 < 발수 < 가압근관충전
② 근관세척 < 가압근관충전 < 발수
③ 발수 < 근관세척 < 가압근관충전
④ 발수 < 가압근관충전 < 근관세척
⑤ 가압근관충전 < 근관세척 < 발수

20 발치행위료에 대한 설명으로 옳지 않은 것은?

① 전치발치 < 구치발치
② 난발치 < 단순매복치발치
③ 단순매복치발치 < 완전매복치발치
④ 완전매복발치 < 복잡매복발치 + burr(가)
⑤ 난발치 + burr(가) < 단순매복발치

21 #55 발치를 위해 마취를 실시했다. 다음 중 산정 가능한 마취는?

① 비구개신경전달마취
② 침윤마취
③ 후상치조신경전달마취
④ 이신경전달마취
⑤ 하치조신경전달마취

22 마취료에 대한 설명으로 옳지 않은 것은?

① 1세 이상 ~ 6세 미만 환자에게는 마취 시에 30% 가산한다.
② 70세 이상 환자에게는 마취 시에 30% 가산한다.
③ 의원급 의료기관 수술 행위 가산제'에 따라 평일 18시 ~ 익일 09시, 토요일, 일요일 및 공휴일에 의원급 의료기관에서 구강악안면 수술, 치주질환 수술 항목 시행 시 해당 수술에 동반되는 마취에 30% 가산 적용한다.
④ 침윤마취는 1/3악당 산정한다.
⑤ #21 당일발수근충을 위해 비구개신경전달마취를 산정할 수 있다.

23 처방전 발급에 대한 설명으로 옳지 않은 것은?

① 처방전 재발급 시에 처방전이 사용기간 경과 후인 경우 의료기관에 내원해야 한다.
② 처방전 재발급 시에 처방전이 사용기간 이내인 경우 재발급 사실을 처방전에 표기해야 한다.
③ 비가역성치수염 상병명으로 항생제를 처방할 수 있다.
④ 감염병 등으로 인해 환자가 의료기관에 직접 방문하기 어려운 경우에는 대리처방이 가능하다.
⑤ 비급여진료의 처방전은 비급여로 발행해야 한다.

24 만성치주염으로 치과의원에 방문한 A는 헥사메딘가글액을 처방받았다. 보험 적용되는 최대 용량은 몇 mL인가?

① 100mL
② 200mL
③ 300mL
④ 500mL
⑤ 1000mL

25 치근단 동시촬영 시 최대 산정 매수는 몇 매인가?

① 2매
② 3매
③ 5매
④ 7매
⑤ 10매

26 방사선 촬영에 대한 설명으로 옳지 않은 것은?

① 방사선영상진단료는 촬영료(70%)와 판독료(30%)로 구성된다.
② 치근단촬영의 경우 판독소견은 진료기록부에 기재하면 된다.
③ 교익촬영은 인접면 충치나 초기 치주질환을 판단할 경우 주로 촬영하는 방법이다.
④ 6세 미만 방사선 특수영상진단(CBCT)에는 20%를 가산한다.
⑤ 건강보험 환자가 부산광역시의 치과병원에서 파노라마 촬영을 하면 요양기관 종별 가산율 5%가 가산된다.

27 CBCT 촬영 인정기준에 대한 설명으로 옳지 않은 것은?

① 강직과 감별진단을 요하는 심한 임상적 개구 제한이 있을 경우
② 외상으로 인해 치아의 함입 등으로 계승치아에 미치는 영향에 대해 진단이 필요한 경우
③ 치근단절제술 필요한 경우로 하치조신경, 이공, 상악동 부위 등 해부학적으로 위험한 부위에 병소가 위치해 정확한 진단이 필요한 경우
④ 크기와 상관없이 치근낭이 있을 경우
⑤ 일반적인 근관치료 후에도 비정상적인 통증이 계속되는 경우, 치근의 파절이나 비정상적인 근관 형태를 확인하여 추가적인 치료가 필요한 경우

28 다음 설명 중 옳지 않은 것은?

① 근관치료 첫날 발수를 끝낸 후 Caviton을 이용해 와동을 임시수복했다. 다음 날 Caviton이 탈락했다는 주소로 내원하여 재충전하는 경우 치아진정처치로 산정한다.
② 보통처치에서 사용한 재료는 별도 산정 불가능하다.
③ 치아파절편제거 시에 마취를 했다면 별도 산정 가능하다.
④ 치수복조 시에 방사선 촬영을 했다면 별도 산정 가능하다.
⑤ 치수복조와 치아진정처치를 같이 진행한 경우 치수복조만 산정한다.

29 #23, #24, #25에 Clearfil SE Bond를 이용해 지각과민처치를 했다. 이때 지각과민처치(나) 소정점수의 몇 %를 산정하는가?

① 100%　② 140%
③ 150%　④ 200%
⑤ 300%

30 1월 20일에 10세 환자가 #75 GI로 즉일충전처치를 받았다. 2월 14일에 엿을 먹다가 이전에 수복한 재료가 없어졌다는 주소로 재내원했다. 동일부위에 GI로 재충전했을 때 가장 올바른 산정방법은?

① 재진료 + 즉일충전처치 50% + 충전 50% + 재료대 100%
② 재진료 + 즉일충전처치 100% + 충전 100% + 재료대 100%
③ 초진료 + 와동형성 50% + 충전 50% 재료대 100%
④ 초진료 + 와동형성 100% + 충전 100% + 재료대 100%
⑤ 재진료 + 와동형성 50% + 충전 50% + 재료대 100%

31 다음 설명 중 옳지 않은 것은?

① 러버댐은 1악당 산정한다.
② 러버댐의 재료대는 소정점수에 포함되므로 별도 산정 불가능하다.
③ 본원에서 치면열구전색술(치아홈메우기, 실란트)을 한 치아가 탈락 또는 파절되어 2년 이내에 재시행한 경우 진찰료만 산정 가능하다.
④ 정량광형광기를 이용한 치아우식증검사는 구강당 3개월 간격으로 1회 인정된다.
⑤ 동일 날, 동일 목적으로 정량광형광기를 이용한 치아우식증 검사와 방사선촬영(치근단 촬영, 교익 촬영, 파노라마 촬영)을 동시에 실시한 경우 각각 100% 산정 가능하다.

32 잠간고정술과 교합조정술을 치과의원에서 동시에 시행한 경우 올바른 산정방법은?

① 잠간고정술 100% + 교합조정술 100% 산정
② 잠간고정술 100% + 교합조정술 50% 산정
③ 잠간고정술 50% + 교합조정술 100% 산정
④ 잠간고정술 50% + 교합조정술 50% 산정
⑤ 잠간고정술만 100% 산정

33 다음 설명 중 옳지 않은 것은?

① Inlay 제거는 치관수복물 또는 보철물의 제거(가. 간단한 것)로 산정한다.
② 치관수복물 또는 보철물의 제거(가. 간단한 것)와 치관수복물 또는 보철물의 제거(나. 복잡한 것)를 동시에 시행한 경우 나. 복잡한 것만 산정 가능하다.
③ 보철물 재부착은 장착된 보철물이 탈락되어 재부착하는 경우 산정하되 재료의 비용은 포함되므로 별도 산정 불가능하다.
④ Bridge의 재부착은 지대치에 한정하여 산정한다.
⑤ 금속재 포스트 제거는 재근관치료를 위해 기존에 근관치료할 때 쓴 금속재 포스트를 제거하는 경우 산정한다.

34 급여 틀니에 대한 설명으로 옳지 않은 것은?

① 급여 틀니는 7년마다 1회 적용하며 악당 산정한다.
② 의료급여 2종 환자는 급여 틀니의 본인부담률이 15%이다.
③ 급여 틀니의 무상보상기간은 틀니 장착 후, 3개월에 6회에 한하여 시술료 없이 진찰료만 산정한다.
④ 틀니 유지관리 중 인공치 수리는 제1치는 100% 산정하고, 2치부터 소정점수의 20%를 산정한다.
⑤ 틀니 유지관리를 할 때 상병명은 Z46.3 치과보철장치의 부착 및 조정을 적용한다.

35 근관치료에 대한 설명으로 옳지 않은 것은?

① 근관세척은 일반적으로 최대 5회까지 산정 가능하다. 하지만 계속 농이 나오는 경우 등 증상이 개선이 안 될 때는 내역 설명 후 추가로 산정 가능하다.
② 영구치의 교환시기가 많이 남아 있는 경우 유치에 실시한 근관확대 급여 산정 가능하다.
③ 구강내소염수술과 응급근관처치를 동시에 시행한 경우 응급근관처치만 100% 산정 가능하다.
④ 근관 내 기존 충전물 제거는 1근관당 산정한다.
⑤ 비가역성 치수염 상병명으로 항생제 처방이 불가능하다.

36 A는 치과의원에서 #35 근관치료를 받았다. 근관치료가 완료되고 나서도 지속적으로 통증이 있어 재근관치료를 받기로 했다. 근관치료가 완료된 후 재근관치료를 받기까지 기간이 15일이었다. 근관 내 기존 충전물 제거 산정 기준으로 옳은 것은? (치관수복물 또는 보철물은 없었다.)

① 근관 내 기존 충전물 제거 산정 불가능하다.
② 근관 내 기존 충전물 제거 소정점수의 20% 산정한다.
③ 근관 내 기존 충전물 제거 소정점수의 50% 산정한다.
④ 근관 내 기존 충전물 제거 소정점수의 80%를 산정한다.
⑤ 근관 내 기존 충전물 제거 소정점수의 100%를 산정한다.

37 근관확대에 대한 설명으로 옳지 않은 것은?

① 1근관당 산정한다.
② 근관확대는 여러 번 시행하더라도 치료기간 중 근관당 최대 2회 산정 가능하다.
③ 근관확대 행위료는 최대 2회 산정할 수 있으나 관련 재료대(Hand File or Ni-Ti File)는 1회만 산정 가능하다.
④ 근관확대에 사용한 Hand File, NiTi File은 근관당 산정한다.
⑤ 마취를 한 경우, 별도 산정 가능하다.

38 #24 통증으로 인해 치과의원에 A가 내원했다. 진찰 결과 근관치료가 필요했다. A는 다음 주에 장기 해외출장이 잡혀 있어 당일에 근관치료를 마무리 받기를 원했다. #24 발수를 하고, 근관치료 및 근관충전까지 당일에 완료한 경우 옳지 않은 것은?

① 당일발수근충은 1치당 산정한다.
② 근관와동형성, 발수, 근관장측정, 근관확대, 근관성형, 근관세척 및 건조, (가압)근관충전 비용이 포함되므로 별도 산정하지 아니한다.
③ Barbed-Broach를 사용한 경우에는 3.61점을 1회에 한하여 산정한다.
④ 치근단절제술과 당일발수근충을 당일에 동시 시행 시 각각 100% 산정 가능하다.
⑤ 러버댐장착은 별도 산정 가능하다.

39 발치에 대한 설명으로 옳지 않은 것은?

① 유치 발치의 경우 마취는 별도 산정 불가능하다.
② 영구치발치 시 전치부와 구치부는 소정점수에 차이가 있다.
③ 발치 당일에 지혈 목적의 창상봉합술은 별도 산정 불가능하다.
④ 치관이 2/3 이상 치조골 내에 매복된 치아의 골절제와 치아분할술을 동시에 시행한 경우 완전매복치 발치로 산정한다.
⑤ 매복치발치인 경우 치조골성형수술을 별도 산정 불가능하다.

40 치과임플란트제거술(복잡)과 동시에 치조골성형수술을 하는 경우 산정방법으로 옳은 것은?

① 치과임플란트제거술(복잡) 100% + 치조골성형수술 100% 산정
② 치과임플란트제거술(복잡) 100% + 치조골성형수술 50% 산정
③ 치과임플란트제거술(복잡) 50% + 치조골성형수술 100% 산정
④ 치과임플란트제거술(복잡)만 100% 산정
⑤ 치조골성형수술만 100% 산정

41 구강외과 치료에 대한 설명으로 옳지 않은 것은?

① 치조골성형수술의 경우 Burr를 별도 산정 가능하다.
② 치과의원에서 발치와 치조골성형수술을 동시 시행한 경우 높은 수가 100%, 낮은 수가 50%를 산정한다.
③ 구강내소염수술의 경우 봉합사를 사용했을 때 별도 산정 불가능하다.
④ 협순소대성형술에서 Y-Plasty를 사용해 봉합한 경우 협순소대성형술(나. 복잡한 것)으로 산정한다.
⑤ 설소대성형술 후의 Dressing은 수술후처치(가)로 산정한다.

42 Burr와 봉합사를 별도 산정할 수 있는 술식은?

① 치조골성형수술
② 완전매복치발치
③ 난발치
④ 치은박리소파술
⑤ 구강내열상봉합술

43 치아재식술에 대한 설명으로 옳지 않은 것은?

① 지치를 뽑아 대구치 위치에 이식하는 경우 산정 가능하다.
② 근관치료를 위해 의도적 치아재식술인 경우 산정 가능하다.
③ 반드시 방사선 촬영이 필요하다.
④ 치아재식술과 동시에 실시한 잠간고정술은 각각 100% 산정 가능하다.
⑤ 치아재식술과 동시에 실시한 발수는 각각 100% 산정 가능하다.

44 구강외과치료에 대한 설명으로 옳지 않은 것은?

① 수술후처치는 1구강당 1회 산정한다.
② 치은판절제술은 1악당 1회 산정한다.
③ 탈구치아정복술과 동시에 실시한 잠간고정술은 각각 100% 별도 산정 가능하다.
④ 상고정장치술에 사용된 재료대는 별도 산정 불가능하다.
⑤ 상고정장치술 산정은 장치를 장착하는 날에 한다.

45 #11 – #17까지 치주낭측정검사를 실시한 경우 산정방법으로 옳은 것은?

① 진찰료만 산정한다.
② 치주낭측정검사 1회 소정점수의 50%를 산정한다.
③ 치주낭측정검사 1회 소정점수의 100%를 산정한다.
④ 치주낭측정검사 1회 소정점수의 150%를 산정한다.
⑤ 치주낭측정검사 1회 소정점수의 700%를 산정한다.

46 치주치료에 대한 설명으로 옳지 않은 것은?

① 5세 환자 전악에 치면세마를 받은 경우 치면세마 4회로 산정한다.
② 불소도포를 시행하기 전 시행한 치면세마는 급여로 별도 산정 불가능하다.
③ 동일부위에 치석제거와 교합조정술을 동시에 시행한 경우 각각 100% 산정한다.
④ 치석제거(나)의 연 기준은 1.1~12.31.이다.
⑤ 구강보건증진 차원에서의 정기적 치석제거는 급여로 산정 받을 수 있다.

47 치주치료 동일부위 재시행 산정 기준으로 옳지 않은 것은?

① 치석제거(가) 시행 후 7개월이 지나 동일부위 재시행 시 치석제거(가) 100% 산정한다.
② 치주소파술 시행 후 1개월 이내에 동일부위 재시행 시 치주치료후처치(가)로 산정한다.
③ 치주소파술 시행 후 2개월이 지나 동일부위 재시행 시 치주소파술 소정점수의 50%로 산정한다.
④ 치은절제술 시행 후 5개월이 지나 동일부위 재시행 시 치은절제술 100% 산정한다.
⑤ 치은박리소파술 시행 후 1개월 이내에 동일부위 재시행 시 치주치료후처치(나)로 산정한다.

48 치과의원에서 동일부위에 치은박리소파술과 발치가 동시에 시행한 경우 산정방법으로 옳은 것은?

① 치은박리소파술만 100% 산정한다.
② 발치만 100% 산정한다.
③ 치은박리소파술 100% + 발치 50% 산정한다.
④ 치은박리소파술 50% + 발치 100% 산정한다.
⑤ 둘 중 높은 수가 100% + 낮은 수가 50% 산정한다.

49 치주치료에 대한 설명으로 옳지 않은 것은?

① 치은박리소파술의 경우 봉합사 별도 산정 가능하다.
② 치관확장술은 Burr 별도 산정 불가능하다.
③ 치관확장술은 치석제거 등 전처치가 없어도 산정 가능하다.
④ 잠간고정술은 구강당 1회 산정한다.
⑤ 치과의원에서 잠간고정술과 교합조정술을 동시에 시행할 경우 잠간고정술 100% 산정하고, 교합조정술을 50%를 산정한다.

50 A는 급여 임플란트 대상자 조건에 충족되어 #26에 Fixture를 식립했다. 제대로 골유착이 되지 않아 고정에 실패하여 재수술을 할 때 산정방법으로 옳은 것은?

① 진찰료만 산정한다.
② 고정체 식립술 행위료 100%만 산정한다.
③ 재료대만 100% 산정한다.
④ 고정체 식립술 행위료 50% + 재료대 100%를 산정한다.
⑤ 고정체 식립술 행위료 100% + 재료대 100%를 산정한다.

CHAPTER 04 제1회 정답 및 해설

1	2	3	4	5	6	7	8	9	10
③	②	③	④	②	④	⑤	④	③	①
11	12	13	14	15	16	17	18	19	20
②	⑤	④	①	②	⑤	①	④	⑤	①
21	22	23	24	25	26	27	28	29	30
③	⑤	④	①	②	⑤	④	④	③	①
31	32	33	34	35	36	37	38	39	40
②	②	⑤	④	①	⑤	④	④	①	⑤
41	42	43	44	45	46	47	48	49	50
②	③	⑤	②	③	④	⑤	①	③	②

01

③ 약제료, 재료대, 방사선 진단료는 요양기관 종별 가산율이 적용되지 아니 한다.
①·②·④·⑤ 요양기관 종별 가산율

	국민건강보험	의료급여
치과의원	0%	0%
치과병원	5%	2%

02

② 마취료 소아가산 : 1세 이상 6세 미만 소아 환자의 마취료에 30% 가산을 적용한다.

항목	기준연령	가산율
마취료	1세 미만	50%
	1세 이상 6세 미만	30%

① 기본진료료 소아가산

구분	항목	기준연령	가산
기본 진료료	초진 진찰료	1세 미만	26.45점
		1세 이상 6세 미만	10.89점
	재진 진찰료	1세 미만	16.67점
		1세 이상 6세 미만	6.86점

③ 8세 미만 치아질환 처치 및 치면열구전색술 가산

항목	기준연령	가산율
보통처치, 치아진정처치, 치아파절편 제거, 근관와동형성, 즉일충전처치, 치수절단, 발수, 근관세척, 근관확대, 근관충전, 충전, 와동형성, 응급근관처치, 치면열구전색술	8세 미만	30%

④ 방사선 촬영료 소아가산

구분	항목	기준연령	가산율
방사선 촬영료	단순영상진단(치근단, 교익, 파노라마 촬영)	6세 미만	15%
	특수영상진단(CBCT)	6세 미만	20%

⑤ 70세 이상 노인 가산(65세 아님)

분류		가산 내용
70세 이상	30% 가산	마취료

03

③ 의료급여 1종과 2종 상관없이 의료급여 환자라면 치과의원에 내원했을 때 0%, 치과병원에 내원했을 때 2%의 요양기관 종별 가산율을 적용한다.

요양기관 종별 가산율

	국민건강보험	의료급여
치과의원	0%	0%
치과병원	5%	2%

04

④ 임신부이면서 국민건강보험 환자라면 치과의원 내원 시 본인부담금은 총 진료비의 10%이다.

국민건강보험 환자의 본인부담금 – 치과의원

나이, 임신 여부에 따른 분류		
1세 미만	5%	
1세 이상~6세 미만	21%	
6세 이상~65세 미만	30%	
65세 이상	진료비 총액의 15000원 이하	1500원 (정액제)
	진료비 총액의 15000원 초과 20000원 이하	10%
	진료비 총액의 20000원 초과 25000원 이하	20%
	진료비 총액의 25000원 초과	30%
임신부	10%	

05

② 치과의원이라면 의료급여 1종, 2종은 구분할 필요가 없다. 원외처방을 받았으니 1000원이다.

의료급여 환자의 본인부담금

분류			치과의원	치과병원 (시, 도)	
				1종	2종
본인부담금	원외처방 X	의약품 O (원내직접조제)	1500원	2000원	총액의 15% (임신부는 5%)
		의약품 X	1000원	1500원	
	원외처방 O	의약품 상관 X	1000원	1500원	

06

④ 65세 이상의 건강보험 환자가 치과병원에 내원했을 때 내야하는 본인부담금은 총 진료비의 40%이다. 따라서 A가 내야 하는 본인부담금은 12000원이다. 1세 이상 6세 미만 건강보험 환자가 치과병원에 내원했을 때 내야하는 본인부담금은 총 진료비의 28%이다. 따라서 B가 내야하는 본인부담금은 8400원이다. 두 환자의 본인부담금 차이는 3600원이다.

국민건강보험 환자의 본인부담금 – 치과병원

나이, 임신 여부에 따른 분류	
1세 미만	10%
1세 이상~6세 미만	28%
6세 이상~65세 미만	40%
65세 이상	40%
임신부	20%

07

신청에 의한 적용 대상자(1종 수급권자 중 외래진료 본인일부부담 면제신청서를 제출한 자)
- 20세 이하의 중·고등학교에 재학 중인 자
- 임산부(임신임을 신고한 날부터 출산예정일 후 6개월까지)
- 가정간호를 받고 있는 자

⑤ 따라서, 의료급여 1종 수급권자 중 임산부(임신임을 신고한 날부터 출산예정일 후 6개월까지)는 신청에 의한 본인부담금 면제대상자이다.

①·②·③·④ 당연 적용 대상자(1종 수급권자 중 아래에 해당하는 사유가 발생 시 일괄 적용)
- 18세 미만자
- 행려환자
- 등록 결핵질환자
- 등록 중증질환자(암환자 포함)
- 등록 희귀질환자(장기이식환자 포함)
- 등록 중증난치성질환자(장기이식환자 포함)
- 선택의료급여기관 이용자

08
치관확장술은 급여 항목이다.

09
치은절제술은 급여 항목이다.

10
① 발치를 끝마치지 못한 채 중단한 경우 보통처치로 산정한다.

진찰료만 산정해야 하는 경우
- 구강검사 및 치료계획만 세운 경우
- 개폐구검사
- 치아 동요도 검사
- 치수온도검사(냉검사, 온검사)
- 측두하악장애행동요법
- 치은염, 지치주위염 등 동통 감소를 위한 간단한 구강연조직질환 처치
- 구강건조증처치, 연조직질환처치, 구강 내 캔디다증 처치, 구내염치료(알보칠 등의 약물 도포)
- 구강안면 저수준 레이저치료
- 처방전만 발행하는 경우
- 요양급여비용명세서, 소견서, 촉탁서 발행
- 본원에서 치면열구전색술(치아홈메우기, 실란트)을 한 부위가 탈락 또는 파절되어 2년 이내에 재시행한 경우
- 본원에서 지각과민처치(차-4나)를 시행한 치아에 6개월 이내에 재시행한 경우(단, 지각과민처치(차-4가)는 여러 번 산정할 수 있다.)

11
② 완치여부가 불분명하여 치료의 종결 여부가 명확하지 아니한 경우 90일 이내에 내원 시 재진환자로 본다(만성 치주질환, 턱관절질환 등의 치료는 완치 여부가 불분명하다).
① 해당 상병의 치료가 종결되지 아니하여 계속 내원하는 경우에는 내원 간격에 상관없이 재진환자로 본다.
③ 완치여부가 불분명하여 치료의 종결 여부가 명확하지 아니한 경우 90일 이내에 내원 시 재진환자로 본다(만성 치주질환, 턱관절질환 등의 치료는 완치 여부가 불분명하다). 90일이 넘었으므로 초진으로 산정한다.
④ 환자가 내원하기 힘든 상황일 때 환자 가족이 내원해 진료 담당 의사와 상담한 후 약제를 수령하거나 처방전을 발급 받는 경우는 재진진찰료 소정점수의 50%를 산정한다.
⑤ 영유아구강검진 시행 후 당일 진료를 받으면 진찰료의 50%를 산정한다.

12
이미 누공이 있기에 절개 및 배농이 적용 불가능하다.

13
치수염 상병으로는 항생제 처방을 할 수 없다.

14
과잉치 확인을 위한 방사선 촬영은 치근단촬영과 파노라마촬영 모두 적용 가능하다.

15
보철물재부착에 적용되는 상병명은 T85.6 치과 보철물장치의 파절 및 상실이다.

16
진료행위 시 치은판절제술 산정
- 오래된 치아우식와동 상방으로 증식된 치은식육 제거
- 파절된 치아 상방으로 증식된 치은식육 제거
- 치아맹출을 위한 개창술
- 부분 맹출 치아 또는 유치의 우식치료를 위한 치은판 제거
- 급성 또는 만성 지치주위염 치아의 치관 상방을 덮고 있는 치은판 제거

17
- 구강내소염수술과 근관치료를 같이 할 경우 각각 100% 산정한다.
- 구강내소염수술과 치주치료를 같이 할 경우 각각 100% 산정한다.
- 구강내소염수술과 발치를 같이 할 경우 발치만 100% 산정한다.

18
교합조정술은 1일 4치까지 인정되며, 1일 4회까지 산정가능하다.

19
- 유치발치 < 전치발치 < 구치발치 < 난발치 < 단순매복치발치 < 복잡매복치발치 < 완전매복치발치
- 난발치 + burr(가) < 단순매복발치
- 단순매복발치 + burr(가) < 복잡매복발치
- 복잡매복발치 + burr(가) < 완전매복발치

20
① 치주치료후처치(가) < 수술후처치(가) < 치주치료후처치(나) < 수술후 처치(나)
② 치석제거(가) < 치근활택술 < 치주소파술 < 치석제거(나) < 치은절제술 < 치은박리소파술
③ 유치발치 < 전치발치 < 구치발치 < 난발치 < 단순매복치발치 < 복잡매복치발치 < 완전매복치발치
④ 보통처치 < 지각과민처치(가) < 치아진정처치 < 치수복조 < 지각과민처치(나)
⑤ 치근단 촬영 3매 < 파노라마

21
후상치조신경전달마취는 상악 유구치에 산정 불가능하다.

22
동일 부위에 동일한 목적으로 두 가지 이상 마취를 시행했을 때, 주된 마취행위료만 산정한다. 이때 마취제는 사용한 앰플 수만큼 산정한다. 위의 문제에서는 하치조신경전달마취가 주된 마취행위이고, 총 사용한 마취제의 수는 2ample이다.

23
① 처방전 내용에 문제가 생길 경우 외래관리료가 심사 조정된다.
② 비급여진료의 처방전은 비급여로 발행해야 한다.
③ 일률적으로 고가 약 처방을 지양해야 한다.
⑤ 가글용제 처방 시 인정 용량은 100mL이다.

24
① 대리처방 가능 보호자가 내원하여 처방전을 발급받는 경우에는 재진진찰료의 50%를 산정한다.
② 환자의 거동이 현저히 곤란하고 동일한 질병에 대해 계속 진료를 받아 동일한 처방이 필요한 경우 대리처방 가능한 환자의 보호자가 내원하여 대리처방 받을 수 있다.
③ 의료법 시행규칙 제12조의3(대리처방 가능 보호자)
- 환자의 직계 존비속
- 환자의 배우자 및 배우자의 직계 존속
- 환자의 형제자매
- 환자의 노인의료복지시설 종사자 또는 법정대리인
- 그 밖에 환자가 지정하는 보호자(위임장이 필요함)

④ 처방전이 사용기간 이내인데 재발급을 받는 경우 진찰료를 별도 산정 불가능하다.
⑤ 치수염 상병명이면 항생제 처방이 불가능하다.

25
방사선촬영에서 노인 가산은 없다. 6세 미만 방사선 일반영상진단(치근단촬영, 교익촬영. 파노라마촬영)에는 15%를 가산하고 방사선 특수영상진단(CBCT)에는 20%를 가산한다.

26
파노라마 촬영(가. 일반) 인정기준
- 외상 진단을 위한 경우 인정된다.
- 전반적인 치주질환 상태를 관찰하기 위한 경우 인정된다.
- 개구장애가 있거나 구토 반사 등으로 인해 치근단촬영이 불가능한 경우 인정된다.
- 해당 치아가 맹출되는 평균 연령을 초과한 경우 인정된다.
- 매복치의 위치, 정도 확인을 위한 경우 인정된다.
- 치근단촬영만으로 진단이 불충분하여 파노라마 촬영이 필요할 때 인정된다.
∴ 맹출여부 확인을 위한 치아가 맹출되는 평균 연령을 초과한 경우 인정된다.

27

① 치근단절제술 또는 치아재식술이 필요한 경우로 하치조신경, 이공, 상악동 부위 등 해부학적으로 위험한 부위에 병소가 위치해 정확한 진단이 필요한 경우 CBCT 촬영이 인정된다.
② 완전매복치 발치를 계획할 때 CBCT 촬영이 인정된다.
③ 3치관 크기 이상의 치근낭이 있을 때 CBCT 촬영이 인정된다.
⑤ 스플린트 치료에 반응하지 않는 측두하악장애에 대하여 CBCT 촬영이 인정된다.

28

④ 치아파절편제거를 하고 남은 치아에 근관치료를 하는 경우 각각 100% 산정 가능하다.
① 치수절단 후 포르모크레졸(FC)을 교환하는 경우 보통처치로 산정 가능하다.
② 치아진정처치에 사용한 재료(ZOE, IRM 등)는 별도 산정이 불가능하다.
③ 치아진정처치가 비급여진료에 앞서 시행된 경우, 산정 불가능하다.
⑤ 치수복조에 사용한 재료(Dycal, TheraCal Lc 등)는 별도 산정 불가능하다.

29

③ 지각과민처치(가)는 1일 6치까지 인정되고, 6치까지 모두 100% 산정 가능하다. 지각과민처치(나)가 제2치부터 치아수마다 소정점수의 100%가 아니라 20%를 산정한다.
① 지각과민처치는 (가)와 (나) 모두 1치당 산정한다.
② Gluma, MS Coat, Superseal, 불소이온도포를 활용한 경우 지각과민처치(가)에 해당한다.
④ SE Bond와 같이 상아질접착제를 사용하여 지각과민처치를 하면 지각과민처치(나)로 산정한다.
⑤ 지각과민처치(나)를 6개월 이내 동일 치아에 재시행할 경우 진찰료만 산정한다. 지각과민처치(가)는 지각과민처치(나)와 달리 6개월 이내 동일 치아 산정 가능하다.

30

복합레진 3개월 이내 재충전 시 와동형성 50% + 충전 50% + 재료대 100%를 산정한다.

31

글래스아이오노머 시멘트로 충전을 한 경우 충전 당일에 산정 가능하다. 급여 광중합형 복합레진 충전의 경우 충전물연마가 행위료 소정점수에 포함되어 있어 별도 산정 불가능하다.

32

② 재료대, 러버댐 장착료 비용은 소정점수에 포함되므로 별도 산정 불가능하다.
① 치면열구전색은 본인부담률이 10%로 고정되어 있다.
③ 8세 미만의 소아에 대하여 소정점수의 30%를 가산한다.

33

치관수복물 또는 보철물의 제거는 1치당 산정하고, 금속재포스트제거, 근관 내 기존 충전물 제거는 근관당 산정한다. 재근관치료를 위해 치관수복물 또는 보철물의 제거 후 금속재 포스트 제거와 근관 내 기존 충전물 제거를 각각 실시한 경우, 치관수복물 또는 보철물의 제거 100%, 금속재 포스트 제거 100%를 산정하고, 근관 내 기존 충전물 제거는 50%를 산정한다.

34

④ 의료급여 1종 환자의 경우 급여 완전틀니 본인부담률이 5%이다.
① 틀니 종류 : 레진상 완전틀니, 금속상 완전틀니(금속은 코발트 크롬 금속류여야 하며 gold나 titanium을 사용한 금속상 완전틀니는 급여에서 제외)
② 틀니단계 – 5단계(단계별 묶음수가제)
- 진단 및 치료계획(1단계)
- 인상채득(2단계)
- 악간관계채득(3단계)
- 납의치 시적(4단계)
- 의치 장착 및 조정(5단계)
③ 건강보험가입자의 경우 급여 완전틀니 본인부담률이 30%이다.
⑤ 무상보상기간은 틀니 장착 후 3개월로 6회에 한하여 시술료 없이 진찰료만 산정한다.

35

전기치수반응검사를 하는 시기는 아직 근관와동형성을 하기 전이다. C형 근관인지 여부를 파악할 수도 없고, C형 근관이라 해서 전기치수반응검사의 시행이 어려운 것도 아니다. 따라서 전기치수반응검사의 경우 C형 근관 가산은 따로 없다.

36

치근단절제술과 당일발수근충을 당일에 동시 시행 시 각각 100% 산정 가능하다.

37
치수절단과 충전이 당일 이루어진 경우 각각 100% 산정 가능하다.

38
발수와 동시 산정된 응급근관처치의 경우 발수만 인정한다.

39
① 유치발치 시 후속 영구치 손상의 위험을 방지하기 위하여 심부의 유치 잔근치를 제거할 목적으로 치근분리술을 시행한 경우 난발치로 산정 가능하다.
③ 비급여의 치과교정을 목적으로 시행한 발치는 비급여이다. 다만, 치과교정 중이라도 질병의 상태(매복치, 치관주위염, 치아 우식증 등)로 발치(지치포함)하는 경우에는 요양급여대상으로 한다.
⑤ 시험에 자주 나오는 구강외과치료/그 외 구강외과 수술, 치주치료 중 Burr(가)를 산정할 수 있는 행위
- 난발치
- 단순매복치 발치
- 복잡매복치 발치
- 완전매복치 발치
- 치조골성형수술
- 치근낭적출술
- 치근단절제술
- 치과임플란트제거술(복잡)

40
치관이 2/3 이상 치조골 내에 매복된 치아의 골절제와 치아분할술을 동시에 시행한 경우 완전매복치 발치로 산정한다.

41
② 매복치발치인 경우 치조골성형수술은 별도 산정 불가능하다.
③ · ④ 치조골성형수술은 봉합사와 Burr 별도 산정 가능하다.

42
다발성 농양으로 동시에 2군데 이상 구강내소염수술을 시행한 경우 상하좌우로 구분하여 주된 부위 100% 산정, 나머지 부위 50%로 산정하여 최대 200%까지 산정 가능하다.

43
⑤ 치근단절제술에서 Burr를 사용한 경우 Burr(가)로 별도 산정 가능하다.
① · ② 구강내소염수술, 구강내열상봉합술 후의 Dressing은 수술후처치(가)로 산정한다.
④ 치근단의 병소가 근관치료만으로 제거하기 힘들어 외과적으로 치근단부의 병적인 조직을 제거하는 술식은 치근단절제술이다.

44
② 발치와 치은판 절제술 동시 시행한 경우 발치만 100% 산정한다.
① 치은판절제술은 치아수와 무관하게 1구강당 1회 산정한다.
③ · ④ · ⑤ 치은판절제술 산정기준
- 오래된 치아우식와동 상방으로 증식된 치은식육 제거
- 파절된 치아 상방으로 증식된 치은식육 제거
- 치아맹출을 위한 개창술
- 부분 맹출 치아 또는 유치의 우식치료를 위한 치은판 제거
- 급성 또는 만성 지치주위염 치아의 치관 상방을 덮고 있는 치은판 제거

45
1~2개 치아에 시행한 경우 치주낭측정검사 소정점수의 50%를 산정한다.

46
유구치 D, E 2개의 치아에 시행한 경우 횟수 0.5로 적용되므로, 유치 전악에 치면세마를 시행한 경우 치면세마 4회가 된다.

47
④ · ⑤ 치석제거(가) 동일부위 재시행 산정 기준

기간	3개월 이내	3개월 초과~6개월 이내	6개월 초과
산정	치주치료후처치(가)	치석 제거 50%	치석 제거 100%

① 치석제거(가)는 1/3악당 산정한다.
② 구치부 1~2개, 전치부 1~3개를 치석제거한 경우 50%만 산정한다.

48

① 치은절제술은 1/3악당 산정한다. 치은판절제술이 구강당 1회 산정한다.
② 치은절제술은 반드시 마취가 필요하다.
③ 시험에 자주 나오는 구강외과치료/그 외 구강외과 수술, 치주치료 중 봉합사를 산정할 수 있는 행위
- 치조골성형수술
- 구강내소염수술
- 구강내열상봉합술
- 협순소대성형술
- 설소대성형술
- 치은절제술
- 치은박리소파술
- 치관확장술

④·⑤ 치은절제술 동일 부위 재시행 시 산정 기준

기간	1개월 이내	1개월 초과~3개월 이내	3개월 초과
산정	치주치료후처치 (나)	치은절제술 50%	치은절제술 100%

49

③ 치은박리소파술 중 Burr를 사용하여 치조골의 성형 또는 삭제를 하더라도 Burr 별도 산정 불가능하다.
cf) 시험에 자주 나오는 구강외과치료/그 외 구강외과 수술, 치주치료 중 Burr(가)를 산정할 수 있는 행위
- 난발치
- 단순매복치 발치
- 복잡매복치 발치
- 완전매복치 발치
- 치조골성형수술
- 치근낭적출술
- 치근단절제술
- 치과임플란트제거술(복잡)

50

② 보철수복재료로 사용할 수 있는 것은 PFM과 Zirconia이다.
① 급여 임플란트 적용 개수는 평생 2개이다.
③ 비급여 항목

시술 전체 비급여	급여 임플란트 가능한 비급여 항목
• 완전무치악 환자에게 시술하는 경우 • 상악골을 관통하여 관골에 식립하는 경우 • 일체형 식립재료를 시술하는 경우 • 보철수복재료를 PFM Crown 또는 Zirconia Crown 이외로 시술하는 경우	• 골이식술 • 상악동 거상술 • 맞춤형 지대주 • 인공치

④ 상병명은 K08.1 사고, 추출 또는 국한선 치주병에 의한 치아 상실을 적용한다.
⑤ 진료단계 – 3단계(단계별 묶음 수가제)
- 진단 및 치료계획(1단계)
- 고정체 식립술(2단계)
- 보철수복(3단계)

CHAPTER 05 제2회 정답 및 해설

PART 2 실전모의고사

1	2	3	4	5	6	7	8	9	10
①	④	⑤	③	④	③	⑤	①	⑤	②
11	12	13	14	15	16	17	18	19	20
③	④	①	④	⑤	③	②	④	①	⑤
21	22	23	24	25	26	27	28	29	30
②	⑤	②	④	④	①	④	③	①	①
31	32	33	34	35	36	37	38	39	40
③	③	②	⑤	③	④	②	⑤	①	⑤
41	42	43	44	45	46	47	48	49	50
②	④	③	③	①	⑤	②	⑤	①	②

01

① 진찰료는 요양기관의 종별에 따라 구분된다. 따라서 치과의원인지 치과병원인지 구분해야 한다.
④ 약제료는 진료를 볼 때 사용한 약제(마취제 등)를 보상하는 비용이다.
⑤ 급여 임플란트 2단계(고정체 식립술)에 사용한 고정체는 재료대로 산정 가능하다.

02

6세 미만의 방사선 특수영상진단료(CBCT)는 20% 가산한다.

구 분	항 목	기준연령	가산율
방사선 촬영료	단순영상진단(치근단, 교익, 파노라마 촬영)	6세 미만	15%
	특수영상진단(CBCT)	6세 미만	20%

03

⑤ 70세 이상 노인 가산에는 마취료만 있다. 70세 이상 환자의 진찰료 가산은 없다.

① 마취료 소아가산

항 목	기준연령	가산율
마취료	1세 미만	50%
	1세 이상 6세 미만	30%

② 기본진료료 소아가산

구 분	항 목	기준연령	가산
기본 진료료	초진 진찰료	1세 미만	26.45점
		1세 이상 6세 미만	10.89점
	재진 진찰료	1세 미만	16.67점
		1세 이상 6세 미만	6.86점

③ 8세 미만 치아질환 처치 및 치면열구전색술 가산

항 목	기준연령	가산율
보통처치, 치아진정처치, 치아파절편 제거, 근관와동형성, 즉일충전처치, 치수절단, 발수, 근관세척, 근관확대, 근관충전, 충전, 와동형성, 응급근관처치, 치면열구전색술	8세 미만	30%

④ 70세 이상 노인 가산(65세 아님)

분류		가산 내용
70세 이상	30% 가산	마취료

04

65세 이상 건강보험 환자가 치과의원에 내원했을 때 진료비 총액이 15000원 이하가 나오면 본인부담금은 1500원이다.

국민건강보험 환자의 본인부담금 – 치과의원

나이, 임신 여부에 따른 분류		
1세 미만	5%	
1세 이상~6세 미만	21%	
6세 이상~65세 미만	30%	
65세 이상	진료비 총액의 15000원 이하	1500원 (정액제)
	진료비 총액의 15000원 초과 20000원 이하	10%
	진료비 총액의 20000원 초과 25000원 이하	20%
	진료비 총액의 25000원 초과	30%
임신부	10%	

05

1세 이상 6세 미만이면서 건강보험 환자의 치과병원 내원 시 본인부담률은 28%이다. 진료비총액이 20000원이므로 본인부담금은 5600원이다.

국민건강보험 환자의 본인부담금 – 치과병원

나이, 임신 여부에 따른 분류	
1세 미만	10%
1세 이상~6세 미만	28%
6세 이상~65세 미만	40%
65세 이상	40%
임신부	20%

06

치은절제술은 반드시 마취를 시행해야 한다. 마취를 한 경우 의약품을 사용한 것이다. 치과의원에 내원한 의료급여 환자가 원외처방을 받지 않고 마취를 시행했다면 1500원을 본인부담금으로 산정한다.

의료급여 환자의 본인부담금

분류			치과의원	치과병원 (시, 도)	
				1종	2종
본인부담금	원외처방 X	의약품 O (원내직접조제)	1500원	2000원	총액의 15% (임신부는 5%)
		의약품 X	1000원	1500원	
	원외처방 O	의약품 상관 X	1000원	1500원	

07

선택 병의원 지정 대상자가 선택의료급여기관에서 의료급여의뢰서를 지참하지 않고 선택의료급여기관 외의 다른 의료급여기관에서 진료를 행한 경우에는 진료비 총액의 100%를 본인이 부담해야 한다.

08

자가중합형 글래스아이오노머의 경우에는 급여 항목이지만 광중합형 글래스아이오노머의 경우에는 비급여 항목이다.

09

별도의 전용 kit를 사용하는 치과임플란트 제거술은 치과임플란트 제거술(나. 복잡)로 산정 가능하다.

10

지각과민처치(차-4나)와 달리 지각과민처치(차-4가)는 6개월 이내 동일 치아 산정 가능하다.

진찰료만 산정해야 하는 경우

- 구강검사 및 치료계획만 세운 경우
- 개폐구검사
- 치아 동요도 검사
- 치수온도검사(냉검사, 온검사)
- 측두하악장애행동요법
- 치은염, 지치주위염 등 동통 감소를 위한 간단한 구강연조직 질환 처치
- 구강건조증처치, 연조직질환처치, 구강 내 캔디다증 처치, 구내염치료(알보칠 등의 약물 도포)
- 구강안면 저수준 레이저치료
- 처방전만 발행하는 경우

- 요양급여비용명세서, 소견서, 촉탁서 발행
- 본원에서 치면열구전색술(치아홈메우기, 실란트)을 한 부위가 탈락 또는 파절되어 2년 이내에 재시행한 경우
- 본원에서 지각과민처치(차-4나)를 시행한 치아에 6개월 이내에 재시행한 경우(단, 지각과민처치(차-4가)는 여러 번 산정할 수 있다.)

11

③ 의원급 및 병원급(종합병원 이상의 제외) 요양기관에서 6세 미만의 소아에 대하여 20시 ~ 익일 07시에는 진찰료 중 기본진찰료 소정점수의 200%를 가산한다.
① · ② 의원급 의료기관 수술 행위 가산제
평일 18시~익일 09시, 토요일, 일요일 및 공휴일에 의원급 의료기관에서 구강악안면 수술, 치주질환 수술 항목 시행 시 수술비(해당 수술에 동반되는 마취 포함) 30% 가산 적용한다. 치은박리소파술은 치주질환 수술 항목에 해당한다. 완전매복치 발치는 구강악안면 수술에 해당한다.

12

K05.2 급성치주염 상병에서는 치주소파술이나 치은박리소파술을 적용하지 않는다.

13

K02.5 치수노출이 있는 치아우식은 지각과민처치와 어울리지 않는다. 치수노출이 있는 치아우식은 우식치료, 근관치료 상병명과 어울리는 상병명이다. K03.10 치아의 쐐기결손, K03.18 치아의 기타 명시된 마모, K03.80 민감상아질, K06.00 국소적 치은퇴축은 지각과민처치와 어울리는 상병이다.

14

이미 근관치료가 된 치아의 재근관치료 시에 많이 적용되는 상병명은 K04.5 만성 근단치주염이다.

15

치과임플란트, 급여 틀니를 할 때 쓰는 상병명은 K08.1 사고, 추출 또는 국한성 치주병에 의한 치아상실이다.

16

보철물재부착에서 Bridge의 경우 지대치에 한하여 산정한다. 인공치는 산정 불가능하다.

17

치수복조란 치아 우식증이 치수에 근접되어 있으나 염증은 파급되어 있지 않은 경우 치수에 보호제를 적용하여 치수를 회복시키고 생활력과 기능을 유지하는 술식이다. 노출된 치수에 대해서 보호제를 적용하는 직접치수복조와 상아질층을 얇게 남겨두고 보호제를 적용하는 간접치수복조로 나뉜다.

18

④ 근관장측정검사는 1근관당 산정한다.
① Gluma, MS Coat, Superseal, 불소이온도포를 활용한 지각과민처치는 지각과민처치(가)로 산정한다.
② 지각과민처치(나)는 1일 6치까지 인정된다(다만 제2치부터는 치아수마다 소정점수의 100%가 아니라 20%를 산정한다. 1일 6치를 지각과민처치(차-4나)를 한 경우 소정점수의 200%를 산정한다).

19

침윤마취(1/3악당) < 이신경전달마취(1/2악당) = 후상치조신경전달마취(1/2악당) = 비구개신경전달마취(1/2악당) < 하치조신경전달마취(1/2악당)

20

보통처치 < 지각과민처치(가) < 치아진정처치 < 치수복조 < 지각과민처치(나)

21

② 침윤마취는 1/3악당 산정한다.
① 의원급 의료기관 수술 행위 가산제에 따라 평일 18시 ~ 익일 09시, 토요일, 일요일 및 공휴일에 의원급 의료기관에서 구강악안면 수술, 치주질환 수술 항목 시행 시 해당 수술에 동반되는 마취에 30% 가산 적용한다.
⑤ 상악 전치부 설측의 비구개공 쪽을 마취하는 방법으로 치주수술과 외과적 수술 등 수술에 한하여 산정 가능하다.

22

⑤ 70세 이상 환자에게 마취 시에 30% 가산한다.
① 동일 부위에 동일한 목적으로 두 가지 이상 마취를 시행했을 때, 주된 마취행위료만 산정한다.
② 난발치에서 Burr를 사용한 경우 Burr(가)로 별도 산정 가능하다.
③ 비구개신경전달마취는 상악 전치부 설측의 비구개공 쪽을 마취하는 방법으로 치주수술과 외과적 수술 등 수술에 한하여 산정 가능하다.
④ '의원급 의료기관 수술 행위 가산제'에 따라 평일 18시 ~ 익일 09시, 토요일, 일요일 및 공휴일에 의원급 의료기관에서 구강악안면 수술, 치주질환 수술 항목 시행 시 해당 수술에 동반되는 마취에 30% 가산 적용한다.

23

처방전 교부번호가 약국과 일치해야 한다.

24

처방전 내용에 문제가 생길 경우 외래관리료가 심사조정된다.

25

① 6세 미만 파노라마촬영에는 15%를 가산한다.
② 6세 미만 방사선 특수영상진단(CBCT)에는 20%를 가산한다.
③ 치근단 동시촬영 시 최대 5매까지 산정 가능하다.
⑤ 특별한 증상이나 이유 없이 6개월 이내 재촬영한 경우에는 인정되지 않는다.

26

① 시진에서 #24 초기 우식이 발견되어 방사선 촬영이 필요한 경우 치근단 촬영을 한다.

파노라마 촬영(가. 일반) 인정기준
- 외상 진단을 위한 경우 인정된다.
- 전반적인 치주질환 상태를 관찰하기 위한 경우 인정된다.
- 개구장애가 있거나 구토 반사 등으로 인해 치근단촬영이 불가능한 경우 인정된다.
- 해당 치아가 맹출되는 평균 연령을 초과한 경우 인정된다.
- 매복치의 위치, 정도 확인을 위한 경우 인정된다.
- 치근단촬영만으로 진단이 불충분하여 파노라마 촬영이 필요할 때 인정된다.

27

환자의 극심한 동통으로 인해 응급근관처치가 필요하다고 해서 CBCT 촬영 인정기준이 되지는 않는다. 일반적인 근관치료 후에도 비정상적인 통증이 계속되는 경우, 치근의 파절이나 비정상적인 근관 형태를 확인하여 추가적인 치료가 필요한 상황에서 CBCT 촬영이 인정된다.

28

영구충전과 동시에 치수복조를 시행한 경우 치수복조는 별도 산정 불가능하다.

29

① 1구강당 1회 인정된다.

정량광형광기를 이용한 치아우식증검사
- 1구강당 1회 인정된다.
- 정량광형광기를 이용하여 가시광선을 치아에 조사한 후, 치아우식에 의한 형광소실 정도를 측정한다.
- 15세 이하 아동이 급여 대상이다(기존 5세 이상 12세 이하에서 2025.02.01.부터 바뀜).
- 구강당 3개월 간격으로 1회 인정된다(기존 6개월 간격에서 2025.02.01.부터 바뀜).
- 동일 날, 동일 목적으로 정량광형광기를 이용한 치아우식증검사와 방사선촬영(치근단 촬영, 교익 촬영, 파노라마 촬영)을 동시에 실시한 경우 주된 검사 한 가지만 산정한다.
- 청구할 때 정량광형광기의 형광사진과 형광소실 정도를 측정한 판독내용을 포함해야 한다.
- 건강보험심사평가원에 정량광형광기 장비 신고가 되어야 청구할 수 있다.

30

동일 부위에 치석 제거와 교합조정술을 동시 시행한 경우 각각 100% 산정 가능하다.

31

③ 마취, 방사선 촬영, 기존 수복물 제거는 별도 산정 가능하다.

충전(다. 광중합형 복합레진 충전)
- 1치당 산정한다.
- 5세 이상 12세 이하의 치아우식증에 이환된 영구치에 적용한다.
- 1일 최대 4치까지 산정 가능하다. 다만 구강건강 상태 및 장애 등의 사유로 전신마취 또는 진정요법을 이용한 행동조절 시행 후 1일 최대 인정 치아(1일 4치)를 초과하여 충전을 실시할 때, 의사소견서를 첨부하여 제출하면 급여 적용이 가능하다.
- 접착전처치 및 약제, 재료비용과 러버댐장착, 즉일충전처치, 충전물연마, 충전재료 비용 별도 산정 불가능하다.
- 마취, 방사선 촬영, 기존 수복물 제거는 별도 산정 가능하다.
- 충전한 치아 재충전 산정 기준 – 6개월 이내 재충전 시 충전(다. 광중합형 복합레진 충전) 50%를 산정한다.
- 충전 당일 같은 치아에 치면열구전색술을 동시에 시행 시 치면열구전색술은 50%를 산정한다(병원급은 치면열구전색술 소정점수의 70%를 산정).
- 우식증이 있는 치아에 보철을 목적으로 하여 광중합형 복합레진충전을 실시한 경우 비급여로 산정한다.
- 치수염, 치아의 마모 등 치아우식증이 아닌 상병으로 적용 불가능하다.

32

치관수복물 또는 보철물의 제거(나. 복잡한 것)는 Casting Crown, Onlay, Inlay, Bridge 제거 시 산정한다. Bridge 제거 시 지대치는 개수대로 산정한다. 지대치와 지대치 사이의 인공치(Pontic)는 개수와 상관없이 치아 1개로 산정한다.

33

치관수복물 또는 보철물의 제거(가. 간단한 것)와 치관수복물 또는 보철물의 제거(나. 복잡한 것)를 동시에 시행한 경우 나. 복잡한 것만 산정 가능하다.

34

최종 장착 후 무상보상기간 내에 무상 수리를 할 수 있는 기관은 틀니를 제작한 요양기관이지만, 틀니의 유지관리 행위는 반드시 틀니를 제작한 병·의원과 동일하지 않아도 건강보험 적용이 가능하다.

35

③ 근관 내 기존 충전물 제거를 하고 재근관치료를 실시할 때 발수는 산정 불가능하다.

근관 내 기존 충전물 제거
- 1근관당 산정한다.
- 근관치료 완료 후 재근관치료를 위해 근관 내 기존 충전물 제거 시 1회에 한하여 별도 산정한다.
- C형 근관에 해당하는 경우 일반적인 근관 내 기존 충전물 제거에 해당하는 143.99점이 아니라 201.58점을 산정한다.
- 마취, 방사선촬영, 러버댐 장착은 별도 산정 가능하다.
- 근관 내 기존 충전물 제거를 하고 재근관치료를 실시할 때 발수는 산정 불가능하다.
- 근관치료 완료한 뒤 재근관치료에 들어가기까지의 기간에 상관없이 100% 산정 가능하다(단, 30일 이내인 경우에는 재진료, 30일 이후에는 초진료를 산정한다).
- 재근관치료를 위해 치관수복물 또는 보철물의 제거 후 금속재 포스트 제거와 근관 내 기존 충전물 제거를 각각 실시한 경우, 치관수복물 또는 보철물의 제거 100%, 금속재 포스트 제거 100%를 산정하고, 근관 내 기존 충전물 제거는 50%를 산정한다.

36

④ 근관충전 시에 마취, 방사선촬영, 러버댐장착은 별도 산정 가능하다.

근관충전
- 1근관당 산정한다.
- 단순근관충전과 가압근관충전으로 나뉜다. 단순근관충전은 Single Cone Technique을 의미하며 가압근관충전은 측방가압 또는 수직가압을 활용한 근관충전 방법을 의미한다.
- 단순근관충전은 59.34점, 가압근관충전은 109.26점이다. C형 근관의 근관충전은 152.96점을 산정한다.
- 근관충전 시에 사용한 거타퍼챠콘 등의 재료대는 별도 산정 불가능하다.
- 마취, 방사선촬영, 러버댐장착은 별도 산정 가능하다.
- 요즘 근관치료 Trend는 거타퍼챠콘과 MTA Sealer를 활용한 Single Cone Technique이다. MTA Sealer를 이용하는 것은 근관충전재로 MTA를 사용하는 것이 아니므로 별도로 MTA 비용을 비급여로 산정할 수 없다.
- 근관충전 당일에 충전도 시행하는 경우 각각 100% 산정 가능하다.
- 유치에 실시하는 근관충전의 경우 원칙적으로는 단순근관충전으로 산정한다. 하지만 '영구치의 선천적 결손'으로 인해 잔존 유치가 영구치 역할을 할 때 내역설명을 통해 가압근관충전으로 산정 가능하다.

37

② 근관확대 행위료는 최대 2회 산정할 수 있으나 관련 재료대 (Hand File or Ni-Ti File)는 1회만 산정 가능하다.

근관확대
- 1근관당 산정한다.
- 근관확대는 여러 번 시행하더라도 치료기간 중 근관당 최대 2회 산정 가능하다.
- C형 근관에 해당하는 경우 일반적인 근관확대의 소정점수인 47.59점이 아닌 66.62점을 산정한다.
- 근관확대 행위료는 최대 2회 산정할 수 있으나 관련 재료대 (Hand File or Ni-Ti File)는 1회만 산정 가능하다.
- 관련 재료대에는 Hand File(또는 Reamer)과 Ni-Ti File이 있다. Hand File은 근관당 산정하며, Ni-Ti File은 치아당 산정한다.
- 마취, 방사선촬영, 러버댐장착, 사용한 File에 따른 재료대는 별도 산정 가능하다.
- 유치에 실시한 근관확대의 급여기준 : 감염된 근관의 경우, 영구치의 교환시기가 많이 남아 있는 경우

근관성형
- 1근관당 산정한다.
- 근관확대를 할 때 근관성형도 실시한 경우 추가로 산정하며 근관성형 단독으로는 산정 불가능하다.
- 전체 치료기간 중 근관확대와 함께 2회 산정 가능하다.
- 유치의 근관성형은 '영구치의 선천적 결손'으로 인해 잔존 유치가 영구치 역할을 할 때 산정 가능하다.
- C형 근관에 해당하는 경우 일반적인 근관성형의 소정점수인 50.51점이 아닌 70.71점을 산정한다.

38

발수 당일에 시행한 근관세척은 별도 산정 불가능하다.

39

① 구강내소염수술과 발치를 같이 할 경우 발치만 100% 산정한다.
② 복잡매복치발치 + Burr(가) < 완전매복치발치
③ 도포마취는 별도 산정 불가능하다.

40

⑤ 발치와재소파술은 유치 발치에서는 산정 불가능하다.

발치와재소파술
- 발치 후 발치와에 염증이 생긴 경우 재소파하여 염증을 제거하는 술식이다. 발치 당일에는 산정 불가능하다.
- 일반적으로 1회만 산정한다(2회 이상 산정할 경우 내역 설명이 필요하다).
- K10.3 턱의 치조염 상병명을 적용한다.
- 발치와재소파술을 시행한 후 Dressing은 수술후처치(가)로 산정한다.
- 다른 치과에서 발치를 시행한 후 내원하는 경우에도 산정 가능하다. 다만 내역 설명이 필요하다.
- 유치에는 산정 불가능하다.

41

치과임플란트제거술(단순)과 치조골성형수술을 동시에 시행한 경우 치조골성형수술 100% 산정, 치과임플란트제거술(단순) 50% 산정한다.

42

④ 치근단절제술의 경우 가. 전치, 나. 구치로 구분한다.
① 구강내열상봉합술의 위치는 가. 치은, 구강전정, 협부와 나. 혀, 구강저, 구개부로 구분된다. 구강내열상봉합술의 길이는 가, 나에서도 (1) 2.5cm 이하, (2) 2.5cm 초과로 구분된다.

43

치근단절제술과 치근낭적출술을 동시에 시행한 경우 높은 수가 100%, 낮은 수가 50% 산정 가능하다.
cf) 치근단절제술과 근관충전 또는 당일발수근충을 동시에 시행한 경우 각각 100% 산정 가능하다.

44

③ 상고정장치술에서 재료대, 인상채득, 장착료는 별도 산정 불가능하다.

cf) 구강외과치료/그 외 구강외과 수술과 다른 술식을 동일 부위에 동시에 시행하는 경우

발치 + 치조골성형수술 (단 매복치발치의 경우 치조골성형수술은 별도 산정 불가능)	높은 수가 100% + 낮은 수가 50% (병원급 이상이라면 높은 수가 100% + 낮은 수가 70%)
치과임플란트제거술(단순) + 치조골성형수술	치조골성형수술 100% + 치과임플란트제거술(단순) 50% (병원급 이상이라면 치조골성형수술 100% + 치과임플란트제거술(단순) 70%)
치과임플란트제거술(복잡) + 치조골성형수술	치과임플란트제거술(복잡)만 100% 산정
구강내소염수술 + 치주치료	각각 100% 산정
구강내소염수술 + 근관치료	각각 100% 산정
구강내소염수술 + 발치	발치만 100% 산정
치근단절제술 + 근관충전 또는 당일발수근충	각각 100% 산정
치근단절제술 + 치근낭적출술	높은 수가 100% + 낮은 수가 50% (병원급 이상이라면 높은 수가 100% + 낮은 수가 70%)
치아재식술 + 근관치료 또는 잠간고정술	각각 100% 산정
발치 + 치은판절제술	발치만 100% 산정
탈구치아정복술 + 근관치료 또는 잠간고정술	각각 100% 산정

45

불소도포를 시행하기 전 시행한 치면세마는 급여로 별도 산정 불가능하다.

46

⑤ 치석제거(가) 동일부위 재시행 시 산정기준

기간	3개월 이내	3개월 초과~ 6개월 이내	6개월 초과
산정	치주치료후처치 (가)	치석 제거 50%	치석 제거 100%

① · ② 치석제거(나)
- '후속 치주질환치료(치근활택술 등 치주수술) 없이 치석제거만으로 치료가 종료된 전악 치석제거'를 19세 이상을 대상으로 연 1회에 한하여 급여를 적용한다.
- 연 기준은 1.1~12.31.이다.
- 중복급여를 방지하기 위해 국민건강보험공단 요양기관정보마당에 잔여횟수를 확인해야 한다.
- 연 1회 초과 시 환자 본인이 부담한다.
③ 치석제거의 비급여대상
- 구취제거 목적의 치석제거
- 치아 착색물 제거 목적의 치석제거
- 교정 및 보철을 위한 치석제거
- 구강보건증진 차원에서의 정기적 치석제거
④ 치석제거(가)에서 구치부 1~2개, 전치부 1~3개를 치석제거한 경우 50%만 산정한다.

47

치주소파술 소정점수에 치근활택술도 포함되어 있어 별도 산정 불가능하다. 치주소파술만 100% 산정한다.

① · ② · ③ 치근활택술
- 1/3악당 산정한다.
- 마취, 방사선촬영, 치주낭측정검사를 별도 산정 가능하다.
- 하루에 최대 3회까지 산정 가능하다.
- 치주질환 수술과 동시에 시행한 경우 치주질환 수술의 소정점수에 포함되어 별도 산정 불가능하다.
- 동일 부위 재시행 시 산정 기준

기간	1개월 이내	1개월 초과~ 3개월 이내	3개월 초과
산정	치주치료후처치 (가)	치근활택술 50%	치근활택술 100%

④ · ⑤ 치주소파술
- 1/3악당 산정한다.
- 반드시 마취를 하고 치주소파술을 해야 한다.
- 하루에 최대 3회까지 산정 가능하다.
- 만성 치주질환 상병에서만 적용 가능하다.
- 치주소파술 이상의 치주치료를 하는 경우 치근활택술, 치석제거는 별도 산정 불가능하다.

- 동일 부위 재시행 시 산정 기준

기 간	1개월 이내	1개월 초과~ 3개월 이내	3개월 초과
산 정	치주치료후처치 (가)	치주소파술 50%	치주소파술 100%

48
동일 부위에 치은박리소파술과 치과임플란트제거술이 동시에 시행한 경우 높은 수가 100%, 낮은 수가 50%를 산정한다.
cf) 동일 부위에 치은박리소파술과 발치가 동시에 시행한 경우 높은 수가 100%, 낮은 수가 50%를 산정한다(병원급 이상이라면 높은 수가 100%, 낮은 수가 70%).

49
① 치관확장술은 봉합사 재료신고를 했다면 봉합사 별도 산정 가능하다.

시험에 자주 나오는 구강외과치료/그 외 구강외과 수술, 치주치료 중 봉합사를 산정할 수 있는 행위
- 치조골성형수술
- 구강내소염수술
- 구강내열상봉합술
- 협순소대성형술
- 설소대성형술
- 치은절제술
- 치은박리소파술
- 치관확장술

② 치석제거, 치근활택술, 치주소파술 후처치를 제외한 치주치료후처치는 치주치료후처치(나)를 산정한다.

③ · ④ · ⑤ 잠간고정술
- 1악당 산정한다.
- 가. 3치 이하, 나. 4치 이상으로 구분된다.
- 불완전한 치아 탈구 또는 치주질환에 의한 동요치에 Wire 등을 이용하여 고정하는 술식이다.
- 잠간고정술과 교합조정술을 동시에 시행할 경우 잠간고정술은 100% 산정하고, 교합조정술은 50%를 산정한다(병원급 이상에서는 잠간고정술 100%, 교합조정술 70%를 산정).
- 잠간고정술을 하고 난 뒤 후처치는 잠간고정술을 하게 된 원인에 따라 상병 및 후처치를 산정한다.

50
② 의료급여 1종 대상자인 경우 급여 임플란트 본인부담률은 10%이다.

급여 임플란트 본인부담률
- 건강보험가입자 : 요양급여비용 총액의 30%
- 차상위 1종 : 10%
- 차상위 2종 : 20%
- 의료급여 1종 : 10%
- 의료급여 2종 : 20%

CHAPTER 06 제3회 정답 및 해설

PART 2 실전모의고사

1	2	3	4	5	6	7	8	9	10
①	③	⑤	④	④	④	①	②	⑤	③
11	12	13	14	15	16	17	18	19	20
①	②	④	③	④	②	⑤	③	①	④
21	22	23	24	25	26	27	28	29	30
②	⑤	③	①	③	⑤	④	①	②	⑤
31	32	33	34	35	36	37	38	39	40
⑤	②	①	④	③	⑤	④	①	①	④
41	42	43	44	45	46	47	48	49	50
③	①	①	②	④	⑤	⑤	⑤	④	④

01

① 치과의원에서의 요양기관 종별 가산율은 국민건강보험 대상자와 의료급여 수급자 모두 0%이다.

요양기관 종별 가산율

	국민건강보험	의료급여
치과의원	0%	0%
치과병원	5%	2%

02

③ 유치발치는 8세 미만 치아질환 처치 가산 항목이 아니다.
① 마취료 소아가산

항 목	기준연령	가산율
마취료	1세 미만	50%
	1세 이상 6세 미만	30%

② 기본진료료 소아가산

구 분	항 목	기준연령	가산
기본 진료료	초진 진찰료	1세 미만	26.45점
		1세 이상 6세 미만	10.89점
	재진 진찰료	1세 미만	16.67점
		1세 이상 6세 미만	6.86점

③·④ 8세 미만 치아질환 처치 및 치면열구전색술 가산

항 목	기준연령	가산율
보통처치, 치아진정처치, 치아파절편 제거, 근관와동형성, 즉일충전처치, 치수절단, 발수, 근관세척, 근관확대, 근관충전, 충전, 와동형성, 응급근관처치, 치면열구전색술	8세 미만	30%

⑤ 70세 이상 노인 가산(65세 아님)

분류		가산 내용
70세 이상	30% 가산	마취료

03

약제료, 재료대, 방사선 진단료는 요양기관 종별 가산율이 적용되지 않는다. 구강내소염수술 후 사용한 봉합사는 재료대에 해당하므로 의료기관 종별 가산율이 적용되지 않는다.

04

65세 이상 건강보험환자가 치과의원에 내원했을 때 진료비총액이 20000원 초과 25000원 이하이면 진료비총액의 20%가 본인부담금이다. 따라서 A씨가 3월 3일에 지불한 본인부담금은 4800원이다. 65세 이상 건강보험환자가 치과병원에 내원했을 때 본인부담금은 진료비총액의 40%이다. 따라서 A씨가 4월 10일

에 지불한 본인부담금은 9600원이다. 3월 3일과 4월 10일에 A씨가 지불한 본인부담금의 차이는 4800원이다.

건강보험환자 본인부담금 - 치과의원

나이, 임신 여부에 따른 분류		
1세 미만	5%	
1세 이상~ 6세 미만	21%	
6세 이상~ 65세 미만	30%	
65세 이상	진료비 총액의 15000원 이하	1500원 (정액제)
	진료비 총액의 15000원 초과 20000원 이하	10%
	진료비 총액의 20000원 초과 25000원 이하	20%
	진료비 총액의 25000원 초과	30%
임신부	10%	

건강보험환자 본인부담금 - 치과병원

나이, 임신 여부에 따른 분류	
1세 미만	10%
1세 이상~6세 미만	28%
6세 이상~65세 미만	40%
65세 이상	40%
임신부	20%

05

④ 의료급여 1종 환자가 치과병원에서 원외처방을 받았으면 본인부담금 1500원을 산정한다.

의료급여 환자의 본인부담금

분류			치과 의원	치과병원 (시, 도)	
				1종	2종
본인 부담금	원외 처방 X	의약품 O (원내직접조제)	1500원	2000원	총액의 15% (임신부는 5%)
		의약품 X	1000원	1500원	
	원외 처방 O	의약품 상관 X	1000원	1500원	

06

6세 이상 65세 미만 건강보험 환자가 치과의원에 내원했을 때 본인부담금은 총 진료비의 30%이다.

07

당연적용대상자는 1종 수급권자 중 다음과 같다.
- 18세 미만자
- 행려환자
- 등록 결핵질환자
- 등록 중증질환자(암환자 포함)
- 등록 희귀질환자(장기이식환자 포함)
- 등록 중증난치성질환자(장기이식환자 포함)
- 선택의료급여기관 이용자

08

치조골성형수술은 급여 항목이다.

09

설소대성형술은 급여 항목이다.

10

③ 완치여부가 불분명하여 치료의 종결 여부가 명확하지 아니한 경우 90일 이내에 내원 시 재진환자로 본다(만성 치주질환, 턱관절질환 등의 치료는 완치 여부가 불분명하다).
① 타 상병 진찰, 30일이 지났으므로 초진진찰료를 산정한다.
② 30일 이내에 내원하여 치료를 받았으므로 재진진찰료를 산정한다.
④ 영유아구강검진은 건강보험공단 구강검진에 해당한다. 검진 당일 진료를 하면 진찰료는 50%만 산정한다.

구강검진 후 당일 진료 시 진찰료 산정방법

	검진 당일 진료	검진 후 다른 날 진료
건강보험공단 구강검진	50% 산정	100% 산정
학생구강검진 (교육청)	100% 산정	100% 산정

11

① 6세 미만 소아가산과 장애인 가산을 중복해서 받을 수 없다.

③ · ④ · ⑤ 진찰료만 산정해야 하는 경우
- 구강검사 및 치료계획만 세운 경우
- 개폐구검사
- 치아 동요도 검사
- 치수온도검사(냉검사, 온검사)
- 측두하악장애행동요법
- 치은염, 지치주위염 등 동통 감소를 위한 간단한 구강연조직 질환 처치
- 구강건조증처치, 연조직질환처치, 구강 내 캔디다증 처치, 구내염치료(알보칠 등의 약물 도포)
- 구강안면 저수준 레이저치료
- 처방전만 발행하는 경우
- 요양급여비용명세서, 소견서, 촉탁서 발행
- 본원에서 치면열구전색술(치아홈메우기, 실란트)을 한 부위가 탈락 또는 파절되어 2년 이내에 재시행한 경우
- 본원에서 지각과민처치(차-4나)를 시행한 치아에 6개월 이내에 재시행한 경우(단, 지각과민처치(차-4가)는 여러 번 산정할 수 있다.)

12

발치와재소파술에 적용되는 상병명은 K10.3 턱의 치조염이다.

13

K02.1 상아질의 우식 상병명으로도 치수복조를 산정할 수 있다.

14

③ K04.80 근단 및 외측의 치근낭 상병명으로 근관치료, 치근낭적출술, 치근단 절제술 적용 가능하다.
④ 치주소파술은 급성 상병명으로는 산정 불가능하다.
⑤ 구강내소염수술은 만성치주염 상병명으로는 산정 불가능하다.

15

치면열구전색술에는 Z29.8 기타 명시된 예방적 조치 상병명을 적용한다.

16

② 근관장측정검사는 전체 치료 과정 중 최대 3회까지 산정 가능하다.

근관치료 전체 과정 중 산정할 수 있는 횟수 정리
- 근관장측정검사 : 3회
- 발 수 : 1회
- 근관세척 : 5회
- 근관확대 : 2회
- 근관성형 : 2회

17

발치와 치조골성형수술을 동시 시행한 경우 높은 수가 100%, 낮은 수가 50%를 산정한다(병원급 이상이라면 높은 수가 100%, 낮은 수가 70%).

구강외과치료/그 외 구강외과 수술과 다른 술식을 동일 부위에 동시에 시행하는 경우

발치 + 치조골성형수술 (단 매복치발치의 경우 치조골성형수술은 별도 산정 불가능)	높은 수가 100% + 낮은 수가 50% (병원급 이상이라면 높은 수가 100% + 낮은 수가 70%)
치과임플란트제거술(단순) + 치조골성형수술	치조골성형수술 100% + 치과임플란트제거술(단순) 50% (병원급 이상이라면 치조골성형수술 100% + 치과임플란트제거술(단순) 70%)
치과임플란트제거술(복잡) + 치조골성형수술	치과임플란트제거술(복잡)만 100% 산정
구강내소염수술 + 치주치료	각각 100% 산정
구강내소염수술 + 근관치료	각각 100% 산정
구강내소염수술 + 발치	발치만 100% 산정
치근단절제술 + 근관충전 또는 당일발수근충	각각 100% 산정
치근단절제술 + 치근낭적출	높은 수가 100% + 낮은 수가 50% (병원급 이상이라면 높은 수가 100% + 낮은 수가 70%)
치아재식술 + 근관치료 또는 잠간고정술	각각 100% 산정
발치 + 치은판절제술	발치만 100% 산정
탈구치아정복술 + 근관치료 또는 잠간고정술	각각 100% 산정

18

재시행 날짜가 1개월 초과 ~ 3개월 이내이므로 치은절제술 소정점수의 50%를 산정한다.

기 간	1개월 이내	1개월 초과~ 3개월 이내	3개월 초과
산 정	치주치료후처치 (나)	치은절제술 50%	치은절제술 100%

19

근관세척 < 근관확대 < 근관성형 < 발수 < 단순근관충전 < 근관와동형성 < 가압근관충전 < 당일발수근충(유치) < 당일발수근충(영구치)

20

- 유치발치 < 전치발치 < 구치발치 < 난발치 < 단순매복치발치 < 복잡매복치발치 < 완전매복치발치
- 난발치 + burr(가) < 단순매복발치
- 단순매복발치 + burr(가) < 복잡매복발치
- 복잡매복발치 + burr(가) < 완전매복발치

21

침윤마취는 유치, 영구치 상관없이 다 산정 가능하다. 후상치조신경전달마취는 상악유구치 치료 시에 산정 불가능하다.

22

비구개신경전달마취의 경우 치주수술, 외과적 수술에 한하여 산정 가능하다.

23

치수염상병명으로 항생제를 처방할 수 없다.

24

가글용제 처방 시 인정 용량은 100mL이다(인정용량을 초과한 경우 초과한 용량의 약값 전체를 환자가 부담하도록 해야 한다).

25

치근단 동시촬영 시 최대 5매까지 산정 가능하다.

26

요양기관 종별 가산율을 방사선 촬영에는 적용하지 않는다.

27

3치관 크기 이상의 치근낭이 있을 때 CBCT 촬영이 인정된다.

28

① 임시수복재가 탈락하여 재충전하는 경우 보통처치로 산정한다.
② 보통처치
- 1치당 산정한다.
- 보통처치에 사용한 재료(임시충전제 등)는 재료대로 별도 산정 불가능하다.
- 마취, 방사선 촬영은 별도 산정 가능하다.
- 발치를 끝마치지 못한 채 중단한 경우 산정 가능하다.
- 발수 과정이 끝나기 전에 치수 일부만 제거한 경우 산정 가능하다.
- 치수절단 후 포르모크레졸(FC)을 교환하는 경우 산정 가능하다.
- 임시수복재가 탈락하여 재충전하는 경우 산정 가능하다.
④·⑤ 치수복조
- 1치당 산정한다.
- 치아 우식증이 치수에 근접되어 있으나 염증은 파급되어 있지 않은 경우 치수에 보호제를 적용하여 치수를 회복시키고 생활력과 기능을 유지하는 술식이다. 노출된 치수에 대해서 보호제를 적용하는 직접치수복조와 상아질층을 얇게 남겨두고 보호제를 적용하는 간접치수복조로 나뉜다.
- 치수복조에 사용한 재료(Dycal, TheraCal Lc 등)는 별도 산정 불가능하다.
- 마취, 방사선 촬영은 별도 산정 가능하다.
- 영구충전과 함께 실시한 치수복조는 산정 불가능하다.
- 비급여진료에 앞서 시행된 경우, 산정 불가능하다.
- 치수복조와 치아진정처치를 같이 진행한 경우 치수복조만 산정한다.

29

지각과민처치(나)는 1일 6치까지 인정된다(다만 제2치부터는 치아수마다 소정점수의 100%가 아니라 20%를 산정한다). 1일 3치를 지각과민처치(차-4나)를 한 경우 소정점수의 140%를 산정한다.

30

아말감, 글래스아이오노머의 경우 즉일충전하고 30일 이내에 재충전할 때 와동형성(50%) + 충전(50%) + 재료대(100%)로 산정한다.

31

⑤ 동일 날, 동일 목적으로 정량광형광기를 이용한 치아우식증검사와 방사선촬영(치근단 촬영, 교익 촬영, 파노라마 촬영)을 동시에 실시한 경우 주된 검사 한 가지만 산정한다.

① · ② 러버댐
- 1악당 산정한다.
- 러버댐의 재료대는 소정점수에 포함되므로 별도 산정 불가능하다.
- 상악과 하악 동시 시행할 때는 각각 산정 가능하다.

cf) 정량광형광기를 이용한 치아우식증검사
- 1구강당 1회 인정된다.
- 정량광형광기를 이용하여 가시광선을 치아에 조사한 후, 치아우식에 의한 형광소실 정도를 측정한다.
- 15세 이하 아동이 급여 대상이다(기존 5세 이상 12세 이하에서 2025.02.01.부터 바뀜).
- 구강당 3개월 간격으로 1회 인정된다(기존 6개월 간격에서 2025.02.01.부터 바뀜).
- 동일 날, 동일 목적으로 정량광형광기를 이용한 치아우식증검사와 방사선촬영(치근단 촬영, 교익 촬영, 파노라마 촬영)을 동시에 실시한 경우 주된 검사 한 가지만 산정한다.
- 청구할 때 정량광형광기의 형광사진과 형광소실 정도를 측정한 판독내용을 포함해야 한다.
- 건강보험심사평가원에 정량광형광기 장비 신고가 되어야 청구할 수 있다.

32

잠간고정술과 교합조정술을 동시에 시행한 경우 잠간고정술 100% 산정, 교합조정술 50%를 산정한다(병원급이면 교합조정술 70%를 산정한다).

33

치관수복물 또는 보철물의 제거(나. 복잡한 것)로 산정하는 것에는 Casting Crown, Onlay, Inlay, Bridge 제거가 있다.

34

④ 틀니 유지관리 중 인공치 수리는 제1치는 100% 산정하고, 2치부터 소정점수의 50%를 산정한다.

급여 틀니 본인부담금
- 건강보험가입자 : 30%
- 차상위 1종 : 5%, 차상위 2종 : 15%
- 의료급여 1종 5%, 의료급여 2종 15%

35

③ 구강내소염수술(I&D)과 동시에 응급근관처치를 시행한 경우 각각 100% 산정 가능하다(삭감되지 않기 위해서는 행위별로 상병명을 다르게 청구하는 것이 좋다. 급성치수염, 급성 근단성 치주염 등의 상병명으로는 응급근관처치를, 동이 없는 근단주위농양 등의 상병명으로는 구강내소염수술을 청구한다).
② 유치에 실시한 근관확대의 급여기준
- 감염된 근관의 경우
- 영구치의 교환시기가 많이 남아 있는 경우
④ 근관 내 기존 충전물 제거는 1근관당 산정한다.

cf) 근관치료에서 산정 단위 정리
- 구강당 산정 : 전기치수반응검사
- 1치당 산정 : 치수절단, 응급근관처치
- 1근관당 산정 : 근관장측정검사, 근관와동형성, 당일발수근충, 발 수, 근관세척, 근관확대, 근관성형, 근관충전, 근관 내 기존 충전물 제거
⑤ 치수염 상병명으로 항생제 처방이 불가능하다.

36

근관치료 완료한 뒤 재근관치료에 들어가기까지의 기간에 상관없이 100% 산정 가능하다(단, 30일 이내인 경우에는 재진료, 30일 이후에는 초진료를 산정한다).

37

근관확대에 사용한 Hand File은 근관당 산정하고, NiTi File은 1치당 산정한다.

근관확대
- 1근관당 산정한다.
- 근관확대는 여러 번 시행하더라도 치료기간 중 근관당 최대 2회 산정 가능하다.
- C형 근관에 해당하는 경우 일반적인 근관확대의 소정점수인 47.59점이 아닌 66.62점을 산정한다.
- 근관확대 행위료는 최대 2회 산정할 수 있으나 관련 재료대(Hand File or Ni-Ti File)는 1회만 산정 가능하다.
- 관련 재료대에는 Hand File(또는 Reamer)과 Ni-Ti File이 있다. Hand File은 근관당 산정하며, Ni-Ti File은 치아당 산정한다.
- 마취, 방사선촬영, 러버댐장착, 사용한 File에 따른 재료대는 별도 산정 가능하다.
- 유치에 실시한 근관확대의 급여기준 : 감염된 근관의 경우, 영구치의 교환시기가 많이 남아 있는 경우

38

① 당일발수근충은 근관당 산정한다.

당일발수근충
- 1근관당 산정한다.
- 발수 당일에 근관치료 및 근관충전을 완료한 경우에 산정한다.
- 근관와동형성, 발수, 근관장측정, 근관확대, 근관성형, 근관세척 및 건조, (가압)근관충전 비용이 포함되므로 별도 산정하지 아니한다.
- Barbed-Broach를 사용한 경우에는 3.61점을 1회에 한하여 산정한다.
- Reamer 또는 File을 사용한 경우에는 치료기간 중 1회에 한하여 5.96점을 산정한다.
- 가. 영구치, 나. 유치, 영구치-C형 근관으로 구분하여 산정한다.
- File(또는 Reamer) 또는 NiTi File을 동시에 사용한 경우 1종만 인정한다.
- 치근단절제술과 당일발수근충을 당일에 동시 시행 시 각각 100% 산정 가능하다.
- 마취, 방사선 촬영, 러버댐장착은 별도 산정 가능하다.

39

유치 발치에서 마취는 별도 산정 가능하다. 다만 도포마취는 별도 산정 불가능하다.

40

치과임플란트제거술(복잡)과 동시에 실시한 치조골성형수술은 별도 산정 불가능하다. 치과임플란트제거술(복잡)과 동시에 치조골성형수술을 하는 경우 치과임플란트제거술(복잡)만 산정 가능하다.

cf) 상기 17번 해설 참고

41

③ 구강내소염수술의 경우 봉합사 재료 신고를 했다면 봉합사를 별도 산정할 수 있다.
① 시험에 자주 나오는 구강외과치료/그 외 구강외과 수술, 치주치료 중 Burr(가)를 산정할 수 있는 행위
- 난발치
- 단순매복치 발치
- 복잡매복치 발치
- 완전매복치 발치
- 치조골성형수술
- 치근낭적출술
- 치근단절제술
- 치과임플란트제거술(복잡)

④ 협순소대성형술 : 가. 간단한 것은 간단한 절제만으로 해결되는 경우에 산정하며, 나. 복잡한 것은 간단한 절제만으로 해결되지 않아 Z-Plasty 또는 Y-Plasty 등의 부가적인 봉합술을 사용하는 경우 산정한다.

42

① 치조골성형수술은 Burr와 봉합사 둘 다 별도 산정 가능하다.
② Burr만 별도 산정 가능하다.
③ Burr만 별도 산정 가능하다.
④ 봉합사만 별도 산정 가능하다.
⑤ 봉합사만 별도 산정 가능하다. Burr를 사용할 일이 없다.

cf) 시험에 자주 나오는 구강외과치료/그 외 구강외과 수술, 치주치료 중 봉합사를 산정할 수 있는 행위
- 치조골성형수술
- 구강내소염수술
- 구강내열상봉합술
- 협순소대성형술
- 설소대성형술
- 치은절제술
- 치은박리소파술
- 치관확장술

43

① 지치를 뽑아 대구치에 이식하는 것은 자가치아이식술이며 비급여로 산정한다.
cf) 치아재식술
③ 치아재식술은 방사선촬영이 반드시 필요하다.
④ 치아재식술과 동시에 실시한 근관치료, 잠간고정술은 별도 산정 가능하다.

44

치은판절제술은 1구강당 1회 산정한다.

45

1/2악에 실시한 경우 치주낭측정검사 소정점수의 150%를 산정한다.

46

⑤ 치석제거의 비급여 대상은 다음과 같다.
- 구취제거 목적의 치석제거
- 치아 착색물제거 목적의 치석제거
- 교정 및 보철을 위한 치석제거
- 구강보건증진 차원에서의 정기적 치석제거

① 유구치 D, E 2개의 치아에 시행한 경우 횟수 0.5로 적용되므로, 유치 전악에 치면세마를 시행한 경우 치면세마 4회가 된다.

47

⑤ 치은박리소파술 동일 부위 재시행 시 산정 기준

기 간	6개월 이내	6개월 초과
산 정	치은박리소파술 50%	치은박리소파술 100%

① 치석제거(가) 동일 부위 재시행 시 산정기준

기 간	3개월 이내	3개월 초과~6개월 이내	6개월 초과
산 정	치주치료후처치 (가)	치석 제거 50%	치석 제거 100%

②·③ 치주소파술 동일 부위 재시행 시 산정 기준

기 간	1개월 이내	1개월 초과~3개월 이내	3개월 초과
산 정	치주치료후처치 (가)	치주소파술 50%	치주소파술 100%

④ 치은절제술 동일 부위 재시행 시 산정 기준

기 간	1개월 이내	1개월 초과~3개월 이내	3개월 초과
산 정	치주치료후처치 (나)	치은절제술 50%	치은절제술 100%

48

동일 부위에 치은박리소파술과 치과임플란트제거술이 동시에 시행한 경우 높은 수가 100%, 낮은 수가 50%를 산정한다(병원급 이상이라면 높은 수가 100%, 낮은 수가 70%).

49

④ 잠간고정술은 1악당 1회 산정한다.
① 치은박리소파술은 봉합사 별도 산정 가능하다. 하지만 Burr는 별도 산정 불가능하다.
② 치관확장술은 Burr 별도 산정 불가능하다. 하지만 봉합사는 별도 산정 가능하다.
⑤ 잠간고정술과 교합조정술을 동시에 시행할 경우 잠간고정술은 100% 산정하고, 교합조정술은 50%를 산정한다(병원급 이상에서는 잠간고정술 100%, 교합조정술 70%를 산정).

50

고정체 식립술을 했으나 제대로 골유착이 되지 않아 고정에 실패한 경우 재수술 1회에 한하여 가능하다. 재수술 시 고정체 식립술 행위료 50% + 재료대 100%를 산정한다.

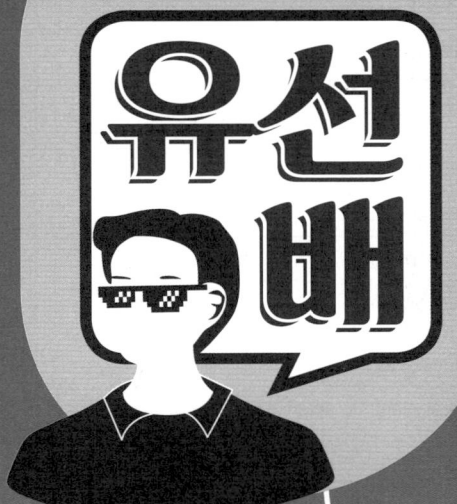

유튜브 선생님에게 배우는
유선배

부록

통계청 제8차
한국표준질병사인 분류

통계청 제8차 한국표준질병사인 분류

K00 치아의 발육 및 맹출 장애 제외 : 매몰치 및 매복치(K01.-)	Disorders of tooth development and eruption Excludes : Embedded and impacted teeth
K00.0 무치증	Anodontia
→ K00.00 부분무치증[치아결핍][희치증]	Partial anodontia [hypodontia][oligodontia]
→ K00.01 완전무치증	Total anodontia
→ K00.09 상세불명의 무치증	Anodontia, unspecified
K00.1 과잉치 포함 : 추가치 제외 : 매복추가치(K01.18)	Supernumerary teeth Includes : Supplementary teeth Excludes : Impacted supplementary teeth
→ K00.10 전치부위의 과잉치 　　　정중과잉치	Supernumerary teeth in anterior region Mesiodens
→ K00.11 소구치 부위의 과잉치	Supernumerary teeth in premolar region
→ K00.12 대구치 부위의 과잉치 　　　구후치 부위의 과잉치 　　　제4대구치 부위의 과잉치 　　　구방치(臼傍齒) 부위의 과잉치	Supernumerary teeth in molar region Supernumerary teeth in distomolar Supernumerary teeth in fourth molar region Supernumerary teeth in paramolar region
→ K00.19 상세불명의 과잉치	Supernumerary teeth, unspecified
K00.2 치아의 크기와 형태의 이상	Abnormalities of size and form of teeth
→ K00.20 대치증	Macrodontia
→ K00.21 왜소치	Microdontia
→ K00.22 유착	Concrescence
→ K00.23 유합 및 쌍생 　　　분열치 　　　유합치	Fusion and gemination Schizodontia Synodontia
→ K00.24 치외치[교합면 이상결절] 　제외 : 정상변형으로 간주되어 분류하지 말아야 하는 카라벨 　　　리결절	Dens Evaginatus [occlusal tuberculum] Excludes : Tuberculum Carabelli, which is regarded as a 　　　　normal variation and should not be coded
→ K00.25 치내치(齒內齒)[확장성 치아종] 　　　및 절치 이상 　　　구개구 　　　정형(원추)치 　　　삽형지 　　　T형절치	Dens Invaginatus [dens in dente][dilated odontoma] and incisor anomalies Palatal groove Peg-shaped[conical] teeth Shovel-shaped incisors T-shaped incisors

→ K00.29 치아의 크기와 형태의 기타 및 상세 　　　　불명의 이상 　　　　구방치의 결절 　　　　소구치화 　　　　이상결절 및 법랑질진주 　　　　우상치	Other and unspecified abnormalities of size and form of teeth Tuberculum of paramolare Premolarization Abnormal tubercula and enamel pearls [enameloma] Taurodontism
K00.3 반상치 제외 : 치아의 침착물[증식유착](K03.6) 　　　　터너치(K00.48)	Mottled teeth Excludes : Deposits [accretions] on teeth 　　　　　　Turner's tooth
→ K00.30 법랑질의 풍토병성(불화물)반점[치아 불소증]	Endemic (fluoride) mottling of enamel [dental fluorosis]
→ K00.31 법랑질의 비풍토병성 반점 　　　　[비불화물법랑질불투명]	Non-endemic mottling of enamel[non-fluoride enamel opacities]
→ K00.39 상세불명의 반상치	Mottled teeth, unspecified
K00.4 치아형성의 장애 제외 : 치아구조의 유전적 장애(K00.5-) 　　　선천매독에서의 허친슨치아 및 오디모양구치(A50.5) 　　　반상치(K00.3-)	Disturbances in tooth formation Excludes : Hereditary disturbances in tooth structure 　　　　　　Hutchinson's teeth and mulberry molars in congenital syphilis 　　　　　　Mottled teeth
→ K00.40 법랑질형성저하 　　　　법랑질형성저하 (신생아)(출생후)(출생전)	Enamel hypoplasia Enamel hypoplasia (neonatal)(postnatal)(prenatal)
→ K00.44 절렬(切裂)	Dilaceration
→ K00.48 치아형성의 기타 명시된 장애 　　　　국소성 치아형성이상 　　　　시멘트질의 무형성 및 형성저하 　　　　터너치아	Other specified disturbances in tooth Formation Regional odontodysplasia Aplasia and hypoplasia of cementum Turner's tooth
→ K00.49 치아형성의 상세불명 장애	Disturbances in tooth formation, unspecified
K00.5 달리 분류되지 않은 치아구조의 유전성 장애	Hereditary disturbances in tooth structure, NEC
→ K00.50 불완전법랑질형성증	Amelogenesis imperfecta
→ K00.51 불완전상아질형성 제외 : 불완전골형성(Q78.0) 　　　상아질형성이상(K00.58) 　　　각상치아(K00.58)	Dentinogenesis imperfecta Excludes : Osteogenesis imperfecta 　　　　　　Dentinal dysplasia 　　　　　　Shell teeth
→ K00.52 불완전치아형성증	Odontogenesis imperfecta
→ K00.58 치아구조의 기타 유전성 장애 　　　　상아질형성이상 　　　　각상치아	Other hereditary disturbances in tooth structure Dentinal dysplasia Shell teeth
→ K00.59 치아구조의 상세불명의 유전성 장애	Hereditary disturbances in tooth structure, unspecified
K00.6 치아맹출의 장애	Disturbances in tooth eruption
→ K00.63 잔존 [지속성][탈락성] 유치	Retained [persistent] primary [deciduous] teeth

→ K00.68 치아맹출의 기타 명시된 장애 　　　조기생치 　　　선천치 　　　신생치 　　　치아의 조기맹출 　　　[탈락성] 유치의 조기탈락	Other specified disturbances in tooth eruption Dentia praecox Natal tooth Neonatal tooth Prematue eruption of teeth Premature shedding of primary [deciduous] teeth
→ K00.69 치아맹출의 상세불명 장애	Disturbances in tooth eruption, unspecified
K00.7	생치증후군 Teething syndrome
K00.8 치아발육의 기타 장애 포함 : 치아의 내인성 착색 　　　치아 형성 중 색조 변색	Other disorders of tooth development NOS Includes : Intrinsic staining of teeth NOS 　　　　　　　　Colour changes during tooth formation
K00.9 치아발육의 상세불명 장애 　　　치아형성의 장애	Disorder of tooth development, unspecified NOS Disorder of odontogenesis NOS

K01 매몰치 및 매복치 제외 : 해당 치아나 인접 치아의 이상위치를 동반한 매몰치 및 매 　　　복치(K07.35)	Embedded and impacted teeth Excludes : Embedded and impacted teeth with abnormal 　　　　　　position of such teeth or adjacent teeth
K01.0 매몰치 매몰치는 다른 치아에 의한 폐쇄가 없는데도 맹출되지 못한 치아 를 말한다.	Embedded teeth
K01.1 매복치 매복치는 다른 치아에 의한 폐쇄 때문에 맹출되지 못한 치아를 말 한다.	Impacted teeth
→ K01.10 상악절치의 매복	Impacted teeth of maxillary incisor
→ K01.11 하악절치의 매복	Impacted teeth of mandibular incisor
→ K01.12 상악견치의 매복	Impacted teeth of maxillary canine
→ K01.13 하악견치의 매복	Impacted teeth of mandibular canine
→ K01.14 상악소구치의 매복	Impacted teeth of maxillary premolar
→ K01.15 하악소구치의 매복	Impacted teeth of mandibular premolar
→ K01.16 상악대구치의 매복	Impacted teeth of maxillary molar
→ K01.161 상악제1대구치의 매복	Impacted teeth of maxillary first molar
→ K01.162 상악제2대구치의 매복	Impacted teeth of maxillary second molar
→ K01.163 상악제3대구치의 매복	Impacted teeth of maxillary third molar
→ K01.169 상세불명의 상악대구치의 매복	Impacted teeth of maxillary molar, nspecified
→ K01.17 하악대구치의 매복	Impacted teeth of mandibular molar
→ K01.171 하악제1대구치의 매복	Impacted teeth of mandibular first molar
→ K01.172 하악제2대구치의 매복	Impacted teeth of mandibular second molar
→ K01.173 하악제3대구치의 매복	Impacted teeth of mandibular third molar

→ K01.179 상세불명의 하악대구치의 매복	Impacted teeth of mandibular molar, unspecified
→ K01.18 과잉매복치	Supernumeric impacted tooth
→ K01.19 상세불명의 매복치	Impaction tooth, unspecified

K02 치아우식	Dental caries
K02.0 법랑질에 제한된 우식 백색반점병변(초기우식)	Caries limited to enamel White spot lesions[initial caries]
K02.1 상아질의 우식	Caries of dentin
K02.2 시멘트질의 우식	Caries of cementum
K02.3 정지된 치아우식	Arrested dental caries

K02.4 파치증
    영아흑색치아
    흑색파치증
	Odontoclasia
	Infantile melanodontia
	Melanodontoclasia

K02.5 치수노출이 있는 우식	Caries with pulp exposure
K02.8 기타 치아우식	Other dental caries
K02.9 상세불명의 치아우식	Dental caries, unspecified

K03 치아경조직의 기타 질환
제외 : 이갈이(F45.8)
      치아우식(K02.-)
      이갈이 NOS(F45.8)
	Other diseases of hard tissues of teeth
	Excludes : Bruxism
	      Dental caries
	      Teeth-grinding NOS

K03.0 치아의 과다한 생리적 마모	Excessive attrition of teeth
→ K03.00 교합면의 생리적 마모	Occlusal attrition of teeth
→ K03.01 인접면의 생리적 마모	Approximal attrition of teeth
→ K03.08 치아의 기타 명시된 생리적 마모	Other specified attrition of teeth
→ K03.09 치아의 상세불명의 생리적 마모	Attrition of teeth, unspecified
K03.1 치아의 마모	Abrasion of teeth

→ K03.10 치아의 쐐기결손
    치아의 치약마모
    치아의 굴곡파절
	NOS Wedge defect of teeth NOS
	Dentifrice abrasion of teeth
	Abfraction of teeth

→ K03.18 치아의 기타 명시된 마모
    치아의 마모 :
      습관성
      전통성
      종교의식성
      직업성
	Other specified abrasion of teeth
	Abrasion of teeth :
	habitual
	traditional
	ritual
	occupational

→ K03.19 치아의 상세불명 마모	Abrasion of teeth, unspecified

→ K03.2 치아의 침식 　　치아의 침식 : 　　　NOS 　　　식사에 의한 　　　약물 및 약제에 의한 　　　지속된 구토에 의한 　　　특발성 　　　직업성	Erosion of teeth Erosion of teeth : 　NOS 　due to diet 　due to drugs and medicaments 　due to persistenst vomiting 　Idiopathic 　Occupational
K03.3 치아의 병적 흡수	Pathological resorption of teeth
→ K03.30 치아의 외부 흡수	External resorption of teeth
→ K03.31 치아의 내부 흡수	Internal resorption of teeth
→ K03.39 상세불명의 치아의 병적 흡수	Pathological resorption of teeth, unspecified
K03.4 과시멘트질증 　　시멘트화증식증 제외 : 파젯병에서의 과시멘트질증(M88.8)	Hypercementosis Cementation hyperplasia Excludes : Hypercementosis in Paget's disease
K03.5 치아의 강직증	Ankylosis of teeth
K03.6 치아의 침착물[증식유착] 　　치석 : 　　　잇몸밑 　　　잇몸위 　　치아의 침착물[증식유착] : 　　　베텔(씹는 후추) 　　　흑색 　　　녹색 　　　백질 　　　오렌지색 　　　담배 　　치아의 착색 : 　　　NOS 　　　외인성	Deposits[accretions] on teeth Dental calculus : 　Subgingival 　Supragingival Deposits [accretions] on teeth: 　Betel 　Black 　Green 　Materia alba 　Orange 　Tobacco Staining of teeth: 　NOS 　NOS Extrinsic NOS

K03.7 치아경조직의 맹출후 색조변화 제외 : 치아의 침착물[증식유착](K03.6)	Posteruptive colour changes of dental hard tissues Excludes : Deposits [accretions] on teeth
K03.8 치아경조직의 기타 명시된 질환	Other specified diseases of hard tissues of teeth
→ K03.80 민감상아질	Sensitive dentine
→ K03.81 방사선조사된 법랑질 방사선유발성일 때 방사선 감별을 원한다면 추가로 외인분류코드(XX장)를 사용할 것	Irradiated enamel
→ K03.88 치아경조직의 기타 명시된 질환	Other specified diseases of hard tissues of teeth
K03.9 치아경조직의 상세불명 질환	Disease of hard tissues of teeth, unspecified

K04 치수 및 근단주위조직의 질환	Diseases of pulp and periapical tissues
K04.0 치수염 　　급성 치수염 　　만성 (증식성)(궤양성) 치수염	Pulpitis Acute pulpitis Chronic (hyperplastic)(ulcerative) pulpitis
→ K04.00 가역적 치수염	Reversible pulpitis
→ K04.01 비가역적 치수염	Irreversible pulpitis
→ K04.09 상세불명의 치수염	Pulpitis NOS
K04.1 치수의 괴사 　　치수괴저	Necrosis of pulp Pulpal gangrene
K04.2 치수변성 　　상아질석 　　치수석회화 　　치수결석	Pulp degeneration Denticles Pulpal calcifications Pulpal stones
K04.3 치수내의 이상경조직형성 　　이차성 또는 불규칙적 상아질 제외 : 치수석회화(K04.2) 　　치수결석(K04.2)	Abnormal hard tissue formation in pulp Secondary or irregular dentine Excludes : Pulpal calcifications 　　　　　　pulpal stones
K04.4 치수기원의 급성 근단치주염 　　급성 근단치주염 NOS	Acute apical periodontitis of pulpal origin Acute apical periodontitis NOS
K04.5 만성 근단치주염 　　근단 또는 근단주위 육아종 　　근단치주염 NOS	Chronic apical periodontitis Apical or periapical granuloma Apical periodontitis NOS
K04.6 동이 있는 근단주위농양 　　동이 있는 : 　　　치아농양 　　　치아치조농양 　　　치수기원의 치주농양	Periapical abscess with sinus With sinus : 　Dental abscess 　Dentoalveolar abscess 　Periodontal abscess of pulpal origin
K04.60 상악동으로 연결된 동	Sinus to maxillary antrum
K04.61 비강으로 연결된 동	Sinus to nasal cavity
K04.62 구강으로 연결된 동	Sinus to oral cavity
K04.63 피부로 연결된 동	Sinus to skin
K04.69 상세불명의 동이 있는 근단주위농양	Periapical abscess with sinus, unspecified
K04.7 동이 없는 근단주위농양 　　농양 NOS : 　　　치아의 　　　치아치조 　　　근단주위	Periapical abscess without sinus Abscess NOS : 　Dental 　Dentoalveolar 　Periapical

K04.8 치아뿌리낭 　　낭 : 　　　근단(치주) 　　　근단주위 　제외 : 외측치주낭(K09.0)	Radicular cyst Cyst : 　Apical(periodontal) 　Periapical Excludes : Lateral periodontal cyst
→ K04.80 근단 및 외측의 치아뿌리낭	Apical and lateral radicular cyst
→ K04.81 잔류성 치아뿌리낭	Residual radicular cyst
→ K04.82 염증성 치주의 치아뿌리낭 　제외 : 발달성 외측치원성 낭(K09.0)	Inflammatory paradental radicular cyst Excludes : Developmental lateral odontogenic cysts
→ K04.89 상세불명의 치아뿌리낭	Radicular cyst, unspecified
K04.9 치수 및 치근단주위조직의 기타 및 상세불명의 질환	Other and unspecified diseases of pulp and periapical tissues

K05 치은염 및 치주질환	Gingivitis and periodontal diseases
K05.0 급성 치은염 　제외 : 급성 치관주위염(K05.22) 　　　　급성 괴사궤양성 치은염(A69.1) 　　　　헤르페스바이러스[단순헤르페스] 　　　　치은구내염(B00.2)	Acute gingivitis Excludes : Acute pericoronitis 　　　　　Acute necrotizing ulcerative gingivitis 　　　　　Herpesviral [herpes simplex] 　　　　　　gingivostomatitis
→ K05.00 급성 연쇄알균치은구내염	Acute streptococcal gingivostomatitis
→ K05.08 기타 명시된 급성 치은염	Other specified acute gingivitis
→ K05.09 상세불명의 급성 치은염	Acute gingivitis, unspecified
K05.1 만성 치은염	Chronic gingivitis
→ K05.10 만성 단순 변연부 치은염	Chronic simple marginal gingivitis
→ K05.11 만성 증식성 치은염	Chronic hyperplastic gingivitis
→ K05.12 만성 궤양성 치은염 　제외 : 괴사성 궤양성 치은염(A69.1)	Chronic ulcerative gingivitis Excludes : Necrotizing ulcerative gingivitis
→ K05.13 만성 박리성 치은염	Chronic desquamative gingivitis
→ K05.18 기타 명시된 만성 치은염	Other specified chronic gingivitis
→ K05.19 상세불명의 만성 치은염	Chronic gingivitis, unspecified
K05.2 급성 치주염	Acute periodontitis
→ K05.20 동이 없는 잇몸 기원의 치주농양 　제외 : 치수기원의 급성 근단치주염(K04.4) 　　　　근단주위농양(K04.7) 　　　　동이 있는 근단주위농양(K04.6-)	Periodontal abscess [Parodontal abscess] of gingival origin without sinus Excludes : Acute apical periodontitis of pulpal 　　　　　Periapical abscess 　　　　　Periapical abscess with sinus

→ K05.21 동이 있는 잇몸 기원의 치주농양 제외 : 치수기원의 급성 근단치주염(K04.4) 　　　근단주위농양(K04.7) 　　　동이 있는 근단주위농양(K04.6-)	Periodontal abscess [Parodontal abscess] of gingival origin with sinus Excludes : Acute apical periodontitis of pulpal origin 　　　　　Periapical abscess 　　　　　Periapical abscess with sinus
→ K05.22 급성 치관주위염	Acute pericoronitis
→ K05.28 기타 명시된 급성 치주염	Other specified acute periodontitis
→ K05.29 상세불명의 급성 치주염	Acute periodontitis, unspecified
K05.3 만성 치주염	Chronic periodontitis
→ K05.30 만성 단순치주염	Chronic simplex periodontitis
→ K05.31 만성 복합치주염	Chronic complex periodontitis
→ K05.32 만성 치관주위염	Chronic pericoronitis
→ K05.38 기타 명시된 만성 치주염	Other specified chronic periodontitis
→ K05.39 상세불명의 만성 치주염	Chronic periodontitis, unspecified
K05.4 치주증(齒周症) 　　　연소성 치주증	Periodontosis Juvenile periodontosis
K05.5 기타 치주질환	Other periodontal diseases
K05.6 상세불명의 치주질환	Periodontal disease, unspecified

K06 잇몸 및 무치성 치조융기의 기타 장애 제외 : 무치성 치조융기의 위축(K08.2) 　　　치은염 : 　　　　NOS(K05.1-) 　　　　급성(K05.0-) 　　　　만성(K05.1-)	Other disorders of gingiva and edentulous alveolar ridge Excludes : Atrophy of edentulous alveolar ridge 　　　　　Gingivitis : 　　　　　　NOS 　　　　　　Acute 　　　　　　Chronic
→ K06.0 치은퇴축	Gingival recession
→ K06.00 국소적 치은퇴축	Localized gingival recession
→ K06.01 전반적 치은퇴축	Generalized gingival recession
→ K06.09 상세불명의 치은퇴축 　　　치은퇴축(감염후, 수술후)	Gingival recession, unspecified Gingival recession(postinfective, postoperative)
K06.1 치은비대	Gingival enlargement
→ K06.10 치은섬유종증	Gingival fibromatosis
→ K06.18 기타 명시된 치은비대	Other specified gingival enlargement
→ K06.19 상세불명의 치은비대	Gingival enlargement, unspecified
K06.2 외상과 연관된 잇몸 및 무치성 　　　치조융기의 병변 원인의 분류를 원한다면 부가적인 외인분류코드(XX장)를 사용할 것	Gingival and edentulous alveolar ridge lesions associated with trauma

→ K06.20 외상성 교합에 의한	Due to traumatic occlusion
→ K06.21 칫솔질에 의한	Due to toothbrushing
→ K06.22 마찰성(기능성) 각화증	Frictional [functional] keratosis
→ K06.23 자극성 증식증[의치성 증식증] 　　　　무치성 융선의 자극성 증식증[의치성 증식증]	Irritative hyperplasia[denture hyperplasia] Irritative hyperplasia of edentulous ridge[denture hyperplasia]
→ K06.28 외상과 연관된 기타 명시된 잇몸 및 　　　　무치성 치조융기의 병변	Other specified gingival and edentulous alveolar ridge lesions associated with trauma
→ K06.29 외상과 연관된 상세불명의 잇몸 및 　　　　자연치아치조융기의 병변	Unspecified gingival and dentulous alveolar ridge lesions associated with trauma
K06.8 잇몸 및 무치성 치조융기의 기타 명시된 장애 　　섬유성 치은종 　　가동성 융기 　　거대세포치은종 　　말초 거대세포육아종 　　잇몸의 화농성 육아종	Other specified disorders of gingiva and edentulous alveolar ridge Fibrous epulis Flabby ridge Giant cell epulis Peripheral giant cell granuloma Pyogenic granuloma of gingiva
K06.9 잇몸 및 무치성 치조융기의 상세불명 장애	Disorders of gingiva and edentulous alveolar ridge, unspecified

K07 치아얼굴이상[부정교합포함] 제외 : 반쪽얼굴 위축 또는 비대(Q67.4) 　　　한쪽 관절돌기 증식증 또는 형성저하 　　　(K10.8)	Dentofacial anomalies [including malocclusion] Excludes : Hemifacial atrophy or hypertrophy 　　　　　Unilateral condylar hyperplasia or hypoplasia
K07.0 턱크기의 주요 이상 제외 : 말단비대증(E22.0) 　　　로빈증후군(Q87.0)	Major anomalies of jaw size Excludes : Acromegaly 　　　　　Robin's syndrome
→ K07.00 상악의 대악증[상악의 증식증]	Maxillary macrognathism[Maxillary hyperplasia]
→ K07.01 하악의 대악증[하악의 증식증]	Mandibular macrognathism[Mandibula hyperplasia]
→ K07.02 양악의 대악증	Macrognathism, both jaws
→ K07.03 상악의 소악증[상악의 형성저하]	Maxillary micrognathism[Maxillary hypoplasia]
→ K07.04 하악의 소악증[하악의 형성저하]	Mandibular micrognathism[Mandibula hypoplasia]
→ K07.05 양악의 소악증	Micrognathism, both jaws
→ K07.08 턱크기의 기타 명시된 이상	Other specified jaw size anomalies
→ K07.09 턱크기의 상세불명 이상	Anomaly of jaw size, unspecified
K07.1 턱-두개골저의 관계이상	Anomalies of jaw-cranial base relationship
→ K07.10 턱의 비대칭	Asymmetry of jaw
→ K07.11 하악돌출증	Mandibular prognathism
→ K07.12 상악돌출증	Maxillary prognathism

→ K07.13 하악후퇴증	Mandibular retrognathism
→ K07.14 상악후퇴증	Maxillary retrognathism
→ K07.18 턱-두개골저의 기타 명시된 관계이상	Other specified anomalies of jaw-cranial base relationship
→ K07.19 턱-두개골저의 상세불명 관계이상	Anomaly of jaw-cranial base relationship, unspecified
K07.2 치열궁관계의 이상	Anomalies of dental arch relationship
→ K07.20 원심교합	Disto-occlusion
→ K07.21 근심교합	Mesio-occlusion
→ K07.22 과도한 수평겹침[수평적 겹침]	Excessive overjet[horizontal overlap]
→ K07.23 과도한 수직겹침[수직적 겹침]	Excessive overbite[vertical overlap]
→ K07.24 개방교합	Open bite
→ K07.25 교차교합(전치부, 구치부)	Crossbite (anterior, posterior)
→ K07.26 정중편위	Midline deviation
→ K07.27 하악치의 후방설측교합	Posterior lingual occlusion of mandibular teeth
→ K07.28 치열궁 관계의 기타 명시된 이상	Other specified anomalies of dental arch relationship
→ K07.29 치열궁관계의 상세불명 이상	Anomaly of dental arch relationship, unspecified
K07.3 치아위치의 이상 제외 : 위치이상이 없는 매몰치 및 매복치(K01.-)	Anomalies of tooth position Excludes : Embedded and impacted teeth without abnormal position
→ K07.30 치아의 밀집	Crowding of teeth
→ K07.31 치아의 전위(轉位)	Displacement of teeth
→ K07.32 치아의 회전	Rotation of teeth
→ K07.33 치아의 간격 　　　치아의 간극(間隙)	Spacing of teeth Diastema of teeth
→ K07.34 치아의 전위	Transposition of teeth
→ K07.35 위치이상을 동반한 매몰치 또는 매복치	Embedded or impacted teeth with abnormal position
→ K07.38 치아위치의 기타 명시된 이상	Other specified anomalies of tooth position
→ K07.39 치아위치의 상세불명 이상	Anomaly of tooth position, unspecified
K07.4 상세불명의 부정교합	Malocclusion, unspecified
K07.5 치아얼굴의 기능이상 제외 : 이갈이(F45.8) 　　　이갈이 NOS(F45.8)	Dentofacial functional abnormalities Excludes : Bruxism 　　　　　Teeth-grinding NOS
→ K07.50 턱닫힘이상	Abnormal jaw closure
→ K07.51 삼킴이상에 의한 부정교합	Malocclusion due to abnormal swallowing
→ K07.52 입호흡에 의한 부정교합	Malocclusion due to mouth breathing
→ K07.53 혀, 입술 또는 손가락의 습관에 의한 부정교합	Malocclusion due to tongue, lip or finger habits
→ K07.58 기타 명시된 치아얼굴의 기능이상	Other specified dentofacial functional abnormalities

→ K07.59 상세불명의 치아얼굴의 기능이상	Dentofacial functional abnormality, unspecified
K07.6 턱관절장애 제외 : 현존 턱관절의 : 　　　탈구(S03.0) 　　　긴장(S03.4)	Temporomandibular joint disorders Excludes : Current temporomandibular joint Dislocation 　　　　　　Strain
→ K07.60 턱관절내장증	Internal derangement of temporomandibular joint
→ K07.61 턱관절잡음	Snapping jaw
→ K07.62 턱관절의 재발성 탈구 및 아탈구	Recurrent dislocation and subluxation of temporomandibular joint
→ K07.63 달리 분류되지 않은 턱관절의 통증	Pain in temporomandibular joint, not elsewhere classified
→ K07.64 달리 분류되지 않은 턱관절의 경직	Stiffness of temporomandibular joint, not elsewhere classified
→ K07.65 턱관절의 퇴행성 관절병	Degenerative joint disease of temporomandibular joint
→ K07.66 저작근장애	Masticatory muscle disorders
→ K07.68 기타 명시된 턱관절장애	Other specified temporomandibular joint disorder, not elsewhere classified
→ K07.69 상세불명의 턱관절장애	Temporomandibular joint disorder, unspecified
K07.8 기타 치아얼굴이상	Other dentofacial anomalies
K07.9 상세불명의 치아얼굴이상	Dentofacial anomaly, unspecified

K08 치아 및 지지구조의 기타 장애	Other disorders of teeth and supporting structures
K08.0 전신적 원인에 의한 치아의 탈락 　　　치아탈락(말단통증(T56.1), 　　　저인산효소증(E83.3) 등 전신적 원인을 포함하는 주위 조 　　　직의 질병에 기인하는) 제외 : 유치[탈락성]의 조기탈락(K00.68)	Exfoliation of teeth due to systemic causes Exfoliation of teeth(attributable to disease of surrounding tissue, including systemic causes, e.g. acrodyndia(T56.1), hypophosphatasia(E83.3)) Excludes : Premature shedding of primary [deciduous] teeth
K08.1 사고, 추출 또는 국한성 치주병에 의한 치아상실 제외 : 현존 손상(S03.2-)	Loss of teeth due to accident, extraction or local periodontal disease Excludes : Current injury
K08.2 무치성 치조융기의 위축	Atrophy of edentulous alveolar ridge
K08.3 잔류치근	Retained dental root
K08.8 치아 및 지지구조의 기타 명시된 장애	Other specified disorders of teeth and supporting structures
→ K08.80 치통 NOS	Toothache NOS
→ K08.81 불규칙치조돌기 　　　치조(돌기)열	Irregular alveolar process Alveolar (process) cleft
→ K08.88 치아 및 지지구조의 기타 명시된 　　　장애 　　　치조융기의 확대 NOS	Other specified disorders of teeth and supporting structures Enlargement of alveolar ridge NOS
K08.9 치아 및 지지구조의 상세불명 장애	Disorder of teeth and supporting structures, unspecified

K09 달리 분류되지 않은 구강영역의 낭 포함 : 동맥류성 낭 및 별도의 섬유-골성 병변 모두의 조직학적 특성을 보이는 병변 제외 : 치아뿌리낭(K04.8-)	Cysts of oral region, NEC Includes : Lesions showing histological features both of aneurysmal cyst and of another fibro-osseous lesion Excludes : Radicular cyst

K09.0 발달성 치원성 낭
    낭 :
      함치성
      맹출
      소포성
      치은
      외측치주성
      원시성
	Developmental odontogenic cysts
	Cyst :
	  Dentigerous
	  Eruption
	  Follicular
	  Gingival
	  Lateral periodontal
	  Primordial

K09.1 구강영역의 발달성 (비치원성) 낭
    (~의) 낭 :
      비구개관[절치관]
      코입술[코치조]
	Developmental (nonodontogenic) cysts of oral region
	Cyst (of) :
	  Nasopalatine duct [incisive canal]
	  Nasolabial [nasoalveolar]

K09.2 턱의 기타 낭
    턱의 :
      낭 NOS
      동맥류성 낭
      출혈성 낭
      외상성 낭
제외 : 턱의 잠복성 골낭(K10.0)
      스타프네낭(K10.0)
	Other cysts of jaw
	Of jaw :
	  Cyst NOS
	  Aneurysmal cyst
	  Haemorrhagic cyst
	  Traumatic cyst
	Excludes : Latent bone cyst of jaw
	          Stafne's cyst

K09.8 달리 분류되지 않은 구강영역의 기타 낭
    입의 :
      유피낭
      표피모양낭
      림프상피낭
      엡스타인진주
	Other cysts of oral region, NEC
	Of mouth :
	  Dermoid cyst
	  Epidermoid cyst
	  Lymphoepithelial cyst
	  Epstein's pearl

K09.9 상세불명의 구강영역의 낭	Cyst of oral region, unspecified

K10 턱의 기타 질환	Other diseases of jaws

K10.0 턱의 발달장애
    턱의 잠복성 골낭
    스타프네낭
    하악융기
    구개융기
	Developmental disorders of jaws
	Latent bone cyst of jaw
	Stafne' cyst
	Torus mandibularis
	Torus palatinus

K10.1 중심성 거대세포육아종 거대세포육아종 제외 : 말초성 거대세포육아종(K06.8)	Giant cell granuloma, central NOS Giant cell granuloma NOS Excludes : Peripheral giant cell granuloma

K10.2 턱의 염증성 병태
    턱의 (급성)(만성)(화농성) :
      골염
      골수염(신생아)
      골괴사(약물유발)(방사선유발)
      골막염
      턱뼈의 부골
방사선유발성일 때 방사선의 분류를, 약물유발성일 때 약물의 분류를 원한다면 부가적인 외인분류코드(XX장)를 사용할 것
	Inflammatory conditions of jaws Of jaw (acute)(chronic)(suppurative) :
	  Osteitis
	  Osteomyelitis (neonatal)
	  Osteonecrosis (drug-induced)(adiation-induced)
	  Periostitis
	  Sequestrum of jaw bone

K10.3 턱의 치조염
    치조골염
    건성 발치와
	Alveolitis of jaws
	  Alveolar osteitis
	  Dry socket

K10.8 턱의 기타 명시된 질환
    턱 :
      가족성 섬유형성이상
      외골증
      섬유성 형성이상
      한쪽 관절돌기 :
        증식증
        형성저하
	Other specified diseases of jaws
	  Of jaw :
	    Cherubism
	    Exostosis
	    Fibrous dysplasia
	    Unilateral condylar :
	      Hyperplasia
	      Hypoplasia

K10.9 턱의 상세불명 질환	Disease of jaws, unspecified

K11 침샘의 질환	Diseases of salivary glands
K11.0 침샘의 위축	Atrophy of salivary gland
K11.1 침샘의 비대	Hypertrophy of salivary gland

K11.2 타액선염
제외 : 유행성 이하선염(B26.-)
      포도막귀밑샘열(D86.8)
	Sialoadenitis
	Excludes : Epidemic parotitis
	         Uveoparotid fever[Heerfordt]

→ K11.20 급성 타액선염	Acute sialoadenitis
→ K11.21 급성 재발성 타액선염	Acute recurrent sialoadenitis
→ K11.22 만성 타액선염	Chronic sialoadenitis
→ K11.29 상세불명의 타액선염	Sialoadentitis, unspecified
K11.3 침샘의 농양	Abscess of salivary gland
K11.4 침샘의 누공 제외 : 침샘의 선천루(Q38.4)	Fistula of salivary gland Excludes : Congenital fistula of salivary gland

K11.5 타석증
    침샘 또는 관의 결석
    침샘 또는 관의 돌
	Sialolithiasis
	  Calculus of salivary gland or duct
	  Stone of salivary gland or duct

K11.6 침샘의 점액류
    침샘의 :
      점액유출낭
      점액저류낭
    두꺼비종
	Mucocele of salivary gland
	Of salivary gland :
	  Mucous extravasation cyst
	  Mucous retention cyst
	Ranula

K11.7 침분비의 장애
    침분비저하
    침과다증
    구강건조증
    체이(滯頤)
제외 : 건조입안
	Disturbances of salivary secretion
	Hypoptyalism
	Ptyalism
	Xerostomia
	Dribbling disorder
	NOS(R68.2) Excludes : Dry mouth NOS

K11.8 침샘의 기타 질환
    침샘의 양성 림프상피병변
    미쿨리츠병
    괴사성 타액선화생
    타액관확장증
    타액관의 :
      협착
      협착
제외 : 건조증후군[쇼그렌](M35.0)
	Other diseases of salivary glands
	Benign lymphoepithelial lesion of salivary gland
	Mikulicz' disease
	Necrotizing sialometaplasia
	Sialectasia
	Of salivary duct :
	  Stenosis
	  Stricture
	Excludes : Sicca syndrome[Sjögren]

K11.9 침샘의 상세불명 질환 타액선병증 NOS	Disease of salivary gland, unspecified Sialoadenopathy NOS

K12 구내염 및 관련 병변
제외 : 구강궤양(A69.0)
      입술염(K13.0)
      괴저성 구내염(A69.0)
      헤르페스바이러스[단순헤르페스]
      치은구내염(B00.2)
      괴저구내염(A69.0)
	Stomatitis and related lesions
	Excludes : Cancrum oris
	         Cheilitis
	         Gangrenous stomatitis
	         Herpesviral [herpes simplex]
	           gingivostomatitis
	         Noma

K12.0 재발성 구강 아프타
    아프타성 구내염(대)(소)
    베드나르아프타
    재발성 점막괴사성 선주위염
    재발성 아프타성 궤양
    헤르페스모양구내염
	Recurrent oral aphthae
	Aphthous stomatitis (major)(minor)
	Bednar's aphthae
	Periadenitis mucosa necrotica recurrens
	Recurrent aphthous ulcer
	Stomatitis herpetiformis

K12.1 구내염의 기타 형태
    구내염 :
      NOS
      의치
      궤양성
      소수포성
	Other forms of stomatitis
	Stomatitis :
	  NOS
	  Denture
	  Ulcerative
	  Vesicular

K12.2 입의 연조직염 및 농양 　　입(바닥)의 연조직염 　　하악하농양 　제외 : (~의) 농양 : 　　　근단주위(K04.6—K04.7) 　　　치주(K05.21) 　　　편도주위(J36) 　　　침샘(K11.3) 　　　혀(K14.0)	Cellulitis and abscess of mouth 　Cellulitis of mouth (floor) 　Submandibular abscess 　Excludes : Abscess (of) : 　　　Periapical 　　　Periodontal 　　　Peritonsillar 　　　Salivary gland 　　　Tongue
K12.3 구강점막염(궤양성) 　　점막염(입의)(입인두의) : 　　　NOS 　　　약물-유발성 　　　방사선-유발 　　　바이러스성 　외부요인의 분류를 원한다면 부가적인 외인분류코드(XX장)를 사용할 것 　제외 : 위장관(구강 및 입인두를 제외한)의 점막염(궤양성)(K92.8)	Oral mucositis (ulcerative) 　Mucositis (oral)(oropharyngeal) : 　　NOS 　　Drug-induced 　　Radiation-induced 　　Viral 　Excludes : Mucositis(ulcerative) of gastrointestinal tract 　　　　　　(except oral cavity and oropharynx)

K13 입술 및 구강점막의 기타 질환 　포함 : 혀의 상피성 장애 　제외 : 잇몸 및 무치성 치조융기의 특정 　　　　장애(K05-K06) 　　　　구강부위의 낭(K09.-) 　　　　혀의 질환(K14.-) 　　　　구내염 및 관련 병변(K12.-)	Other diseases of lip and oral mucosa 　Includes : Epithelial disturbances of tongue 　Excludes : Certain disorders of gingiva and 　　　　　　edentulous alveolar ridge 　　　　　Cysts of oral region 　　　　　Diseases of tongue 　　　　　Stomatitis and related lesions
K13.0 입술의 질환 　　입술염 : 　　　NOS 　　　각의 　　　탈락 　　　선성 　　입술통 　　입술증 　　달리 분류되지 않은 구각미란 　제외 : 리보플라빈결핍증(E53.0) 　　　방사선-관련 장애에 의한 입술염(L55-L59) 　　　칸디다증에 의한 구각미란(B37.88) 　　　리보플라빈결핍에 의한 구각미란(E53.0)	Diseases of lips 　Cheilitis : 　　NOS 　　Angular 　　Exfoliative 　　Glandular 　Cheilodynia 　Cheilosis 　Perleche NEC 　Excludes : Ariboflavinosis 　　　　　　Cheilitis due to radiation-related disorders 　　　　　　Perleche due to candidiasis 　　　　　　Perleche due to riboflavin deficiency
K13.1 볼 및 입술 씹기	Cheek and lip biting

K13.2 혀를 포함하는 구강상피의 백반 및 기타 장애	Leukoplakia and other disturbances of oral epithelium, including tongue
혀를 포함하는 구강상피의 홍색판	Erythroplakia of oral epithelium, including tongue
혀를 포함하는 구강상피의 백색부종	Leukoedema of oral epithelium, including tongue
구개 니코틴성 백색각화증	Leukokeratosis nicotina palati
흡연자구개	Smoker's palate
제외 : 유모백반(K13.3)	Excludes : Hairy leukoplakia
K13.3 유모백반(K13.3)	Hairy leukoplakia
K13.4 구강점막의 육아종 및 육아종-유사병변	Granuloma and granuloma-like lesions of oral mucosa
구강점막의 :	Of oral mucosa :
호산구성 육아종	Eosinophilic granuloma
화농육아종	Granuloma pyogenicum
사마귀황색종	Verrucous xanthoma
K13.5 구강점막하섬유증	Oral submucous fibrosis
혀의 점막하섬유증	Submucous fibrosis of tongue
K13.6 구강점막의 자극성 증식증	Irritative hyperplasia of oral mucosa
제외 : 무치성 융기의 자극성 증식증[의치성 증식증](K06.23)	Excludes : Irritative hyperplasia of edentulous ridge[denture hyperplasia]
K13.7 구강점막의 기타 및 상세불명의 병변	Other and unspecified lesions of oral mucosa
초점성 구강점액증	Focal oral mucinosis
K14 혀의 질환	Diseases of tongue
제외 : 혀의(K13.2) :	Excludes : Of tongue :
홍색판	Erythroplakia
초점성 상피증식증	Focal epithelial hyperplasia
백색부종	Leukoedema
백반	Leukoplakia
유모백반(K13.3)	Hairy leukoplakia
대설증(선천)(Q38.2)	Macroglossia(congenital)
혀의 점막하섬유증(K13.5)	Submucous fibrosis of tongue
K14.0 설염	Glossitis
혀의 :	Of tongue :
농양	Abscess
궤양(외상성)	Ulceration(traumatic)
제외 : 위축성 설염(K14.4)	Excludes : Atrophic glossitis
K14.1 지도모양혀	Geographic tongue
양성 이동성 설염	Benign migratory glossitis
탈락성 원형 설염	Glossitis areata exfoliativa
K14.2 정중능형설염	Median rhomboid glossitis
K14.3 혀유두의 비대	Hypertrophy of tongue papillae
흑모설	Black hairy tongue
태설	Coated tongue
엽상유두의 비대	Hypertrophy of foliate papillae
설모증	Lingua villosa nigra

K14.4 혀유두의 위축 위축성 설염	Atrophy of tongue papillae Atrophic glossitis

K14.5 주름잡힌 혀
    혀 :
        열창
        구상
        음낭
제외 : 선천성 균열혀(Q38.3)
	Plicated tongue
	Tongue :
	  Fissured
	  Furrowed
	  Scrotal
	Excludes : Fissured tongue, congenital

K14.6 설통
    혀작열감
    통증성 혀
	Glossodynia
	Glossopyrosis
	Painful tongue

K14.8 혀의 기타 질환
    혀(의) :
        위축
        톱날모양
        확대
        비대
	Other diseases of tongue
	(of) tongue :
	  Atrophy
	  Crenated
	  Enlargement
	  Hypertrophy

K14.9 혀의 상세불명 질환
    혀병증 NOS
    식도, 위 및 십이지장의 질환(K20-K31)
제외 : 열공탈장(K44.-)
다음의 4단위 세분류는 항목 K25-K28 항목과 함께 사용할 것 :
	Disease of tongue, unspecified
	Glossopathy NOS
	Diseases of oesophagus, stomach and duodenum
	Excludes : Hiatus hernia

참고문헌 & 사이트

- 건강보험심사평가원(https://www.hira.or.kr/dummy.do?pgmid=HIRAA030057020100)
- 보건복지부(https://www.mohw.go.kr/menu.es?mid=a10708030200)
- 건강보험요양급여비용 - 건강보험심사평가원(2025년 1월판)
- 요양급여의 적용기준 및 방법에 관한 세부사항과 심사지침 - 건강보험심사평가원(2024년 7월판)
- 요양급여비용 청구길라잡이 - 건강보험심사평가원 서울지원(2023년)

좋은 책을 만드는 길, 독자님과 함께 하겠습니다.

2025 시대에듀 유선배 현직 치과의사의 치과보험청구사3급 합격노트

초 판 발 행	2025년 07월 25일 (인쇄 2025년 05월 07일)
발 행 인	박영일
책 임 편 집	이해욱
편 저	정동욱
편 집 진 행	윤승일 · 장민영
표지디자인	김도연
편집디자인	신지연 · 고현준
발 행 처	(주)시대고시기획
출 판 등 록	제10-1521호
주 소	서울시 마포구 큰우물로 75 [도화동 538 성지 B/D] 9F
전 화	1600-3600
팩 스	02-701-8823
홈 페 이 지	www.sdedu.co.kr
I S B N	979-11-383-9301-0 (13320)
정 가	30,000원

※ 이 책은 저작권법의 보호를 받는 저작물이므로 동영상 제작 및 무단전재와 배포를 금합니다.
※ 잘못된 책은 구입하신 서점에서 바꾸어 드립니다.

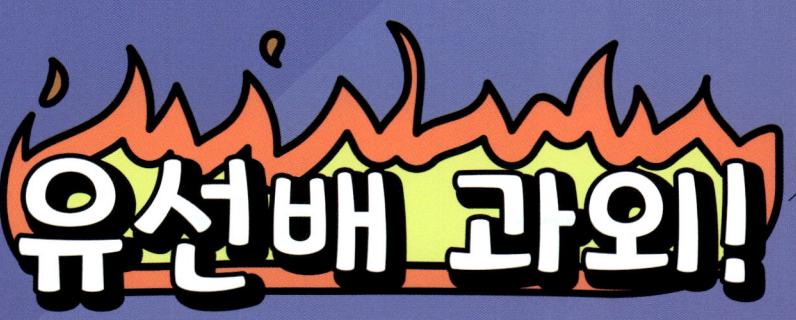

유선배 과외!

자격증 다 덤벼!
나랑 한판 붙자

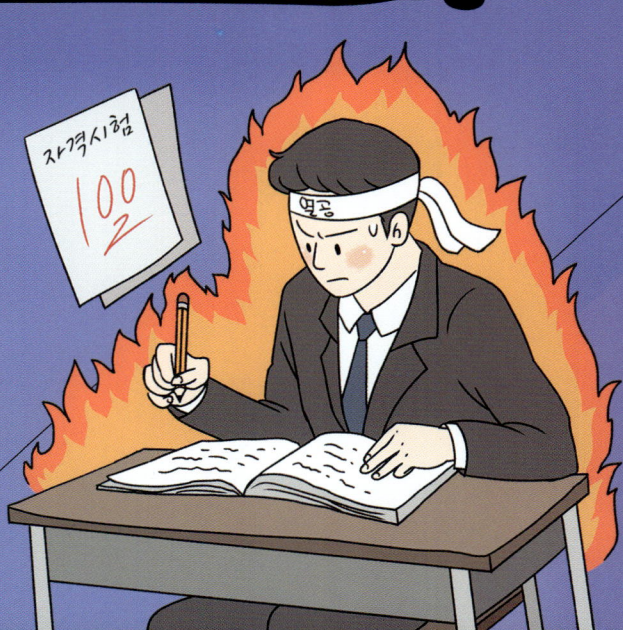

- ✓ 혼자 하기 어려운 공부, 도움이 필요한 학생들!
- ✓ 체계적인 커리큘럼으로 공부하고 싶은 학생들!
- ✓ 열심히는 하는데 성적이 오르지 않는 학생들!

유튜브 **무료 강의** 제공
핵심 내용만 쏙쏙! 개념 이해 수업

[자격증 합격은 유선배와 함께!]

맡겨주시면 결과로 보여드리겠습니다.

| SQL개발자 (SQLD) | 컴퓨터그래픽 기능사 | 웹디자인 개발기능사 | 미용사 (일반) | 전산회계 1급 | 경영정보시각화 능력 |

유튜브 선생님에게 배우는
유·선·배 시리즈!

▶ 유튜브 동영상 강의 무료 제공

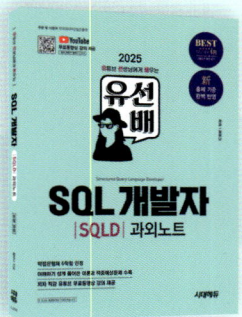
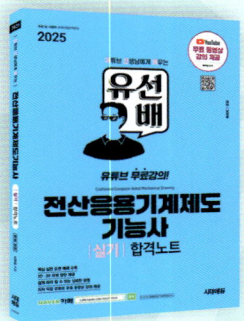
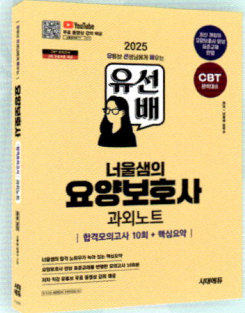
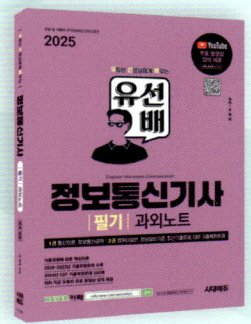
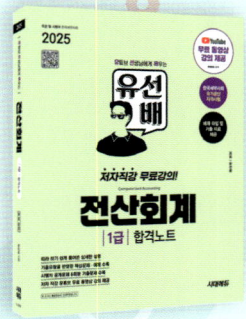
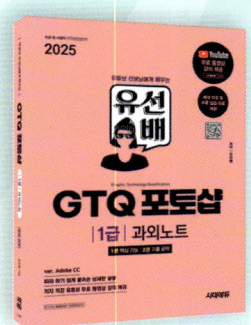
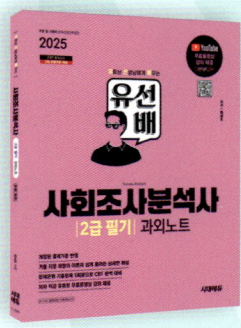
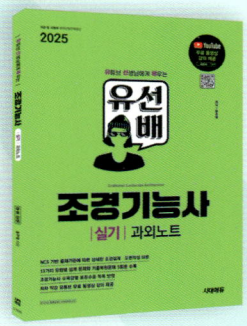

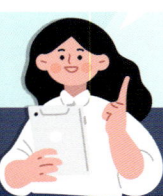

체계적인 커리큘럼의 온라인 강의를 무료로 듣고 싶어!

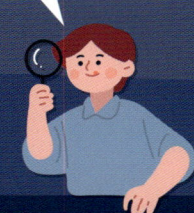

혼자 하기는 좀 어려운데… 이해하기 쉽게 설명해줄 선생님이 없을까?

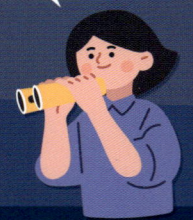

문제에 적응이 잘 안 되는데 머리에 때려 박아주는 친절한 문제집은 없을까?

그래서 시대에듀가 준비했습니다!

유·선·배 시리즈로
필기·실기 대비를 함께!

▶ 유튜브 동영상 강의 무료 제공

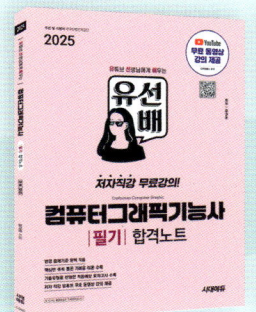
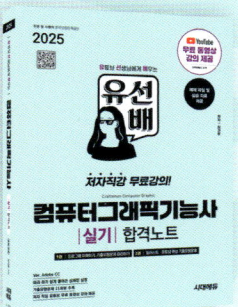
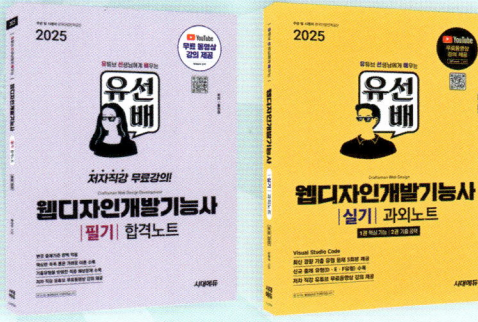

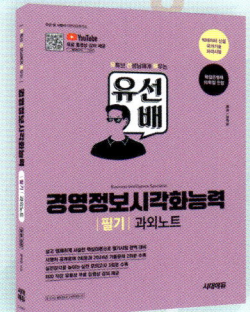
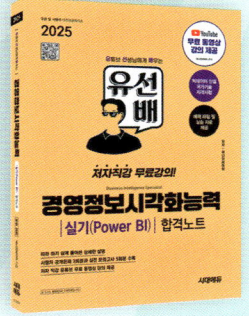
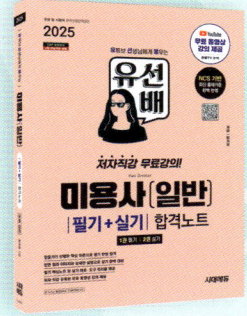

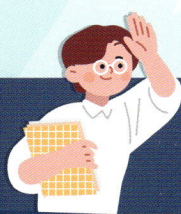

필기부터 실기까지
무료 동영상 강의로 공부할 수 있어!

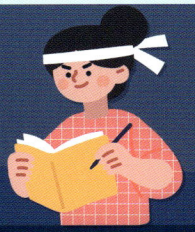

다음 자격증 시험도
유선배 시리즈로 공부할 거야!

시대에듀가 안내하는 필기·실기 합격의 지름길!